【名医亲献】

传统

秘验效方

精华

陈广银/编著

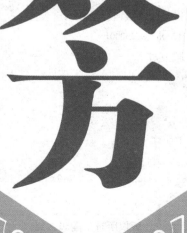

U0305302

陕西新华出版传媒集团
陕西科学技术出版社

图书在版编目（CIP）数据

名医亲献：传统秘验效方精华/陈广银编著. —西安：陕西科学技术出版社，2016.6

ISBN 978 – 7 – 5369 – 6709 – 0

Ⅰ．①名… Ⅱ．①陈… Ⅲ．①秘方—汇编②验方—汇编 Ⅳ．①R289.2

中国版本图书馆 CIP 数据核字（2016）第 096488 号

名医亲献：传统秘验效方精华

出 版 者	陕西新华出版传媒集团　陕西科学技术出版社
	西安北大街 131 号　邮编　710003
	电话（029）87211894　传真（029）87218236
	http：//www.snstp.com
发 行 者	陕西新华出版传媒集团　陕西科学技术出版社
	电话（029）87212206　87260001
印　　刷	北京建泰印刷有限公司
规　　格	710mm×1000mm　　16 开本
印　　张	27.25
字　　数	430 千字
版　　次	2016 年 8 月第 1 版
	2021 年 5 月第 2 次印刷
书　　号	ISBN 978 – 7 – 5369 – 6709 – 0
定　　价	35.00 元

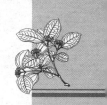

前 言 FOREWORD

历史悠久的中医药学是我国优秀民族文化非常重要的一个组成部分。数千年来，中医药学在我国民间产生了丰富的治疗疑难杂症的效方、秘方、验方，为中华民族的繁衍和发展做出了巨大的贡献。

秘方验方历来是老百姓所喜爱的治病方法，这些方剂可以快速解除身体的不适，既经济又省时。有很多秘方、验方选用的药材简单、易用，而且也不会担心产生不良反应，给人们的健康带来福音。

这些方剂世代相传，药味不多，并且有着非常独特的疗效，方便广大人民群众就地取材，是非常简易的治病方法。对于一些疑难杂症的治疗效果也非常好。可谓"小方治大病""单方一味，气煞名医"。

为了能够方便广大读者放心选用秘方验方，本书在选方的过程中，尽可能多选那些由纯食材构成的方剂，同时也收集了大量的中药验方。并且，我们对这些方剂按照内科、外科、儿科、五官科、男科、妇科、骨科、皮肤科、日常保健、美容养颜等多方面进行了分类，方便读者的查询和使用。

《传统秘验效方精华》实用性强，具有用药常见、组方巧妙、简便易行、易学实用、省钱省事的特点，非常适合广大读者日常治病、保健的需求。书中还收录了很多反复验证于临床、疗效可靠的古今效方验方，涵盖了现代医学的各个学科。并且可以删繁就简，查缺补漏。书中内容浅显易懂，覆盖面广，切合实用，不仅可以作为临床医生选方用药的案头书，也能够有效服务于每一个家庭。

需提醒读者的是，每一个秘方验方都有它所适应的人群，不要认为他人用着管用，自己就可以随意使用。很多时候，虽然疾病的表现症状相同，但是，疾病的诱发机制不同，因此，并不是每一个秘方验方都适合每一个人。所以说，大家在选用书中所列的秘方验方时，一定要对自己的体质、发病原因有一个透彻的了解，最好咨询相关医生，在使用秘方、验方的时候在医生的指导下进行。

由于成书时间仓促，作者水平有限，疏漏和错误之处在所难免，敬请专家和读者批评指正。

编　者

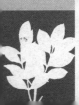

二

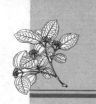

目 录 CONFENTS

第一章 内科疾病

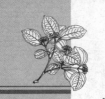

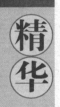

第二章　外科疾病

第三章　儿科疾病

第四章　五官科疾病

第五章　男科疾病

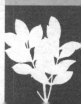

第六章　妇产科疾病

第七章　骨科疾病

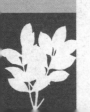

第八章　皮肤科疾病

第九章　日常保健对症方

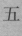

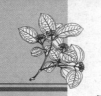

第十章　美容瘦体对症方

传统秘验效方精华

传统秘验效方精华

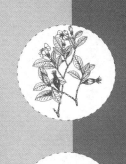

第一章 ▼

内科疾病

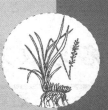

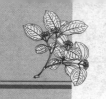

感冒

感冒包括普通感冒（上呼吸道感染）和流行性感冒两种病症。感冒多数是病毒感染，少数为病毒和细菌混合感染人体的鼻腔和咽喉所引起的上呼吸道炎症。流行性感冒简称流感，是流感病毒感染所致。感冒的主要症状是发热、恶寒、鼻塞、流涕、喷嚏、头痛、咽痛等。感冒是最常见的一种传染病，发病率非常高，几乎每个人都得过感冒。普通感冒一般症状较轻，病程较短，预后较好。较重的感冒可继发急性支气管炎、中耳炎、心肌炎、肾炎、风湿热等。流行性感冒起病急骤，常暴发流行，传染迅速，症状严重，表现为高热（体温一般高达 39~40℃）、恶寒、全身关节酸痛、恶心呕吐，对小儿、老年人与体弱者，甚至会危及生命。

名医效方

透骨草汁

方剂 透骨草 15 克，羌活 10 克。

制用法 每日 1 剂，水煎服。

功效主治 清热解毒。适用于反复发热。

乌药顺气汤

方剂 乌药、陈皮各 12 克，麻黄、川芎、白芷、桔梗、炒枳壳各 6 克，僵蚕、炮干姜、炙甘草各 3 克。

制用法 水煎服，每日 1 剂，日服 2 次。

功效主治 辛温解表。主治风寒感冒。症见恶寒发热、无汗、头痛、四肢酸痛、鼻塞声重、鼻流清涕、喉痒、咳嗽、痰多清稀，脉浮紧，舌苔薄白。

葚汁白蜜煎

方剂 葚汁 60 毫升，白蜜、生姜汁各 5 毫升。

制用法 煮葚汁，入盐、酥再煎 3 沸，下姜汁、蜜等再熬合得所，不津器中贮之。每服 20 毫升，和酒调服。

功效主治 疏风清热，养阴生津。主治风热之疾。

胡萝卜发汗汤

方剂 胡萝卜适量。

制用法 先洗净，后切碎，再煎汤，最后热饮。

功效主治 发汗解表。用于感冒，畏寒需发汗者。

藿香正气散

方剂 藿香、厚朴、茯苓、紫苏梗、佩兰、大腹皮、白芷、豆黄卷各 10 克，陈皮、甘草各 6 克。

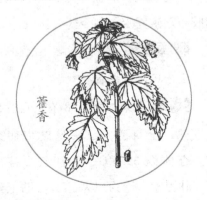

藿香

制用法 水煎服，每日 1 剂，分 2 次服。

功效主治 芳香透表，清热化湿。主治流感春夏之交，风热夹湿症。症见发热、头痛而重、胀痛如裹、肢体困倦、胸闷泛恶、腹胀腹泻，苔腻，脉滑数或浮数。

苍耳饮

方剂 辛夷 9 克，炒苍耳子（去刺）30 克，薄荷、白芷各 3 克。

制用法 将以上材料共入锅中，加葱 3 茎，用水煎煮。

功效主治 用于伤风受寒，四肢拘挛者。

干白菜根汤

方剂 红糖 50 克，干白菜根 1 块，姜 3 片。

制用法 将以上材料加水混合后煎汤，每日服用 3 次。

功效主治 主治风寒感冒。

西瓜番茄汁

方剂 番茄、西瓜各适量。

制用法 西瓜取瓤后去子，用纱布绞挤汁液。番茄先用沸水烫，剥去皮，去子，亦用纱布绞挤汁液。二汁混合，代茶饮用。

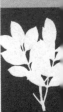

功效主治 治夏季感冒，症见口渴、发热、小便赤热、烦躁、消化不良、食欲不佳等。

葱姜糊

方剂 葱白、生姜各15克，食盐3克。

制用法 葱、姜洗净，捣烂成糊，用纱布包裹。用力涂擦前胸、后背、脚心、手心、腘窝、肘窝，擦后安卧。

功效主治 清热，解表，通阳，解毒。主治感冒。

绿豆茶饮

方剂 绿豆50克，绿茶5克，冰糖15克。

制用法 绿豆洗净、捣碎，同茶、糖放入碗内，用开水冲沏，约泡20分钟，代茶饮用。

功效主治 清热解毒。主治流行性感冒，症见咽痛、热咳。

实用验方

参苏饮

方剂 人参、苏叶、葛根、前胡、半夏、茯苓各22克，陈皮、甘草、桔梗、枳壳、木香各15克，生姜3片，大枣1枚。

制用法 水煎服，每天1剂。

功效主治 益气解毒，祛痰止咳。

验证 王某，男6岁，患病毒感冒，服上方6剂，痊愈。

一贴灵

方剂 麻黄、香薷各15克，板蓝根、蒲公英各10克，桔梗12克。

制用法 将上药共研为细粉，成人一般用量约3.5克，儿童用量约1克。将药粉倒入肚脐中心，然后用医用胶布贴敷固定，勿令药分撒漏。

功效主治 发表，解毒，止咳喘。主治风寒性感冒。

验证 苗某，女，28岁。自感畏寒发热，全身酸痛，头晕乏力而来诊。查体温39.9℃，舌淡红、苔薄白，脉浮紧。诊为风寒感冒。贴上药1小时后感全身舒适，诸症减轻，体温下降，全身无不适感，继用1剂以

传统秘验效方精华

四

巩固疗效。

偏头痛方

方剂 生姜适量。

制用法 取鲜生姜适量，切片，厚度及大小如5分硬币。患者侧卧，皮肤常规消毒后，将姜片盖于手少阳三焦经耳和穴上；搓捏艾柱如半截橄榄大小，放姜片上灸，施灸1柱为1壮，换姜片再灸2壮，连续灸3壮。施灸后如局部出现小水疱，只要注意不擦破，可任其自然吸收。

功效主治 散寒止痛。

验证 此方治疗偏头痛43例，痊愈40例，好转2例，无效1例。李某某，男，42岁。左侧偏头痛已19年，曾经中西医多种疗法不愈，某晚疼痛又发，时欲呕吐，用上方治疗1次后疼痛减轻，3天疼痛消失。随访1年未复发。

香薷板蓝根汤

方剂 香薷10克，银花、连翘各15克，青蒿12克，板蓝根、大青叶各30克。

制用法 水煎，分2次服，每日1剂。

功效主治 清热解表。主治流行性感冒。

验证 用此方治疗夏季流感患者198例，均获治愈。

活血止痛汤

方剂 川芎35克，菊花12克，当归10克，桃仁9克，白芷、白芥子、香附、柴胡各6克，甘草3克。

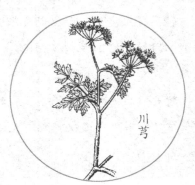
川芎

制用法 水煎2次，混合药汁，分3次温服。

功效主治 活血行气，通络止痛。

验证 此方加减治疗偏头痛84例，痊愈69例，好转11例，无效4例。张某，男，58岁。患左侧偏头痛3年余，呈间断性发作，痛如锥刺，医院诊为"血管性头痛"，用中西药治疗效果不佳。症见舌质偏暗，苔薄白稍腻，脉沉细而涩。证属气滞血瘀兼有痰凝，投活血止痛汤加黄芩4克、赤芍10克，水煎2次，分3次温服。服药1剂头痛减半，再剂痛止，服药3剂，疼痛消失。随访1年未见复发。

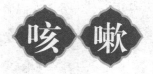

名医提醒

1感冒期间要多喝水，每天喝水量要保持在2500～5000毫升之间，这样才可以有效起到退热发汗、排除毒素的作用。最好不要喝冷水，可饮用温开水、清淡的菜汤及新鲜果汁等，如西瓜汁、梨汁、藕汁等。另外，稀粥、蛋汤、牛奶、豆浆也是不错的选择。

2感冒严重可能会出现腹胀、腹泻、便秘等身体不适症状，所以，在饮食的时候要特别注意饮用素净、清淡的食物，佐餐适合选用各种酱菜、豆腐、肉松等清淡食品。

3感冒后要忌食油腻、油炸的食物，尤其是黏滞、咸辣、过硬以及海腥的食物。另外，也要注意避免进食或多食鸭肉、猪肉、羊肉、狗肉、甲鱼、蚌、醋、柿等食品。

咳 嗽

引起咳嗽的原因很多，时冷时热，气温不稳，稍不留意，很容易感冒，而咳嗽往往伴随感冒而来，当然这只是原因之一。有的人咳嗽，是因为心脏扩大，或寄生虫的病变引起，有的是肺炎或肺结核病而来。

该病属中医咳嗽、风温等病症范畴。古人以有声无痰为咳，有痰无声为嗽，二者合称"咳嗽"。它有急慢性之分，一年四季均可发生，尤其冬春多见。临床表现为，初期阵发性干咳，胸骨后有紧闷感，1～2日后有少量白黏痰，后转为黄黏痰，无发热症状，但有的伴有头痛或全身痛等不适症状。

名医效方

苏子降气汤

方剂 紫苏子、半夏（汤洗7次）各9克，川当归（去芦）、甘草（炙）各6克，前胡（去芦）、厚朴（去粗皮，姜汁拌炒）各4.5克，肉桂（去皮）3克（一方有陈皮去白10克）。

制用法 加生姜3片，大枣1枚，苏叶3克，水煎服。

功效主治 降气平喘，温化寒痰。主治喘咳短气，胸膈满闷，舌苔白腻或白滑等。

温中丸

方剂 干姜、半夏各30克，白术60克，细辛、胡椒各15克。

制用法 上药研为细末，炼蜜为丸，如梧桐子大。米汤调服30粒，食前服。

功效主治 温中化痰。主治脾咳，口中如含霜雪。中脘隐隐冷，恶寒，脉紧弱。

新定清宁膏

方剂 麦门冬（去心）300克，生地黄（酒炒）30克，广橘红90克，桔梗、甘草、川贝母（糯米拌炒，半熟去米）各60克，龙眼肉（煎成膏）、薏苡仁（淘净炒热）各240克，真苏州薄荷（净叶）15克。

制用法 上药研为细末，拌匀煎膏，时时挑置口中噙化。

功效主治 润肺不伤脾，补脾不碍肺。此方凡劳嗽吐血，必不可缺。

白及川贝母散

方剂 蛤蚧1对，白及250克，川贝母、丹参各100克，紫河车、太子参、生麦芽、猫爪草各150克。

制用法 上药研末，瓶装密封备用，每服10克，早、晚空腹服。

加减 气虚加蜜炙黄芪150克；潮热盗汗加鳖甲120克；痰中带血加丹皮100克。

功效主治 清热养阴，补肾健脾，抗痨杀虫。

润肺散

方剂 诃子、五味子、五倍子、黄芩、甘草各适量。

制用法 上药研为末，炼蜜为丸，嚼化。

功效主治 润肺止嗽开音。主治嗽而失音。

玉米须橘皮饮

方剂 玉米须、橘皮各适量。

制用法 以上材料共加水煎，日服2次。

功效主治 止咳化痰。治风寒咳嗽、痰多。

山豆根干青果丸

方剂 山豆根120克，射干150克，锦灯笼180克，干青果300克，生栀子240克，麻黄24克，孩儿茶90克。

制用法 上药共研极细面，炼蜜为丸，每丸日服2～3次。3岁以下酌减半量，学龄儿2丸，1日2～3次。

功效主治 清热，宣肺，利咽喉。适用于肺热及肺炎。

姜汁蜂蜜汤

方剂 生姜30～50克，蜂蜜适量。

制用法 取生姜，捣烂取汁为1份，再取蜂蜜4份，即为1天成人量（儿童酌减）。按此比例混匀于碗中，再置锅内隔水蒸热约10分钟，早、晚2次分服，连用2天。风寒或虚寒咳嗽，咯稀白痰或少痰，咽喉发痒，或咳嗽夜甚，无论新久咳，凡见上症者均可用之。

功效主治 散寒补中，化痰止咳。

白茅根川贝汤

方剂 白茅根10～20克，侧柏叶6～15克，蝉蜕、杏仁各4～8克，川贝5～9克，甘草2～5克，板蓝根10～24克。

制用法 水煎服，每日1剂。

功效主治 清肺化痰，轻宣止咳。适用于小儿上呼吸道感染咳嗽。

实用验方

桔梗猪肺汤

方剂 桔梗、紫菀各 10 克，猪肺一个，油、盐各适量。

制用法 猪肺与药材一起放入砂锅内，先用武火煮开后转小火煮 2 个小时，调味即可。

功效主治 润肺滋补，化痰止咳。

验证 多年使用，疗效较为满意。

佛手蜂蜜茶

方剂 佛手 50 克，蜂蜜适量。

制用法 将佛手洗净，切成小薄片，放于大茶杯中，加入蜂蜜，滚开水冲泡。加盖闷 10 分钟，当茶饮。

功效主治 适用于慢性支气管炎急性发作、咳嗽气喘。

验证 用此方治疗患者 23 例，经用药一段时间后，均取得了明显效果。

陈夏苍术茶

方剂 陈皮、半夏、苍术各 15 克，砂仁 5 克。

制用法 将以上诸药置于砂锅中，加水适量，煎沸 20 分钟，滤渣取汁。代茶温饮，每日 1 剂，药渣可再煎服用。

功效主治 燥湿行气，化痰止咳。适用于咳嗽。

验证 用此方治疗 50 例患者，其中治愈 10 例，显效 22 例，有效 13 例，无效 5 例，总有效率为 90%。

沙参银菊汤

方剂 南、北沙参各 15 克，金银花 20 克，杏仁、菊花各 10 克，薄荷 6 克（后下），清甘草 2 克。

制用法 每日 1 剂，水煎 2 次，头煎用冷水约 500 毫升，先浸泡 20 分钟，然后煮沸 5 ~ 6 分钟即可；二煎加冷水约 400 毫升，煮沸 5 分钟，勿过煮。两汁混合，日分 2 ~ 3 次服。

功效主治 疏散风热，养阴清肺。主治上呼吸道感染、气管炎、支气管炎、慢性支气管炎伴感染等。

验证 多年使用，屡试屡验，疗效较为满意。

名医提醒

1️⃣ 家人有感冒时，要注意家里的空气流通，经常开窗，呼吸新鲜空气。同时，室内用醋熏蒸消毒，能够有效防止病毒的感染。

2️⃣ 防咳嗽要先防感冒。一旦出现咳嗽的症状，要及时接受预防注射，减少传染病发生。另外，如果是孩子，平时要多锻炼身体，有效提高御"邪"能力，避免感冒的发生，防止加重病情。

3️⃣ 要有规律的生活习惯。加强生活调理，尤其是在饮食方面，不要暴饮暴食，保证睡眠，居室环境保持安静，空气保持清新。

支气管炎

支气管炎分为急性和慢性两种，多数是由细菌或病毒感染引起的，粉尘、烟雾和刺激性气体也能引起支气管炎。急性支气管炎以流鼻涕、发热、咳嗽、咳痰为主要症状，并有声音嘶哑、喉痛、轻微胸骨后摩擦痛。初期痰少，呈黏性，以后变为脓性。烟尘和冷空气等刺激都能使咳嗽加重。慢性支气管炎主要表现为长期咳嗽，特别是早、晚咳嗽加重。如果继发感染则发热、怕冷、咳脓痰。

名医效方

祛邪利肺汤

▎**方剂** 板蓝根、茅根各 20 克，黄芩、浙贝、橘红、炒杏仁、白前、甘草各 10 克，天竺黄、鱼腥草各 15 克，炙紫菀、玄参各 12 克。

▎**制用法** 将上药以水煎煮，取药汁。轻者每日 1 剂，分 2 次服；重者

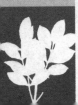

每日 2 剂，日服 4~6 次。

功效主治 本方可清热化痰。适用于温邪犯肺所致的慢性支气管炎。

桔梗丝瓜汤

方剂 鲜桔梗 100 克，丝瓜 500 克，姜 5 克，葱 10 克，盐、味精各 3 克，植物油 35 毫升。

制用法 将桔梗切成薄片；丝瓜去皮、瓤，切成 3 厘米见方的块；姜切片、葱切段。将炒锅置大火上烧热，加入植物油烧六成热时下入姜、葱爆香，加水 2500 毫升，置大火上烧沸，下入桔梗、丝瓜，煮熟，加入盐、味精即成。

功效主治 本方可宣肺祛痰，凉血解毒。适用于热病烦渴，痰喘咳嗽等。丝瓜也可用西红柿代替，同样具有润肺止咳的作用。

补气平喘汤

方剂 黄芪 15 克，桔梗、杏仁、紫菀、甘草各 9 克，北沙参 24 克，茯苓 10 克，百合、半夏各 12 克。

制用法 将上药以水煎煮，取药汁。每日 1 剂，分 2 次服用。

功效主治 本方可补气平喘，止

咳化痰。适用于慢性支气管炎。

五味子泡鸡蛋

方剂 五味子 125 克，鸡蛋 7 枚。

制用法 五味子加适量水煎汁，将鸡蛋泡入五味子药汁中，泡 1 个星期即可。每天早晨空腹吃 1 个鸡蛋，用针将鸡蛋扎 1 个孔，吸食蛋清和蛋黄。当吃第 1 个疗程的鸡蛋时，泡第 2 个疗程的鸡蛋；吃第 2 个疗程的鸡蛋时，泡第 3 个疗程的鸡蛋。

功效主治 对支气管炎咳嗽有一定疗效。

萝卜茶

方剂 白萝卜 100 克，茶叶 5 克，精盐少许。

制用法 将茶叶用开水浸泡 10 分钟，取汁备用。白萝卜洗净切片，加水煮烂，调入精盐、茶叶水，代茶饮用。每日 2 剂。

功效主治 清热化痰，理气开胃。主治急性支气管炎。症见咳嗽频剧，痰黄稠，食欲不振。

蜜橘姜茶

方剂 橘红（橘皮）20 克，生

姜 10 克，蜂蜜适量。

制用法 将橘红、生姜洗净切丝，放入杯内，冲入沸水，加盖闷 10～15 分钟，调入蜂蜜，代茶饮用。每日 2 剂。

功效主治 温肺散寒，化痰止咳。主治风寒型急性支气管炎。症见咳嗽初起，痰白稀薄，鼻塞流涕，不发热或低热，舌苔薄白，脉浮。

麻黄石膏汁

方剂 麻黄 10 克，石膏 30 克，甘草 9 克，半夏、红枣各 6 克，生姜 3 片。

制用法 将上药以水煎煮，取药汁。每日 1 剂，分 2 次服用。

功效主治 本方可清热化痰，适用于痰热壅肺引起的慢性支气管炎。

速效止咳汤

方剂 炙冬花、炙僵蚕各 10 克，炙罂粟壳、川贝母各 6 克，桔梗 8 克，炙全蝎 2 克。

制用法 水煎服，每日 1 剂。

功效主治 祛风，化痰，止咳。适用于各种咳嗽、支气管炎。

生姜秋梨汤

方剂 生姜 5 片，秋梨 1 个，红糖适量。

制用法 分别把生姜、秋梨洗净，切成薄片，放入锅内，加水 2 碗。用大火煮沸，再改文火煎 15 分钟，加入红糖即可。

功效主治 发汗驱寒，止咳化痰。可辅助治疗小儿受凉感冒咳嗽、鼻塞不通。

薄荷粥

方剂 干薄荷 15 克（鲜品 30 克），粳米 100 克，冰糖适量。

制用法 先将薄荷煎汤（不宜久煎，一般煮 2～3 分钟），去渣取汁。粳米洗净煮粥，待粥将熟时，加入冰糖适量及薄荷汤，再煮 1～2 沸即可。

功效主治 疏散风热，清利咽喉。适用于风热感冒、头痛目赤、咽喉肿痛。并可作为夏季防暑解热饮料。

蒜炒猪肉

方剂 大蒜 20 头，瘦猪肉 100 克，盐、酱油各适量。

制用法 猪肉切片，于大火锅上热油煸炒，下蒜瓣再炒片刻，再放入调料稍炒即成。

功效主治 止咳化痰。用于治疗支气管炎咳嗽。

实用验方

平喘止咳散

方剂 地龙500克，川贝、胡颓叶、一见喜各100克。

制用法 将地龙放在瓦片上用火烤干，再将4味共研极细粉末，每日服3次，每次6克。1个月为1个疗程。

功效主治 清肺化痰，止咳平喘。主治慢性支气管炎。

验证 用此方共治500例，服1~3个疗程后，痊愈312例，明显好转89例，好转78例，无效21例，治疗有效率为96%。

桔梗止咳汤

方剂 桔梗、紫菀各10克，百部、款冬花、栝楼皮各12克，桑白皮15克，甘草6克。

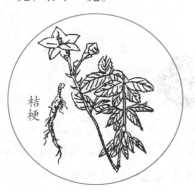

桔梗

制用法 每日1剂，水煎服。

加减 如发病初期恶寒发热、头痛鼻塞者，加麻黄、荆芥、紫苏叶；肺热蕴热、咯吐黄痰者，加炒黄芩、鱼腥草；剧咳无痰者，加炙麻黄、杏仁、全蝎。

功效主治 清肺理气，化痰止咳。用于急性气管炎、支气管炎患者。

验证 用此方治疗150例，治愈115例，好转35例，对寒热不甚者有效率为100%。

桑白汤

方剂 炙桑白皮、杏仁、黄芩、桔梗、山栀各15克，半夏、川贝母各10克，鱼腥草30克。

制用法 将以上诸药置于锅中，水煎服，每日1剂，分2次服用。半个月为1个疗程，可连用2个疗程或以上。

功效主治 止咳化痰，涤肺平喘。主治急性支气管炎。

验证 服用本方治疗急性支气管炎130例，痊愈87例，显效41例，无效 2 例，总有效率为 98.5% 。

茜草汁

方剂 茜草 9 克（鲜茜草 18 克），橙皮 18 克。

制用法 加水 200 毫升煎成 100 毫升，日服 2 次，每次 50 毫升。10 天为 1 个疗程。

功效主治 理气调中，燥湿化痰。主治慢性支气管炎。

验证 用此方治疗慢性支气管炎患者 123 例，1 个疗程后显效为 40.7% ；2 个疗程后显效为 69.1% 。

 名医提醒

1 在饮食上适宜食用清淡的食品，忌辛辣、荤腥。尤其要戒烟，因为吸烟可以引起呼吸道分泌物的增加，反射性支气管痉挛，从而导致排痰困难，对于支气管炎非常不利，只会导致进一步的恶化。

2 要保持良好的家庭卫生，开通窗户，保持室内空气的流通，让空气具有一定的湿度，从而更好地控制和消除有害气体和烟尘。尤其注意要戒除吸烟的习惯。

3 日常生活中，要加强体育锻炼，增强体质，从而有效提高呼吸道的抵抗力。提高自身的身体素质，可根据自身体质选择医疗保健操、太极拳、五禽戏等项目，坚持锻炼，能提高机体抗病能力，活动量以无明显气急、心跳加速及过分疲劳为度。

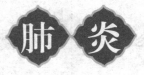

肺 炎

肺炎是肺泡发炎，分泌凝固性的渗出物，充塞于肺泡、毛细气管及细胞内的一种严重疾病，是由细菌或过滤性病毒所引起的。此病初起时有轻微感冒迹象，数小时后出现高热、咳嗽、呼吸急促、面红、胸痛症状，或咯出铁锈色样脓痰。一般情况下患者会感头痛昏沉、倦怠无力、下痢、蛋白尿等，儿童患者有时会发生痉挛。肺炎容易并发肋膜炎、心囊炎、肺坏疽等，可能导致生命危险，所以千万不可轻视。

名医效方

枇杷叶陈皮汤

方剂 矮地茶 50 克，枇杷叶 7 片，陈皮 25 克。

制用法 上药加水煎服，每日 3 次。

功效主治 适用于肺炎。

板栗烧猪肉

方剂 板栗 250 克，瘦猪肉 500 克，精盐、姜、豆豉各少许。

制用法 将板栗去皮，猪肉切块，加精盐等调料，加水适量红烧，熟烂即可。

功效主治 适用于肺炎。

棕树根泡蚯蚓

方剂 棕树根 30 克，蚯蚓 7 条。

制用法 先将蚯蚓放入碗内，再将棕树根捣烂，与蚯蚓一同用沸水冲泡，稍凉即服。每日 1 剂，日服 3 次。

功效主治 适用于大叶性肺炎咳喘较重者。

白头翁汤

方剂 白头翁 16 克，黄连、黄柏各 6 克，秦皮 9 克。

制用法 上药水煎，每日 1 剂，分 4 次口服。

功效主治 清热，凉血，解毒。适用于大叶性肺炎（痰热壅肺型）。症见高热汗出，气促痰鸣，痰色铁锈，口渴喜冷饮，大便干结，舌红，苔黄腻，脉弦数。

仙草炖鸡

方剂 新鲜仙草 150 克（干品 90 克），半只土鸡。

制用法 将仙草加入 10 碗水，以中火煮成 5 碗，再用该药液炖半只土鸡（或充分洗净的猪肺 1/4 个），

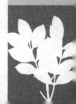

约炖40分钟即成。每1～2天吃1剂，连吃3～5剂。

 功效主治 久咳、肺病者可用本方来辅疗。

香蕉根绞汁

方剂 鲜香蕉根200克，精盐少许。

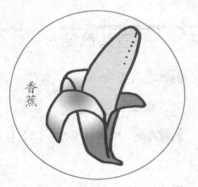

香蕉

制用法 将香蕉根洗净切碎，捣烂绞取其汁，放入碗内，隔水蒸熟，调入精盐饮用。每日1剂。

功效主治 清热解毒，利尿消肿。用治肺炎。

荷虎桃仁汤

方剂 荷叶60克，虎杖15克，桃仁12克。

制用法 水煎服。

功效主治 清热解毒。适用于肺

炎患者。

桑白皮粥

方剂 桑白皮15克，粳米50克，冰糖适量。

制用法 桑白皮入锅，加水200毫升，煎至100毫升，去渣；加入粳米、冰糖，加水400毫升煮成粥。每日2次温服。

功效主治 本方具有清泻肺热的功效，适用于肺炎高热不退、口干咽燥。

蒲公英大青叶汤

方剂 蒲公英、大青叶各25克。

制用法 水煎服。每日1剂，分4～6次服。

功效主治 清热解毒。适用于肺炎发热3～4天，咳嗽咯血痰或铁锈色痰者。

杏仁甘草汤

方剂 杏仁12克，鱼腥草30克，甘草6克。

制用法 水煎服。

功效主治 润肺止咳，消痛。适用于肺炎咳嗽。

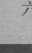

实用验方

三味膏

方剂 小苏子 25 克，桃仁 6 克，明矾 3 克。

制用法 上药共研细末，用米醋调和成膏状，备用。取膏药摊于纱布上，敷贴于胸部。外用胶布固定。每日换药 1 次，连敷 7～10 日为 1 个疗程。

功效主治 清热消炎，活络止痛。主治各种肺炎。

验证 屡用有效。

麻杏石膏汤

方剂 麻黄、杏仁、甘草、荆芥穗各 10 克，生石膏 45 克，银花、连翘各 15 克。

制用法 每日 1 剂，水煎服。

功效主治 清热解毒，止咳平喘。

验证 用此方治疗肺炎 20 例，全部治愈。治疗所需时间最短者为 6 天，最长者 18 天，平均 8.65 天。

苇茎汤

方剂 鲜苇茎、生薏苡仁、鱼腥草各 30 克，冬瓜仁 15 克，桃仁、黄芩各 9 克，桔梗、甘草各 4.5 克。

制用法 每日 1～2 剂，水煎服。

功效主治 清热解毒，排脓泻热。主治大叶性肺炎。

验证 用此方治疗 38 例，痊愈 24 例，好转 4 例。退热时间多数在 15 天，X 线阴影多数在 2 周内完全吸收。

三黄散

方剂 黄芩、黄连、大黄各 10 克。

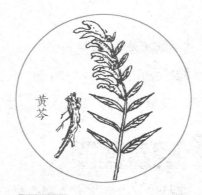

黄芩

制用法 上药共研细末，热酒调敷剑突下（鸠尾穴）。2 小时去药，若重症可换药再敷。

功效主治 适用于小儿肺炎（高热期）。

验证 临床观察数例，有较好的退热效果，收效较佳。

传统秘验效方精华

一八

大青叶四季青

方剂 大青叶、四季青、野乔麦根各 30 克，连翘、金银花各 15 克，杏仁、桔梗、防风、荆芥各 9 克。

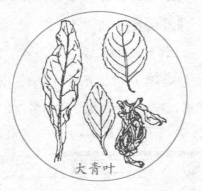

大青叶

制用法 每天 1～2 剂，水煎，分 4 次口服。

功效主治 主治肺炎。

验证 用此方治疗 120 例，治愈 30 例，显效 85 例，无效 5 例，总有

效率为 96%。

肺炎喷液

方剂 麻黄、杏仁各 5 克，连翘、鱼腥草各 10 克，川贝 6 克，细辛、地龙各 4 克。

制用法 将上药水煎，沉淀后过滤，取上清液。取本品药温 37～38℃，每次每千克体重 4～5 毫升。用超声雾化器雾化吸入，每次 10～20 分钟，每日 2 次。其中 6 个月以内婴儿，每次 5 分钟，每日 4 次，间隔 3 小时。酌用对症、支持、抗感染、强心、吸氧等疗法，喘甚加激素静滴。

功效主治 主治支气管肺炎。

验证 共治疗 25 例，均治愈。

 名医提醒

1 肺炎患者适宜食用高热量、高维生素、高蛋白的易消化或半流质的食物。通过营养物质的补充和增加机体的抗病能力，达到养护身体的目的。

2 对于伴有发热的肺炎患者来说，一定要注意多饮水，这样不仅能够让机体的水分得到补充，同时，还可以有效排出机体的细菌毒素、降低体温。另外，多食用一些水果，不适合大量食用含脂肪丰富的食物。

3 平时要多注意防寒保暖，如果遇到了气候变化，要随时更换衣着，预防发生外感。

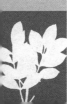

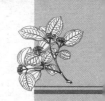

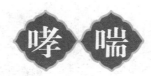

哮　喘

哮喘是自身免疫性慢性气道炎症；在易感者中此种炎症可引起反复发作的喘息、气促、胸闷或咳嗽等症状，多在夜间或凌晨发生；此类症状常伴有广泛而多变的呼气流速受限，但可部分地自然缓解或经治疗缓解；此种症状还伴有气道对多种刺激因子反应性增高。典型的表现是发作性伴有哮鸣音的呼气性呼吸困难。严重者可被迫采取坐位或呈端坐呼吸，干咳或咯大量白色泡沫痰，甚至出现发绀等。早期或轻症的患者多数以发作性咳嗽和胸闷为主要表现。

名医效方

米醋煮鸡蛋

方剂 鸡蛋、米醋各适量。

制用法 将鸡蛋洗净与米共煮，鸡蛋熟后去壳再入锅煮 5 分钟，每日 2 次（不饮醋）。

功效主治 滋阴润肺。适用于季节性哮喘。

杏仁汤

方剂 甜杏仁、苦杏仁各 25 克，冰糖 50 克。

制用法 水 1 碗半煮成大半碗，加入冰糖煮溶，1 次服。

功效主治 适用于老年哮喘。

白茅根桑白皮汤

方剂 白茅根、桑白皮各适量。

制用法 水煎，饭后服。

功效主治 适用于支气管哮喘。

射干麻黄汤

方剂 射干、款冬花、紫菀、半夏各 10 克，五味子、麻黄各 6 克，细辛 3 克。

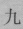

制用法 水煎，去渣取汁，分3次温服，每日1剂。

功效主治 温肺散寒，化痰平喘。主治寒哮症。症见呼吸急促、喉中哮鸣有声、胸膈满闷如塞、咳不甚、痰少咳吐不爽，苔白滑，脉弦紧或浮紧。

乌贼骨散

方剂 砂糖1000克，乌贼骨（墨斗鱼骨）500克。

制用法 放乌贼骨于锅内焙干，捣碎后研成粉末。加入砂糖调和均匀，装入瓶内密封保存。成人每次服用15～25克，儿童按年龄酌减，每日3次，开水送服。

功效主治 用治哮喘。

酸石榴甘蔗汤

方剂 生山药45克，酸石榴汁18克，甘蔗汁30克，生鸡蛋黄4个。

制用法 加1大碗水煎煮山药，然后再将其余3味调入，注意火候，片刻即成，以防蛋黄过熟而影响疗效。每日早、晚空腹温服。

功效主治 用治久咳哮喘。

猪板油麦糖蜜膏

方剂 猪板油、麦芽糖、蜂蜜各120克。

制用法 将上述3味共熬成膏，每日服数次，每次1汤匙，口中含化，数日后喘即止。常服，病可除根。忌食生冷及辛辣刺激性食物。

功效主治 润肺平喘。用治咳嗽痰喘。

丝瓜藤液

方剂 丝瓜藤液适量。

制用法 秋后在离地不高处，剪断丝瓜藤，套上一个瓶子，茎断处有汁液流出，以瓶取之，瓶满再换，滴尽为止。每日饮用数次，每次服饮1小杯。

功效主治 适用于急、慢性支气管炎、肺脓肿、痰喘、支气管扩张等。

海蜇萝卜汤

方剂 白萝卜60克，海蜇80克。

制用法 海蜇漂洗干净，白萝卜洗净后切成细丝。2味加水3碗，煎煮至一半。每日分成2次服完，连续服用2周即愈。

功效主治 适用于慢性支气管炎

久咳者。

仙人掌汤

方剂 仙人掌 60～100 克，蜂蜜适量。

制用法 将仙人掌水煎取汁，调入蜂蜜饮服。每日 1 剂，2 次分服。

功效主治 清热解毒，行气活血。主治哮喘。

实用验方

小青龙汤

方剂 炙麻黄 15 克，桂枝、五味子、干姜各 9 克，制半夏、白芍各 30 克，细辛 6～9 克，甘草 9～15 克。

制用法 每日 1 剂，水煎 2 次，分 2 次服用。

加减 寒痰黏稠者，加旋覆花（包煎）、白芥子、苏子各 9 克，莱菔子 30 克；痰热壅肺者，加鱼腥草、开金锁（金荞麦）、生石膏各 30 克，象贝母 9 克，淡鲜竹沥 30 毫升。

功效主治 宣肺平喘，止咳化痰。主治支气管哮喘。

验证 卓某，女，26 岁，福建莆田县人。自幼有哮喘宿疾，逢冬必发。怀孕分娩后哮喘加甚，四季难分。畏寒胸闷窒息，气喘不能平卧，难以入寐，四肢不温，咳吐痰稀，舌苔薄白，脉弦紧。用此方 3 剂后，哮喘平息。随访 2 年，未见发作。

麻黄杏地汤

方剂 麻黄 10 克，杏仁、地龙各 20 克，射干、全蝎、僵蚕、陈皮、桃仁各 15 克。

制用法 每日 1 剂，水煎 2 次，合并药液 400 毫升，分 3 次口服。

加减 偏热者，加黄芩、川贝、葶苈子各 10 克；痰多者，加莱菔子、栝楼各 10 克；偏寒者，加桂枝、干姜、五味子各 10 克。

功效主治 调理肺气，化痰止喘。主治支气管哮喘。

验证 李某，54 岁。哮喘反复发作 3 年，每逢秋冬之交感邪后发作。近因风寒外侵，咳嗽加剧，喘促，喉中痰鸣，痰白如泡沫状，咳吐不爽，舌淡苔白滑，脉浮紧。服上方 7 剂后哮喘平，咳痰减少，共治 2 周后诸症

消失，随访2年未见复发。

半夏丹参汤

方剂 半夏6～15克，丹参10～30克，五灵脂9～15克，炙杏仁6～10克，川椒5～10克，葶苈子6～18克，炙麻黄、苏子各6～12克。

制用法 每日1剂，水煎2次，早、晚各服1次，连服7日为1个疗程，停药1～2日后开始下1个疗程。

功效主治 主治支气管哮喘。适用于喉中痰鸣，呼吸急促，胸闷如室，咳嗽，吐痰白黏稠，舌质暗，苔白滑，脉细涩患者。

验证 用此方治疗50例支气管哮喘患者，其中治愈10例，显效22例，有效13例，无效5例，总有效率为90%。

名医提醒

1 哮喘患者要避免与过敏原再次接触，如果是由于室内尘埃或螨诱发哮喘的发作，那么，就需要保持室内的清洁，多晒被褥，经常开窗通风，让室内的空气保持流通。

2 最好不要在家里饲养猫、犬等小动物，否则非常容易引发哮喘。

3 平时要特别注意体格锻炼，比如常用冷水洗浴，用干毛巾擦身，进行适当的锻炼。另外，要加强营养，避免精神刺激、过度疲劳等对哮喘的不良作用。

肺气肿

肺气肿是慢性支气管炎最常见的并发症。由于支气管长期炎症，管腔狭窄、阻碍呼吸，导致肺泡过度充气膨胀、破裂，损害和减退肺功能而形成。

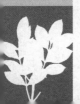

常见有两种损害形式。一是先天性缺少某类蛋白质抑制的分解酶素，从而侵犯肺泡壁而变薄，气压胀大使肺泡破裂，壮年为多；另一种因空气污染，慢性支气管炎发作，肺上端受侵害所致。其主要祸首是抽烟。慢性支气管炎、支气管哮喘、矽肺、肺结核均可引起本病。主要症状有咳嗽、多痰、气急、发绀，持续发展可导致肺心病。阻塞性肺气肿起病缓慢，主要表现是咳痰、气急、胸闷、呼吸困难，合并感染加重导致呼吸衰竭或心力衰竭。中医认为本病属于咳嗽、喘息、痰饮的范畴。治疗上包括去除病因、控制感染、体育医疗和中医施治、改善呼吸功能和肺部状态。

名医效方

核桃生姜

方剂 核桃仁 1～2 枚，生姜 1～2 片。

制用法 将核桃仁、生姜片一并细细嚼食。每日早、晚各 1 剂。

功效主治 补肾纳气，降逆平喘。适用于肺气肿、老年慢性支气管炎。

南瓜麦芽膏

方剂 南瓜 3 个，麦芽 1000 克，鲜姜汁 50 克。

制用法 南瓜去子、切块，加水煮烂取汁，添入麦芽及生姜汁，小火熬成膏。每日服 70 克，早、晚分服。

功效主治 适用于肺气肿。

桑白皮汤

方剂 桑白皮 6 克，麻黄、桂枝、细辛、干姜各 4.5 克，杏仁 14 粒（去皮）。

制用法 上药加水煎服。

功效主治 用治肺气肿、胀满喘急。

人参核桃汤

方剂 人参 6 克，核桃仁 25 克，生姜 10 克。

制用法 水煎服，每日 1 剂，分 2 次服。

功效主治 补肺肾，定喘逆。适用于肺气肿属虚寒者。

陈皮藿香汤

方剂 陈皮、冰糖各 20 克，藿香 6 克，生姜丝 3 克。

制用法 水煎服。

功效主治 芳香化湿，温中理气。适用于肺气肿患者。

百合汁

方剂 鲜百合 3 个。

制用法 将鲜百合捣汁。用温开水和服。1 日 2 次。

功效主治 润肺止咳。适用于肺气肿患者。

韭菜子栝楼散

方剂 韭菜子 30 克，栝楼仁 12 克。

制用法 共炒黄，研末，每服 1~2 克，每日 2 次，黄酒送服。

功效主治 宽胸理气散结。适用于肺气肿患者。

猪肺鱼腥草汤

方剂 猪肺 100 克，鱼腥草 60 克。

制用法 水煎服，每日 1 剂，分 3 次服。

功效主治 清热润肺，止咳化

痰，平喘。适用于肺气肿。

沙参麦冬汤

方剂 沙参 12 克，麦冬、五味子、杏仁、玉竹、贝母各 9 克。

制用法 水煎服，每日 1 剂，分 2 次服。

功效主治 补气生津。适用于气津两伤所致的肺气肿。

陈皮苍术汁

方剂 陈皮 6 克，法半夏、茯苓、苍术、厚朴、白芥子、莱菔子各 10 克，炙甘草 5 克。

制用法 将上药用水煎煮，取药汁。每日 1 剂，分 2 次服用。

功效主治 本方可健脾燥湿，化痰止咳。适用于慢性阻塞性肺气肿之痰湿蕴肺证。

通肺活血方

方剂 麻黄 5 克，杏仁、茯苓、马鞭草各 12 克，五味子、红花各 6 克，桃仁、川芎、紫河车各 10 克，紫菀 15 克。

制用法 将上药用水煎煮，取药汁。每日 1 剂，分 2 次服，10 日为 1

个疗程。

功效主治 本方可通肺道，活血脉，益肾气。用于慢性阻塞性肺气肿。

白糖甜瓜子散

方剂 甜瓜子仁30克，白糖适量。

制用法 将甜瓜子和白糖混匀后捣烂即可。用开水冲服，每日2剂。

功效主治 本方有润肺润肠、散结消瘀的功效。

实用验方

虚喘散

方剂 生晒参6～10克，沉香末3克，蛤蚧、五味子、炒椒目各10克，丹参15克。

制用法 研细末，每日2～3次，每次3～6克，淡盐水送服。

功效主治 补益肺肾，行瘀平喘。适用于肺气肿、肺心病。

验证 临床验用，疗效甚好。

麻黄杏仁饮

方剂 蜜麻黄、白芥子、葶苈子（布包）、蜜款冬、清半夏各6克，炙甘草3克，光杏仁、蜜橘红各5克，紫苏子、土茯苓各10克。

制用法 每日1剂，水煎服。

功效主治 宣肺平喘，止咳祛痰。主治急慢性支气管炎、支气管哮喘、轻度肺气肿。

验证 段某，女，34岁。患者素有哮喘症，多年来经常发作。因不慎受凉，咳嗽不已，且见喘促气急，胸闷，痰多色白，脉细缓，舌质淡红苔白。证属外邪引动内饮致肺气不宣之喘咳。以此方治疗，服5剂后，咳喘明显减轻，仍胸闷，此方加干栝楼15克，再进5剂后，诸症悉平。

萝卜子粳米粥

方剂 萝卜子20克，粳米50克。

制用法 将萝卜子水研，滤过取汁约100克，与淘洗干净的粳米一同加400克水，煮成稀粥。日服2次，温热食用。

功效主治 化痰平喘，行气消食。主治肺气肿。

验证 用此方治疗患者 18 例，其中显效 8 例，有效 9 例，无效 1 例，总有效率为 94.4%。

鹅梨汤

方剂 杏仁、苏子、栝楼仁、清半夏、茯苓、桑白皮各 9 克，橘红 4.5 克，当归、麻黄各 6 克，鹅管石 12 克，梨汁 1 杯冲入（或以梨膏 15 克代之）。

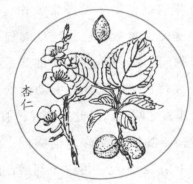

杏仁

制用法 每日 1 剂，水煎，分 2 次服。

功效主治 理气宽胸，泻肺平喘。主治肺气肿。

验证 治疗肺气肿 60 例，症状缓解 52 例，症状明显改善 7 例，无效 1 例，总有效率为 98%。1 年内未复发者 15 例，半年以上未复发者 35 例，其余 9 例半年内曾有不同程度的复发，但发作程度较治前明显减轻。

菖蒲赤芍汤

方剂 石菖蒲 1 克，川僵蚕 3 克，北杏仁、牛蒡子、鱼腥草各 15 克，马勃、甘草各 5 克，赤芍 10 克。

制用法 水煎服，每日 1 剂，日服 2 次。

功效主治 宣肺清热，止咳平喘。

验证 屡用屡验。临床投之对症，很是奏效。

红参半夏汤

方剂 红参、清半夏、冬虫夏草各 9 克，麦冬、核桃肉各 12 克，五味子、厚朴各 4.5 克，炙甘草、炒苏子各 3 克，杏仁、桂枝各 6 克，生姜 2 片。

制用法 水煎服，每日 1 剂。

功效主治 补气敛肺，降气纳气。主治肺气肿。

验证 陈某，男，75 岁。患者有支气管哮喘史 20 多年，服上方 5 剂，即愈。

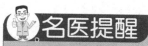**名医提醒**

①要适当选用一些蛋白质含量较高的食品，最好含有丰富的维生素，如奶制品、蛋类、肉汁。平素饮食宜清淡，不宜过咸，并要定时定量。多吃蔬菜水果，少食海鲜之类，如海虾、黄鱼、带鱼等。

②改善环境卫生，做好个人劳动保护，消除及避免烟雾、粉尘和刺激性气体对呼吸道的影响。

胃、十二指肠溃疡

胃及十二指肠溃疡又称消化性溃疡，属中医"胃脘痛"范畴，虽然发生部位不同，但发生溃疡的原因是一样的，多因饮食失调，或忧思忿怨，肝郁化火，热灼胃阴，致胃黏膜受损，或脾虚失运，湿邪凝聚，湿郁日久，腐蚀胃体，日久不解，均可导致溃疡病的发生。且病程缠绵，治疗颇难。

名医效方

乌梅大枣饮

方剂 乌梅1枚，大枣3枚，胡椒7粒。

制用法 将大枣去核，与乌梅、胡椒共捣烂，以温开水送下，每日1～2剂。

功效主治 止酸，止痛。适用于胃及十二指肠溃疡。

止血散

方剂 土大黄（大黄亦可）、白及各30克，三七10克。

制用法 大便干或秘结者用大黄，大便稀者用土大黄，嘈杂泛酸者加乌贼骨30克共研。研极细末，每

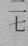

服 5～10 克，日 3 次，凉开水送下。

功效主治 土大黄凉血止血，白及收敛生肌止血，三七祛瘀止血。大黄通便之力较土大黄为强，止血之力亦较强，乌贼骨制酸收敛。本方止血而无留瘀之弊。主治胃、十二指肠溃疡出血，呕血、便血等均可。

止血汤

方剂 白及粉 12 克，煅乌贼骨、地榆炭各 15 克，仙鹤草、藕节炭各 30 克。

制用法 先将后 3 味煎 2 遍和匀，共约 200 毫升左右，日 3 次分服。待药液稍凉时将乌贼骨粉 5 克、白及粉 4 克和入调匀服之。过热则药粉溶化后凝成胶状影响疗效。

功效主治 适用于胃、十二指肠溃疡出血及呕血、便血等。乌贼骨粉、白及粉制酸收敛生肌止血；地榆炭、藕节炭凉血止血；仙鹤草收敛止血并有调补气血之功，故民间称为"脱力草"。数药合用有协同作用，可以增强止血效力。

牛奶蜂蜜

方剂 牛奶 250 克，蜂蜜 50 克，白及粉 10 克。

制用法 将牛奶煮沸，调入蜂蜜及白及粉。每日 1 次，经常服用有效。

功效主治 温中补虚。治胃及十二指肠溃疡。

鸡蛋壳延胡索散

方剂 鸡蛋壳、延胡索各等份。

制用法 共研细末，每次服 5 克，每日 2 次。

功效主治 适用于胃及十二指肠溃疡之吐酸、疼痛。

肝胃百合汤

方剂 百合、丹参各 15 克，柴胡、黄芩、乌药、川楝、郁金各 10 克。

制用法 水煎服，每日 1 剂，分早、晚 2 次服。

加减 上腹痛有定处而拒按，舌质滞暗或见瘀斑者加桃仁 10 克；腹痛而见黑便者加生蒲黄 10～15 克；便秘者加火麻仁或栝楼仁 15～20 克；口燥咽干，大便干结，舌红少津，脉弦数者加沙参、麦冬各 15 克，或加生地 12 克，栝楼 15 克；神疲气短者加太子参 15 克，白术 12 克。

功效主治 疏肝理气，清胃活血。主治胃及十二指肠溃疡、慢性胃炎、十二指肠球炎及胃神经官能症等属肝胃不和、肝郁气滞血瘀、肝胃郁热者。

小白菜白糖汁

方剂 小白菜2棵，白糖少许。

制用法 将小白菜全棵洗净，绞汁加白糖。每日饮1小杯。

功效主治 清热，解毒。适用于胃及十二指肠溃疡。

马铃薯汁

方剂 新鲜马铃薯适量。

制用法 将马铃薯洗净（不去皮），切碎、捣烂，用纱布绞取其汁，每日清晨取1~2匙，酌加蜂蜜调匀，空腹服用，连服2~3周。

功效主治 和胃调中，健脾益气。适用于胃及十二指肠溃疡疼痛。

无花果饮

方剂 无花果、干果、红糖各适量。

制用法 将无花果、干果焙干研末，每取6~10克，加红糖少许，用开水冲服。每日2~3次。

功效主治 温中健脾。适用于脾胃虚寒型胃及十二指肠溃疡。

实用验方

白头翁黄芪饮

方剂 白头翁210克，生黄芪105克，蜂蜜280克。

制用法 先将白头翁、生黄芪用清水漂洗并浸泡1昼夜，然后用小火浓煎2次去渣取上清液。另将蜂蜜煮沸去浮沫加入药液中浓缩成糖浆，备用。用时，每次服20毫升，每日服3次，于饭前用热开水冲服。

功效主治 主治胃、十二指肠溃疡。

验证 用上方治疗胃、十二指肠溃疡患者147例，其中胃溃疡56例，治愈18例，好转31例，无效7例；十二指肠球部溃疡78例，痊愈31例，好转44例，无效3例；复合型溃疡13例，痊愈2例，好转9例，无效2例。总有效率为91.8%。

鲤鱼泡酒

方剂 黑鲤 1 条，白酒、冰糖各适量。

制用法 将鲤鱼去内脏（不去鳞），切成小块用白酒浸泡（以淹没鱼块为度），加盖闷数小时，然后将酒过滤，去渣，取汁约 500 毫升，加冰糖 50 克。每日饭后 2 小时服 100 毫升，日服 2~3 次。

功效主治 治胃及十二指肠溃疡及其他胃病。

白芍延胡索汤

方剂 白芍 40 克，延胡索 20 克，十大功劳叶、五灵脂各 15 克，白及 30 克，乳香、没药、生甘草各 10 克。

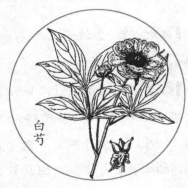

白芍

制用法 将上药水煎 3 次后合并药液，分早、中、晚口服；每日 1 剂，半个月为 1 个疗程。

功效主治 主治胃、十二指肠溃疡。

验证 用本方治疗胃、十二指肠溃疡患者 56 例，其中，治愈者 50 例，显效 5 例，无效 1 例。对治愈者随访 2 年，未见复发。

冬青白芷汤

方剂 冬青 30 克，川楝子、白芷各 15 克。

制用法 每日 1 剂，水煎，分 2 次服。30 天为 1 个疗程，1 个疗程未愈而有效者可继服第 2 个疗程，2 个疗程未愈者停药。

功效主治 消肿排脓，燥湿止痛。主治胃、十二指肠溃疡。

验证 用此方治疗 70 例，治愈 60 例，占 85.9%；好转 6 例，占 8.6%；无效 4 例，占 5.5%。

车前水冲鸡蛋

方剂 车前子 6 克，生鸡蛋 1 个。

制用法 车前子水煎，取汁冲鸡蛋服。日服 2 次。

功效主治 滋润缓痛。主治胃肠溃疡而燥痛。

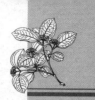

名医提醒

1 要适当地运动。运动能够有效增加胃肠蠕动，是促进胃排空的好方法，还有利于溃疡的修复和胃肠的适当休养，能够全面促进疾病的痊愈。

2 戒烟。抽烟非常容易引起溃疡的发作。虽然目前没有证据显示抽烟能够引起溃疡，但是，那些不抽烟的人，其溃疡也很容易复原。

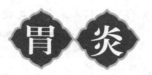

胃 炎

各种病因导致胃的黏膜发生炎症，称为胃炎，可分为急性胃炎和慢性胃炎两大类。

急性胃炎有急性单纯胃炎、急性糜烂性胃炎、急性化脓性胃炎、急性腐蚀性胃炎等。急性胃炎患者常有上腹疼痛、嗳气、恶心、呕吐、食欲减退等表现，症状轻重不一，常伴有腹泻。

慢性胃炎是胃黏膜的慢性炎症，最常见的为慢性浅表性胃炎和慢性萎缩性胃炎，后者又可分为胃体萎缩性胃炎（A 型）和胃萎缩性胃炎（B 型）。

名医效方

玉米扁豆汤

方剂 玉米、白扁豆各 60 克，木瓜 15 克。

制用法 水煎服。

功效主治 和胃，健脾，化湿。

适用于胃炎呕吐、胀满。

保和丸

方剂 山楂、神曲、制半夏、茯苓、陈皮、连翘、麦芽、莱菔子各 10 克。

制用法 水煎，去渣取汁，分 3

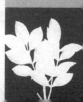

次温服，每日1剂。

功效主治 消食和中。主治胃炎食积症。症见胃脘胀满、疼痛拒按、嗳腐吐馊物，苔厚腻，脉弦滑。

乌药仙鹤草汤

方剂 乌药、三叶草各9克，仙鹤草30克。

制用法 水煎，分2次服，每日1剂。

功效主治 适用于慢性胃炎、胃溃疡。

甘温健胃散

方剂 党参、白术、广木香、当归各10克，黄芪（炙）30克，茯苓15克，三七粉3克。

制用法 上述药制成散剂冲服，每袋10克。

功效主治 适用于慢性萎缩性胃炎之脾胃虚弱者。

大蒜外敷方

方剂 去皮大蒜6克。

制用法 用大蒜适量捣烂，外敷脐孔和足心。

功效主治 用治急性胃肠炎、腹泻、腹痛。

韭菜汁

方剂 连根韭菜适量。

制用法 洗净，捣烂，取汁约100毫升，温开水冲服，每日2～3次，连服3～5天。

功效主治 温阳祛寒。适用于虚寒所致的急性胃肠炎。

枳术人参汤

方剂 白术、黄芪、炒白芍、丹参、党参各15克，枳实、桂枝、炙甘草、生姜各10克，大枣5枚。

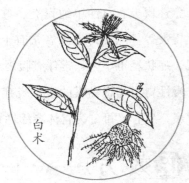

白术

制用法 水煎，每日1剂，分2次服。

功效主治 益气温中，导滞消痞。主治萎缩性胃炎、浅表性胃炎。症见胃脘痞满、空腹隐痛、得食稍缓、喜暖喜按、嗳气矢气、纳呆食

传统秘验效方精华

三二

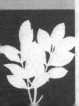

少、口淡乏味、倦怠消瘦、便溏，舌淡脉弦等，中医辨证属于脾胃虚弱、气滞偏寒、升降失调之胃痞证。

麦芽山楂饮

方剂 炒麦芽、生山楂各 10 克，生姜 3 片。

制用法 水煎服，每日 3 次。

功效主治 适用于急性胃炎属食滞者。

生姜韭菜汁

方剂 生姜 25 克，韭菜 250 克，牛奶 250 毫升。

制用法 将生姜、韭菜洗净，捣烂取汁，入锅煮沸，加入牛奶再煮沸，候温饮服。每日清晨空腹 1 剂。

功效主治 补虚和胃，散寒，消炎。适用于慢性胃炎。

糯米大枣粥

方剂 糯米 150 ~ 200 克，大枣 8 枚。

制用法 按常法煮粥服食。每日 1 剂。

功效主治 补中益气，健脾养血。适用于慢性胃炎，胃、十二指肠溃疡。

实用验方

马齿苋蒲公英汤

方剂 马齿苋 30 克，黄芩 5 克，蒲公英 20 克，藿香、川连各 10 克，木香、生甘草各 6 克。

制用法 将上药加水煎 3 次后合并药液，分 2 ~ 3 次口服，每日 1 剂。

功效主治 适用于急性胃肠炎。

验证 用本方治疗急性胃肠炎患者 87 例，均获治愈。其中，服药 2 ~ 3 剂痊愈者 32 例，4 ~ 5 剂痊愈者 28 例，6 ~ 7 剂痊愈者 20 例，8 ~ 10 剂痊愈者 7 例。

车前子散

方剂 炒车前子适量。

制用法 研末装瓶，每顿饭前服 4.5 克。

功效主治 适用于急性胃炎、慢性胃炎。

验证 用上药治疗急性胃炎患者 35 例，其中痊愈 21 例，显效 2 例，有效 2 例；治疗慢性胃炎患者 45 例，其中痊愈 14 例，显效 18 例，有效 13 例；治疗溃疡病患者 33 例，显效 20 例，有效 12 例，无效 1 例。

麦门冬汤

方剂 丹参、太子参、麦门冬各 15 克，柴胡、甘草各 6 克，制半夏、炒栀子、丹皮各 7.5 克，青皮、生白芍各 10 克。

制用法 将以上诸药置于锅中，水煎，每日 1 剂，分 2 次口服。

功效主治 养阴益胃，清中消痞。主治浅表性胃炎、反流性胃炎、萎缩性胃炎等病。症见胃脘痞塞、灼热似痛、似饥不欲食、口干不欲饮、五心烦热、纳呆食少、大便燥秘、舌红少津或光剥龟裂、脉细或脉数等。

验证 治疗 1 例萎缩性胃炎患者，其 3 年中西药治疗不能缓解。后服此方 5 剂，诸症减轻。

莲子粥

方剂 莲子、糯米各 50 克，红糖 1 匙。

制用法 将莲子用开水泡胀，剥皮去心，入锅内加水煮 30 分钟后加粳米煮沸，慢火炖至米烂莲子酥，加入红糖，作早餐服食。

功效主治 温胃祛寒。适用于虚寒所致的慢性胃炎。

验证 用本方治疗慢性胃肠炎患者 87 例，均获治愈。其中，服药 2～3 剂痊愈者 32 例；4～5 剂痊愈者 28 例；6～7 剂痊愈者 20 例；8～10 剂痊愈者 7 例。

龙胆草蒲公英饮

方剂 龙胆草 3 克，白花蛇舌草、蒲公英各 15 克，乌梅、甘草各 6 克，全当归、杭白芍各 10 克。

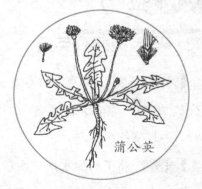

蒲公英

制用法 将以上诸药置于锅中，水煎服，每日 1 剂。

功效主治 清热解毒，敛阴生津。主治幽门弯曲菌相关性胃炎。

验证 用此方治疗 31 例患者，治疗 3 个月后，治愈（胃镜复查有改善，活检标本示幽门弯曲菌阴性，临床症状基本缓解）22 例，好转 7 例，无效 2 例，总有效率为 93.6%。

五味子饮

方剂 五味子适量。

制用法 研末冲服，每次 3 克，每日 3 次。20 天为 1 个疗程。

功效主治 适用于萎缩性胃炎。

验证 王某，女，35 岁。经胃镜检查，确诊为萎缩性胃炎。经服多潘立酮、盐酸甲氧氯普胺，仍感胃脘胀满不适。遂给予五味子 3 克研末冲服，每日 3 次。服药 10 余天后，症状明显减轻。

名医提醒

1 胃炎患者一定要避免坚硬、粗糙的食物，这些食物往往不易消化。另外，也要注意避免过酸、过辣的食物。最好食用一些营养丰富而又易于消化的食物。在进食的时候，要细嚼慢咽，注意定量、少食多餐。

2 要有合理的生活作息时间，避免过度劳累。不要在情绪紧张、愤怒、抑郁的情况下进食。

胃下垂

胃下垂多半与胃弛缓一齐发生，所以其症状差不多相似，至于纯粹的胃下垂，其特征是胃有压迫感，腰痛时，腹部会有裂开似的剧痛。此症会有头痛及不眠的情形发生。中医认为胃下垂是气虚下陷，主张补中益气，故宜食用易消化而富含营养的食品，包括糯米粥、蛋、奶、瘦肉、鱼、家禽、猪肝、蔬菜等。酵母类食物尤为相宜，但要少量多餐，汤水少喝。

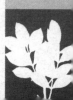

名医效方

鲫鱼黄芪汤

方剂 鲫鱼500克，黄芪40克，炒枳壳15克。

制用法 将鲫鱼洗净，同2味中药加水煎至鱼熟烂。食肉饮汤，每日2次。

功效主治 补中益气。治胃下垂、脱肛等。

榛子山药饮

方剂 榛子仁、淮山药各60克，党参30克，砂仁、陈皮各15克，白糖50克。

制用法 将前5味共研细末，加入白糖拌匀，每服10～15克，开水冲服，每日3次。

功效主治 补中益气，健脾养胃。用治胃下垂。

鹌鹑蛋牛奶汤

方剂 牛奶200毫升，鹌鹑蛋1个。

制用法 牛奶煮沸，打入鹌鹑蛋再沸即成。每日早晨空腹服1次，连续饮用。

功效主治 补胃，益胃。治慢性胃炎。

仙人球猪肉饼

方剂 鲜仙人球50～60克，猪瘦肉30～50克。

制用法 先将猪瘦肉剁碎制成肉饼后，与仙人球一起煮熟，晚上睡前顿服，每日1剂。1个月为1个疗程，可连服2～3个疗程。

功效主治 适用于胃下垂。

山楂醋糖饮

方剂 山楂1000克，黄连、白糖各500克，米醋500毫升。

制用法 将上药加水4000毫升，混合浸泡7日，即可服用。每日3次，每次50毫升，饭后服。禁用塑料制品装存。

功效主治 养胃健脾。适用于慢性胃炎。

首乌散

方剂 何首乌30克，五倍子2

克，肉桂 1 克。

制用法 上药为末。分 3 次冲服，每日 1 剂。

功效主治 适用于胃下垂。

黄芪防风汤

方剂 黄芪 60 克，大黄 3 克，枳壳、防风、鸡内金、白芍、当归、柴胡、升麻、神曲、陈皮、半夏各 10 克。

制用法 水煎服，每日 1 剂。

功效主治 适用于胃下垂，脘腹胀闷，垂坠不适，食少纳呆，短气乏力。

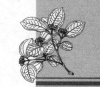

云苓党参饮

方剂 云苓 25 克，党参、黄芪、山药、当归、山楂各 15 克，柴胡、郁金、白术、枳壳、鸡内金各 12 克，升麻、陈皮、甘草各 9 克，大枣 10 枚。

制用法 将上药水煎，分 2 次服。每日 1 剂。

加减 若痛甚者，加元胡 12 克；若肝脾下垂者，加鳖甲 31 克；若溃疡者，加白及 12 克，乌贼骨 15 克。

功效主治 适用于胃下垂。

实用验方

二麻膏

方剂 蓖麻仁 10 克，升麻粉 2 克。

制用法 将蓖麻仁捣烂如泥，拌入升麻粉，制成直径 2 厘米、厚 1 厘米的圆饼备用。将患者百会穴周围（直径 2 厘米）头发剃掉后，上置药饼，用绷带固定。敷药后让患者取水平仰卧位，放松裤带，用盐水瓶（80℃）熨烫药饼，每日 3 次，每次 30 分钟。每块药饼可连续使用 5 日，休息 1 日后，更换药饼。10 日为 1 个疗程。

功效主治 升提固脱。主治胃下垂。

验证 治疗患者 268 例，其中痊愈 105 例，显效 70 例，好转 78 例，无效 15 例，总有效率为 94.4%。

升麻石榴汤

方剂 升麻、石榴皮（鲜品）各适量。

制用法 升麻研粉，与石榴皮（鲜品，数量不拘，以黏结成块为度）

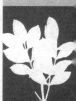

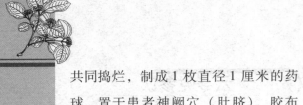

共同捣烂，制成 1 枚直径 1 厘米的药球，置于患者神阙穴（肚脐），胶布固定。患者取水平卧位，用水温 60℃ 的热水袋熨敷肚脐，每次半小时以上。每日 3 次，10 天为 1 个疗程。

功效主治 升阳，发表，透疹，解毒。主治胃下垂。

验证 吴某，女，44 岁。X 射线检查，诊断为胃下垂。透视发现，胃小弯切迹位于髂嵴连线以下 8 厘米。以上方治疗 3 个疗程后，主要症状消失。检查后发现，胃下极在髂嵴连线以下 4 厘米。继续治疗 3 个疗程，复查发现，胃下极平髂嵴连线，诸症消失。随访 3 年，未见复发。

四奇汤

方剂 黄芪 20 克，白术、枳壳各 15 克，防风 10 克。

制用法 将以上诸药置于锅中，水煎服，每日 1 剂，日服 2 次。

功效主治 升提固脱。主治胃下垂。

验证 临床观察证明，本方除对胃下垂治疗有效外，对胃扩张、肠下垂、小肠疝气、脱肛、子宫下垂等均有较好疗效。

葛根山药

方剂 葛根 30 克，山药、黄芪、党参、五味子各 15 克，肉桂、木香、草果各 10 克，升麻 5 克。

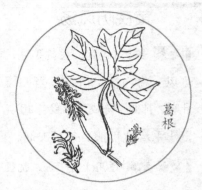

葛根

制用法 上药共研细末，装入双层布袋中，用线缝闭备用。取药袋日夜兜在胃脘部，每剂可用 1 个月。

功效主治 补中益气。主治胃下垂。

验证 屡用有效。一般连用 2 ~ 3 个月，收效颇佳。

猪肚莲子粥

方剂 猪肚 1 具，莲子肉 100 克，糯米 250 克。

制用法 将猪肚刮去脂膜，清洗干净，纳入洗净的莲子、糯米，用线缝合，加水炖熟，捞出切碎，随意食用。每 2 日 1 剂，连服 15 日。

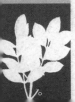

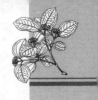

功效主治 补气健脾，益胃养心。适用于胃下垂、慢性胃炎等。

验证 用此方治疗胃下垂患者46例，均获治愈。其中用药1个疗程治愈者20例，2个疗程治愈者23例，3个疗程治愈者3例。随访2年，均未见复发。

黄芪党参汤

方剂 炙黄芪25克，党参、山药、白术、升麻、枳壳各15克，陈皮、诃子、补骨脂、扁豆、肉豆蔻各10克，肉桂、炙甘草各6克，生姜3片，大枣5枚。

制用法 水煎服，每日1剂，35日为1个疗程。

功效主治 主治胃下垂。

验证 用此方治疗胃下垂40例，治愈22例，显效15例，无效3例。总有效率为92.50%。

樟树叶枳实汤

方剂 樟树叶（鲜）50～80克，枳实、黄芪各40～60克，炒蒲黄、桂枝、沉香各10克。

制用法 水煎服，每日1剂。

功效主治 通降消滞。

验证 治疗22例，均有好转。

名医提醒

1 少食多餐。胃下垂的患者通常其消化功能较弱，如果过多的食用食物，那么，一定会滞留于胃内，从而引起消化不良。另外，要有规律的饮食调理，每次用餐量宜少，次数可以增加。

2 细嚼慢咽。患有胃下垂的患者其胃壁张力减低，因此，细嚼慢咽可以很好地消化吸收，有效增强胃蠕动，促进排空速度，缓解腹胀的不适。

3 减少刺激。刺激性强的食物最好不要食用，如辣椒、姜、过量酒精、咖啡、可乐及浓茶等。这些物质可使胃下垂患者的反酸、烧心症状加重，因此，要有节制地食用。另外，少量饮些果酒和淡茶，有利于减缓胃下垂的症状。

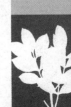

便秘

便秘是指由于大肠传导失常，导致大便秘结，排便周期延长；或周期不长，但粪质干结，排出艰难；或粪质不硬，虽有便意，但便而不畅的病症。便秘是临床上的常见症状，可出现于各种急慢性病症过程中。本病讨论的是以便秘为主要表现的病症。西医学中的功能性便秘属本病范畴。同时肠道激惹综合征、肠炎恢复期、直肠及肛门疾病所致便秘、药物性便秘、内分泌及代谢性疾病的便秘，以及肌力减退所致的排便困难等，可参照本病治疗。

名医效方

当归川芎地黄汤

方剂 当归、地黄、炙首乌各12克，川芎、白芍各10克，大麻仁20克（冲），檀香7克（研末后放入汤药内冲服），怀山、黄芪各15克。

制用法 将上药以水煎煮，取药汁。每日1剂，分早、晚2次服用。

功效主治 适用于血虚便秘。

二仁芝麻丸

方剂 麻仁、杏仁、芝麻各等份，白蜜适量。

制用法 3味药共研细末，用白蜜炼为丸，如枣大。每日服2~3丸，温开水送下。

功效主治 本方可清热润肠，适用于大便干结。

麻油拌菠菜

方剂 新鲜菠菜250克，盐、麻油各少许。

制用法 将菠菜洗净，待锅中水煮沸，放入盐，再把菠菜放入沸水中氽烫约3分钟取出，加入麻油拌匀即成。佐餐食用。

功效主治 常食可以润肠通便。

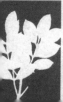

枇杷叶饮

 方剂 枇杷叶 20 克，天冬、麦冬各 10 克。

制用法 水煎服。

功效主治 适用于便秘。

醋炒葱白熨脐

方剂 醋、葱白各适量。

制用法 用醋炒葱白至极热。用布包熨肚脐部，凉后再炒再熨，每天熨之，大便自通。

功效主治 适用于老年便秘。

松子仁饮

 方剂 栝楼仁、松子仁 25 克，火麻仁 20 克。

制用法 水煎，日服 1 剂。

功效主治 润肠通便。适用于阴虚肠燥之便秘。

益血丸

 方剂 熟地、当归各 30 克。

制用法 当归以酒浸泡，焙干后与熟地混合共同研为末，炼蜜为丸，如弹子大小。每次服用 1～3 丸，细嚼，以酒送下。

功效主治 适用于久虚亡血之大便干燥。

半硫丸

方剂 半夏、透明硫黄各 15 克。

制用法 上药混合后研为末，以生姜糊丸，如梧桐子大小。每次服用 20 丸，以姜汤服下或用葱白 1 根、姜 3 片煎煮，入阿胶 2 片后溶开，食前空腹送下。

功效主治 用治风秘结、冷秘、老人便秘。

生嚼花生仁

方剂 生花生仁 30 克（1 次量）。

制用法 空腹咀嚼生吃，早、晚各 1 次。忌食辛辣及饮酒。

功效主治 润肠通便。用治大便干燥费力，大便间隔时间延长的习惯性便秘。

紫苏丸

方剂 黄橘皮、紫苏子各 60 克，知母 30 克。

制用法 上药混合后共同研为细末，以生姜汁自然浸过 1 指许，置于重汤上煮熬成膏，即丸，如梧桐子大小。以蜜汤送下 20 丸。

功效主治 适用于虚热秘滞。

通便条

方剂 牙皂末、蜂蜜各 6 克，麝香 0.3 克。

制用法 上药和匀为药条如手指状，备用。用时取药条插入肛门内。

实用验方

生姜拌菠菜

方剂 菠菜 250 克，生姜 25 克，酱油、香油各 5 克，花椒油、精盐各 2 克，味精、醋各适量。

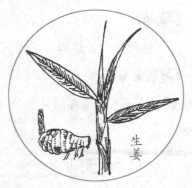

生姜

制用法 将菠菜择去黄叶，洗净切成段，鲜姜去皮切成丝。锅内加水，置火上烧沸，加入菠菜略焯，捞出沥净水，轻轻挤一下，装在盘内，抖散晾凉，再将姜丝、醋等调料一起

功效主治 通便。

猪肚苡米汤

方剂 猪肚、苡米各适量。

制用法 分别煮烂，当主食吃。

功效主治 补虚劳，益血脉，利肠胃。用治大病后空存皮骨、大便燥结。

加入，拌匀入味。随意食用。

功效主治 养血通便。适用于便秘。

验证 用此方治疗 51 例，有效率达 100%。其中 2 天而愈者 11 例，3 天而愈者 20 例，4 天而愈者 19 例，5 天而愈者 1 例。

核桃仁蜂蜜汤

方剂 核桃仁 250 克，蜂蜜 50 克，植物油 750 克。

制用法 将核桃仁放入沸水中浸泡后取出，剥去外衣，洗净沥干。取锅上火，加入植物油烧热，下核桃仁炸酥，然后倒入漏勺内，沥去油，装入盘中。原锅洗净上火，加入蜂蜜熬浓，起锅浇在核桃仁上。当点心食

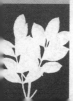

用，酥甜适口。

功效主治 温补肺肾，润肠通便。适用于便秘。

验证 用此方治疗便秘者 68 例，其中治愈 51 例，好转 16 例，有效率为 98.5%。

白术枳实汤

方剂 白术 30 克，枳实 15 克。

制用法 将上药水煎 3 次后合并药液，分早、中、晚 3 次口服，每日 1 剂。5 剂为 1 个疗程。

功效主治 主治便秘。

验证 用此方治疗便秘患者 144 例，均获治愈，其中，用药 1 个疗程

治愈者 101 例；2 个疗程治愈者 33 例；3 个疗程治愈者 5 例；4 个疗程治愈者 5 例。愈后随访 2 年，未见复发。

白术生地饮

方剂 生白术 90 克，生地 60 克，升麻 3 克。

制用法 每日 1 剂，水煎，分 2 次服。

功效主治 主治便秘。

验证 李某，38 岁，工人。患便秘半年，用本方治疗，服药 1 剂，不到 4 小时，一阵肠鸣，矢气频传，大便豁然而下，又继服 20 剂获得痊愈。至今 3 年，未曾复发。

名医提醒

1 每天早上起来，用温水冲 1 杯蜂蜜水，空腹喝效果非常好。这是因为蜂蜜对肠道有润滑作用。

2 多吃新鲜的蔬菜，可以有效增加饮食中纤维的摄取量。另外，可以食用芹菜、核桃仁、熟香蕉、核桃、柚子、苹果、葡萄柚、糙米、胡萝卜、红薯等食物。

3 积极锻炼身体。业余时间可以散步、跑步、做深呼吸运动等，要经常参加文体活动和体力劳动。锻炼能够增强胃肠活动，让食欲增加，使膈肌、腹肌、肛门肌得到一定的锻炼。

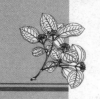

肝　炎

　　肝为五脏之一，有藏血、疏泄、开窍于目等功能。肝脏发生炎性病变，就是肝炎。肝炎的病因有病毒、细菌、阿米巴等感染，也可由于毒素、药物、化学品中毒等引起，有急性、慢性之分。症状上共同之处为恶心、食欲差、脘腹胀闷、大便时溏时秘、易疲劳、发热、出虚汗、肝区不适或疼痛、隐痛、肝功能异常、肝肿大、乏力等等。传染性肝炎又叫病毒性肝炎，多由肝炎病毒引起。现在已知肝炎至少可有甲、乙、丙、丁、戊等多种。该病预后危险，且极易传播，故确诊后应对病人分床分食进行隔离为好。治疗以中西医结合为佳。

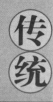

名医效方

柴胡解毒汤

方剂 柴胡、黄芩各10克，茵陈蒿、土茯苓、凤尾草各12克，草河车6克。

制用法 水煎服，每日1剂。

功效主治 疏肝清热，解毒利湿。主治急性肝炎或慢性肝炎。活动期，表现为谷丙转氨酶显著升高。症见口苦、心烦、胁痛、厌油食少、身倦乏力、小便短赤、大便不爽，苔白腻，脉弦者。

口蘑肉末炖豆泡

方剂 口蘑、肉末各100克，豆腐500克，葱10克，姜5克，料酒2克，肉汤100毫升，胡椒面2克，精盐5克，酱油5克，鲜豌豆20克，植物油500克（耗50克）。

制用法 将豆腐切成小方块，入热油锅中炸成金黄色捞出；炒锅烧热入油，放入肉末煸炒，入葱、姜末，倒入料酒、酱油、肉汤，放胡椒面、盐、炸豆腐泡、口蘑、鲜豌豆，烧10分钟即可。

功效主治 适用于病毒性肝炎。

三石汤

方剂 生石膏、寒水石、滑石各30克。

制用法 合入加味一贯煎、加味异功散、加味黄精汤方中同煎，煎服法亦同上。

功效主治 清热利湿，解毒。主治迁延性肝炎、慢性肝炎合并黄疸或小便黄赤，舌苔黄腻，转氨酶持续高限不降。

柴胡茵陈汤

方剂 茵陈、丹参、黄芪、女贞子各20克，板蓝根、五味子各15克，莪术、党参、炒白术、柴胡、当归、茯苓各9克。

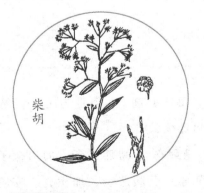

柴胡

制用法 水煎服，每日1剂。头煎、二煎药液相混，早、中、晚分3次服。亦可共碾为粉，炼蜜为丸，每丸重9克，日服3丸。

功效主治 舒肝解郁，活血化瘀，清解祛邪，培补脾肾。可主治慢性肝炎、病毒性肝炎、早期肝硬化、肝脾肿大、肝功能异常等。

海带荔枝核汤

方剂 海带25克，小茴香、青皮、荔枝核各15克。

制用法 上药混合后，加水共煮，每日服饮1次。

功效主治 软坚，消积。可用治肝脾肿大。

蜂蜜猪胆汁

方剂 蜂蜜100克，猪苦胆1枚。

制用法 取苦胆汁与蜂蜜调匀，放于锅内蒸约20分钟，饮服。

功效主治 解毒，清热，祛湿。可用治肝炎。

宝塔菜茵陈饮

方剂 积雪草、宝塔菜（即甘露子、草石蛋）的块茎各50克，茵陈蒿15克，黄栀子10克。

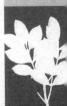

制用法 上药混合后以水煎，每日早、晚分服。

功效主治 祛湿，解毒。可治黄疸。

芜菁子饮

方剂 芜菁子适量。

制用法 将菜子晾干后研末，以开水调服，每服 10～15 克，见大便泻下即愈。

功效主治 祛湿，清热，润肠。可用治黄疸、便秘。

化郁理气汤

方剂 柴胡、枳壳各 10 克，丹参、灵芝、山楂、石榴皮各 15 克。

制用法 每日 1 剂，水煎 2 次，早、晚分服。

功效主治 疏肝解郁，清热解

毒，理气止痛，活血化瘀，调和肝脾。适用于慢性肝炎。

醋泡梨

方剂 梨、陈醋各适量。

制用法 将梨削去皮，浸泡于醋罐中，两三天后即可食，常食有效。

功效主治 可用治慢性肝炎。

疏肝理脾汤

方剂 白花蛇舌草、白芍、茵陈各 30 克，白术、柴胡各 10 克，甘草 6 克。

制用法 每日 1 剂，水煎。早、晚各服 1 次。

功效主治 疏肝理脾，清热利湿解毒。适用于肝郁脾虚、湿热内蕴型慢性肝炎。

实用验方

龙胆草木通饮

方剂 龙胆草 6 克，柴胡、山栀、黄芩、车前子（包煎）、泽泻、木通各 10 克，田基黄、甘草各 3 克。

制用法 将上药水煎，分 2 次口

服，每日 1 剂。1 个月为 1 个疗程，也可连续服用。

加减 若胁痛甚者，加川楝子、延胡索；若腹胀者，加枳壳、陈皮、川朴、佛手；若呕逆者，加法半夏、陈皮、竹茹、藿香；若腹泻者，加白

术、茯苓；若湿重于热者，加蔻仁、草果、藿香、茵陈、滑石、薏苡仁；若有血瘀证者，加丹参、红花、桃仁等。

■功效主治 适用于病毒性肝炎。

■验证 用上药治疗病毒性肝炎患者 32 例，其中临床治愈者 27 例，显效 4 例，无效 1 例。平均服药 62 剂。31 例有效患者经 3～6 个月的随访，27 例已正常工作，有 4 例因过度劳累或感冒而复发。

茵陈连翘汤

■方剂 茵陈、丹参各 15 克，陈皮、连翘、红花各 10 克，板蓝根 30 克，败酱草、车前草各 20 克，生大黄 6 克（后下）。

■制用法 将以上诸药置于锅中，水煎，每日 1 剂，分 2 次服。肝功能恢复正常后改为隔日 1 剂，继服 1 个月以巩固疗效。

■功效主治 清热解毒，泻火退黄。主治急性病毒性黄疸型肝炎。

■验证 治疗 67 例，男 41 例，女 26 例。年龄最小 15 岁，最大 56 岁，大多在 20～40 岁之间。病程 10 天以内

者 62 例，11～20 天者 4 例，21 天以上者 1 例。辨证分型：热重于湿者 49 例，湿重于热者 18 例。黄疸指数最低为 9 单位，最高为 50 个单位；谷丙转氨酶最低 124 个单位（医院正常值为 40 个单位），最高为 1234 个单位。治疗 67 例，其中痊愈（服药 20～30 剂后复查肝功能完全正常）66 例，无效 1 例。治愈病例经过 3 个月以上的随访，2 次复查肝功能均在正常范围。

猪肉蘑菇汤

■方剂 猪瘦肉、蘑菇各 100 克，精盐适量。

■制用法 将猪瘦肉洗净，切成块，蘑菇洗净，切成片，一同放入砂锅内，加水适量煮汤，加少量精盐调味，即成。

■功效主治 滋阴润燥，健胃补脾。适用于白细胞减少、慢性肝炎等症。

■验证 用此方治疗慢性肝炎 40 例，治愈 22 例，显效 15 例，无效 3 例，总有效率为 92.5%。

黄芪女贞子饮

■方剂 生黄芪、女贞子、灵芝、

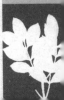

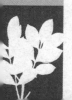

太子参各 15 克，陈皮 10 克，蒲公英 40 克，白花蛇舌草、蚤休各 20 克，丹参、生甘草各 5 克，茯苓 30 克。

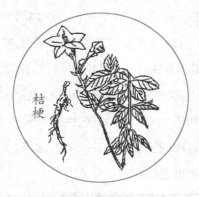

桔梗

制用法 每日 1 剂，水煎服。

加减 尿黄或血清胆红素偏高者，加茵陈；恶心纳差，苔白腻者，加苍术、姜半夏；畏寒肢冷，胃脘冷感者，加附片、干姜、桂枝；轻度腹水，下肢水肿者，加泽泻、益母草；舌质有瘀点，肝区时有掐痛者，加延胡索、桃仁。

功效主治 益气活血，强肝解毒。主治慢性乙型肝炎。

验证 张某，46 岁，患肝病 10 余年。门诊症见：面色㿠白，形寒肢冷，上腹部冷痛，喜温恶寒，四肢乏力，纳差便溏，眠差多梦，时有恶心。用本方加附子、苍术、姜夏、茵陈、砂仁等治疗 3 个月症状稳定，丙

氨酸氨基转移酶虽偶有升高，但升高后稳步下降，临床症状消失，1 年来未见复发。

🌿 蒲公英龙胆草汤

方剂 蒲公英、生地黄各 20 克，龙胆草、柴胡、黄芪、知母、车前草、当归、茵陈、垂盆草、黄柏、焦山栀各 10 克。

制用法 每日 1 剂，水煎服。

加减 舌苔厚腻者，去生地，加石斛；大便干结者，加生大黄、虎杖；腹胀恶心者，加白豆蔻、陈皮；黄疸明显者，加泽兰、生大黄，并加大茵陈的用量；纳差者，加焦山楂、谷麦芽。

功效主治 清肝泻火，凉血解毒。主治急、慢性乙型肝炎。

验证 张某，男，38 岁。素体强壮，1 个月前体检发现丙氨酸氨基转移酶 320 单位/升，血清总胆红素 18 毫摩尔/升，乙肝三系化验为大三阳，除了易疲劳一症之外，其余均未见明显异常；用肝利欣、复方益肝灵片治疗 1 个月，丙氨酸氨基转移酶持续下降。门诊时症见：舌红苔薄黄腻而

燥，口干渴，大便干结，面色偏红，胃纳尚佳，脉弦数；用本方治疗，半个月后丙氨酸氨基转移酶稳步下降，1个月后肝功能化验全部正常，服至1个半月后，乙肝三系化验全转阴，临床症状消失而治愈。

名医提醒

1 饮食适宜以易消化的清淡食物为主。最好含多种维生素，有足够的热量、蛋白质。日常生活中，适当补充维生素 B 族和维生素 C。如果进食量过少，可以静脉补充葡萄糖及维生素 C。

2 戒酒。要保肝，就必须要戒酒，长期大量饮酒必然会伤肝，引起疾病。

3 生活要规律。不要太多劳累，要经常运动，保持心情愉快，定期复查肝功，监控病情变化。

脂 肪 肝

　　脂肪肝是指由于各种原因引起的肝细胞内脂肪堆积过多的病变。脂肪肝正在严重威胁国人的健康，成为仅次于病毒性肝炎的第二大肝病，已被公认为隐蔽性肝硬化的常见原因。脂肪肝是一种常见的临床现象，而非一种独立的疾病，其临床表现轻者无症状，重者会引发肝硬化、肝癌。一般而言，脂肪肝属可逆性疾病，早期诊断并及时治疗，常可恢复正常。营养过剩是发生脂肪肝最常见也是最重要的原因，即脂肪和糖摄取过量。因此，治疗脂肪肝仍须由控制饮食入手，以减轻体重为原则，注意饮食营养的合理搭配，并兼顾科学的食疗。

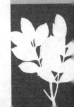

白术枣

方剂 白术、车前草、郁金各12克，大枣120克。

制用法 将白术、车前草、郁金用纱布包好，加水与枣共煮，尽可能使枣吸干药液，去渣食枣。每日食25~30克。

功效主治 补脾益气，疏肝止痛。适用于脂肪肝病人的辅助治疗。

明矾郁金散

方剂 青黛、明矾、郁金各15克，川黄连10克，熊胆3克。

制用法 共研细末，装入一胶囊，每次饭后服1粒，每日2~3次。

功效主治 疏肝解郁，清热化痰。适用于脂肪肝。

玉米须冬葵子赤豆汤

方剂 玉米须60克，冬葵子15克，赤小豆100克，白糖适量。

制用法 将玉米须、冬葵子煎水取汁，入赤小豆煮成汤，加白糖调味。分2次饮服，吃豆，饮汤。

功效主治 利胆除湿，利水消肿。适用于水湿停滞型脂肪肝。

荷叶大枣汤

方剂 法半夏、黄芩、大枣、泽泻、草决明、竹茹、枳壳、茯苓、陈皮、郁金、丹参、姜黄各10克，荷叶15克，黄连6克，生姜3片，甘草5克。

制用法 每日1剂，水煎后分2次服。

功效主治 适用于肝胆湿热型脂肪肝。症见肝区胀痛，肝脏肿大，脘闷食少，口苦口干，或恶心、大便秘结、小便短黄，舌红、苔黄腻，脉弦者。

木香党参汤

方剂 取木香、党参、茯苓、白术、陈皮、苍术、大枣、泽泻、山楂、扁豆各10克，甘草、砂仁、胆星各5克，荷叶15克。

制用法 每日1剂，水煎后分2次服。

功效主治 适用于脾虚湿盛型脂肪肝。症见乏力，食欲不振，餐后腹胀，或伴胸闷、恶心、大便溏薄、小便清长，舌质淡，舌边有齿印，脉濡

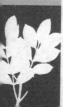

细者。

芹菜黄豆汤

方剂 鲜芹菜 100 克，黄豆 20 克。

制用法 鲜芹菜洗净切成小段，黄豆先用水泡胀。锅内加水适量，将芹菜段与黄豆同煮熟即可。吃黄豆、芹菜，喝汤。每日 2 次，连服 3 个月。

功效主治 有降血脂的功效。

黄芝泽香饮

方剂 黄精、灵芝各 15 克，陈皮、香附子各 10 克，泽泻 6 克。

制用法 将上药以水煎煮，取药汁。每日 1 剂，分 2 次服用。

功效主治 对脂肪肝有辅疗作用。

实用验方

山楂首乌饮

方剂 生山楂、何首乌、泽泻、黄精各 30 克，丹参、虎杖、决明子各 20 克，柴胡 10 克，生大黄（后下）3 克，荷叶 15 克。

制用法 每日 1 剂，水煎服。1 月为 1 个疗程，治疗 3 个疗程。

加减 腹胀明显者，加炒莱菔子；恶心重者，加半夏；右胁疼痛者，加白芍、龙胆草；服药后每天大便超过 3 次者，减少虎杖、何首乌剂量；吐酸水者，加乌贼骨或减生山楂剂量。

功效主治 泻热祛瘀，消食化积，养肝健脾。主治脂肪肝。

验证 用此方治疗患者 52 例，其中显效 25 例，有效 23 例，无效 4 例，总有效率为 92.3%。

寄生巴戟天饮

方剂 寄生、巴戟天、首乌各 12 克，象贝、赤芍、白芥子各 15 克，郁金、枳壳各 9 克，丹参、泽泻、草决明各 30 克。

制用法 每日 1 剂，水煎服，30 日为 1 个疗程。

加减 脾虚证者，加白术、苍术；食积者，加焦三仙；湿热者，加栀子；谷丙转氨酶升高者，加垂盆草。

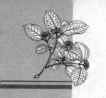

■**功效主治** 主治脂肪肝。

■**验证** 用此方治疗脂肪肝68例，结果：临床治愈23例，显效26例，有效17例，无效2例，总有效率为97.1%。

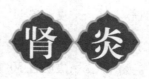金钱草砂仁鱼

■**方剂** 金钱草、车前草各60克，砂仁10克，鲤鱼1尾，盐、姜各适量。

■**制用法** 将鲤鱼去鳞、鳃及内脏，同其他3味加水同煮，鱼熟后加盐、姜调味。食鱼饮汤，分2～3次食。

■**功效主治** 利胆除湿，补脾利水。适用于水湿停滞型脂肪肝。

■**验证** 用此方治疗患者52例，其中显效25例，有效23例，无效4例，总有效率为92.3%。

名医提醒

1合理膳食，每日三餐膳食要调配合理，做到粗细搭配，营养平衡，足量的蛋白质能清除肝内脂肪。

2适当运动，每天坚持进行体育锻炼，根据自己的体质，选择适宜自己的运动，如慢跑、打乒乓球、羽毛球等。

3要有一个好的心情，不暴怒，少气恼，注意劳逸结合。

肾炎

肾位于人体腰部，左右各一，在泌尿系统中居中心地位。每个肾脏由约100万～200万个肾单位组成，一个肾单位又由一个肾小球和一条与它相连的肾小管构成。

肾炎是两侧肾脏非化脓性的炎性病变。肾因肾小体受到损害出现浮肿、高血压、蛋白尿等现象，是肾脏疾病中最常见的一种。肾炎种类很多，如急

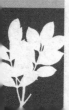

性（肾小球）肾炎、慢性（肾小球）肾炎、肾盂肾炎、隐匿性肾炎、过敏性紫癜肾炎（紫癜性肾炎）、红斑狼疮肾炎（狼疮性肾炎）等。

名医效方

加味黄芪粥

方剂 黄芪、生薏苡仁、糯米各 30 克。赤小豆 15 克，鸡内金（研末）9 克，金橘饼 2 枚，或酌情加入白茅根 40 克，六月雪 12 克，紫丹参 10 克。

制用法 先以水 600 毫升煮黄芪 20 分钟，去渣，次入薏苡仁、赤小豆煮 30 分钟，再入鸡内金，糯米，煮熟成粥。如加入白茅根等药，可与黄芪同煮。此为 1 天量，分 2 次服，食后含服金橘饼。

功效主治 治肾炎效果甚好。

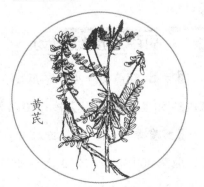

黄芪

薏苡仁蒸水鱼

方剂 薏苡仁 20 克，红枣 6 枚，

水鱼 250 克，葱、料酒各 20 克，姜 15 克，盐少许。

制用法 将水鱼剁去头、尾，去内脏，洗净；姜洗净切片，葱洗净切成 4 厘米长的段。再将水鱼放盆内，加入料酒、姜、葱、薏苡仁、红枣、盐拌匀，加水少许，置武火蒸笼内，蒸 50 分钟即成。每日 1 尾鱼，日服 3 次，吃肉喝汤，既可单食，亦可佐餐。

功效主治 滋阴补血，除湿消肿。适宜肾炎腰痛尿少者食用。

二草汤

方剂 鱼腥草、车前草各 60 克。

制用法 加水煎泡服。

功效主治 适用于肾炎水肿明显兼舌苔黄腻者。

消风散

方剂 防风、荆芥各 8 克，生石膏、茺蔚子、苦参、大力子各 10 克，知母、生白术、当归各 6 克，蝉蜕 5 克，木通 4 克。

制用法 水煎服，每日1剂。

功效主治 疏风清热，除湿利水止痒。共治30例，疗效满意。

鲫鱼灯芯粥

方剂 灯芯草7~8根，鲫鱼1~2条，大米50克。

制用法 将鲫鱼去鳞挖去内脏，与灯芯草共同加水煮，过滤去渣，入米煮作粥。服食。

功效主治 适用于慢性肾炎、儿童营养不良性水肿、肠风。

煨鲫鱼蒜

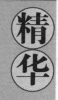

方剂 大蒜适量，鲫鱼1条。

制用法 将鲫鱼去鳞和内脏，洗净，把大蒜切碎后纳入鱼肚内，以荷叶包裹，放入燃烧的谷糠中煨熟。食用。

功效主治 治疗慢性肾炎及恶心呕吐。

藕节汤

方剂 水500毫升，藕节150克。

制用法 将藕节清洗干净，用微火煮20分钟，取其汤代茶饮用。

功效主治 化瘀止血，肾炎有血尿者可连续服用。

羊肉冬瓜汤

方剂 羊肉、冬瓜各250克，香菜2克。

制用法 先将冬瓜用水汆过，与羊肉片同入烧沸的羊肉汤内，加入少量盐、花椒水、葱丝等烧沸片刻，捞出装碗，加味精，淋少量猪油，撒香菜末，浇适量羊肉汤服食。

功效主治 补阳利尿。适用于慢性肾炎。

大蓟根薏根汤

方剂 大蓟根15克，薏苡仁根30克。

制用法 水煎服。

功效主治 适用于慢性肾炎，消蛋白尿。

葫芦瓜皮红枣汤

方剂 葫芦100克，冬瓜皮、西瓜皮各50克，红枣（去核）10枚。

制用法 以上4味加水800毫升，煎至400毫升。分2次食葫芦和红枣，喝汤。

功效主治 适用于慢性肾炎、面目水肿。

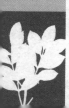

甘草梢饮

方剂 甘草梢（即甘草最细者，非生于地面上之茎）30克。

制用法 水煎服，每日1剂。

功效主治 清热解毒，凉血。适用于急性肾炎血尿。

冬瓜子汤

方剂 去壳冬瓜子30克。

制用法 水煎服。每日1剂。

功效主治 清热化痰，利湿排脓。用治慢性肾炎。

赤豆花生汤

方剂 赤小豆、带红皮花生仁各150克，红枣（去核）20枚。

制用法 将上药加水500毫升，大火烧开，小火炖至酥烂时，加入红糖，炖至糖溶。分2~3次服，服2~3个月。

功效主治 适用于慢性肾炎，尿经常有红血球，对尿蛋白多亦有效。

马蹄煮猪腰

方剂 马蹄100克，猪腰2只，冰糖30克。

制用法 将马蹄洗净，去皮，切成两半；猪腰切两半，除去白色臊腺，切3厘米的腰花；冰糖打碎。再把猪腰、马蹄、冰糖一同放入锅内，加水2000毫升，置武火烧沸，文火煮25分钟即成。每日2次，每次食1只猪腰，吃马蹄喝汤。既可以佐餐，又可以单食。

功效主治 滋补肾肺，清热利水。适用于慢性肾小球肾炎病人。

实用验方

五白汤

方剂 猪苓、茯苓、白术、泽泻、桂枝、桑皮、陈皮、大腹皮、茯苓皮各10~15克，白茅根20~30克，小儿酌减。

制用法 水煎服，每日1剂。

功效主治 化气利水，健脾祛湿，理气消肿。

验证 陈某，女，25岁。浮肿、血尿1个月，并心慌气短，求治中医。

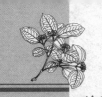

诊为紫癜性肾炎。证属脾肾阳虚，并出现浮肿及胸水、腹水，用五白汤加附子、肉桂各 6 克，白芍 20 克，连服 60 剂，浮肿及胸水、腹水全部消退，非蛋白氮下降至 41% 毫克，尿蛋白、白细胞、红细胞均消失。

石榴山药汤

方剂 石榴肉、淮山药、生地、炙黄芪、赤芍、小蓟、白云苓各 30 克，丹皮、水红花子、五加皮、大腹皮、陈皮各 10 克，车前子（布包）、泽泻各 10～30 克，防风 6 克，蝉衣 15 克，鱼腥草（后下）、连翘各 20～40 克，益母草 30～60 克。

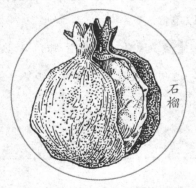

石榴

制用法 每日 1 剂，水煎 3 次分 3 次服。42 剂为 1 个疗程。

功效主治 益肾活血，祛风化湿。主治急性肾炎。

验证 岑某，男，35 岁，工人。全身水肿渐进性加重 1 个月余。始由 10 天前感冒治愈后，一日晨起眼睑水肿，2 天后波及全身，医生诊为急性肾炎，以青霉素及双氢克尿噻治疗，当时肿消，药停依旧。自觉头晕，乏力，凡下午微恶寒发热，尿量减少，面色苍白，精神萎靡，跗、胫处按之微凹，苔薄白，舌淡红，脉弱且数；体温 37.2℃，血压 21.1/12.5 千帕（158/94 毫米汞柱）。通过血检、尿检及肝功、血常规检查，确诊为急性肾炎，证属肾虚脾弱，风瘀湿热内阻。用本方治疗，并嘱其严格忌盐及绝对休息。服药 1 个疗程，诸症消失。又服 1 个疗程巩固。随访 2 年，未见复发。

五草汤

方剂 爵床草、益母草、白花蛇舌草各 30 克，车前草 15 克，浮萍草 10 克。

制用法 每日 1 剂，水煎，分 2 次服。

功效主治 祛风清热，解毒利水。主治急性肾炎，水肿少尿期。

加减 身热者，加生石膏、银花；咽喉红肿疼痛者，加板蓝根、牛

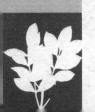

旁子、蝉衣；皮膜湿疹脓疮、邪毒者，加苦参、地肤子、野菊、连翘；头痛、头昏、血压升高者，加黄芪、夏枯草、玉米须；小便有红细胞者，加白茅根、小蓟草、墨旱莲等；尿中有蛋白者，酌加蝉衣、苏叶、生山楂、石韦等。

验证 郭某，女，10岁。起病已10天，初起发热，头痛，伴轻微咳嗽。五天后眼睑水肿，继则足裸部也肿胀，尿量减少，色黄赤，口渴欲饮，食欲不振。经查检，确诊为急性肾炎。证系风热上犯，热毒蕴滞，予五草汤加黄芩10克，蝉衣10克，白茅根15克，银花10克，蒲公英10克。尽3剂，尿多肿退，血压正常。续进10剂，尿检阴性。随访观察半载未复发。

参芪丝子汤

方剂 党参、菟丝子、薏苡仁各15克，黄芪、益母草、六月雪各30～60克，丹参15～30克，当归12克，桃仁、红花、地龙各10克。

制用法 每日1剂，水煎服。

功效主治 益气活血。主治慢性肾炎。

验证 经临床治疗40例观察，普通型有效率为86.4%；高血压型有效率为81.8%；肾病综合征有效率为57.1%；伴有镜下血尿者有效率为77.8%；肾功能不正常者有效率为77.8%。

黄芪鱼腥草

方剂 黄芪45克，鱼腥草、白花蛇舌草各30克，地龙、益母草、丹参、蝉衣各15克，银花20克，猪肾（猪腰子）1个。

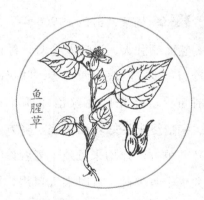

鱼腥草

制用法 每日1剂，水煎服。

功效主治 补肾健脾，清热解毒，活血化瘀。主治慢性肾炎。症见颜面下肢水肿，气短喘促，神疲乏力，腰部酸痛，食欲不振，少尿，舌质淡暗，苔薄白或微有黄腻。

验证 用此方治疗患者41例，

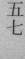

结果痊愈 15 例，显效 21 例，好转 3 例，无效 2 例，总有效率为 95.1%。

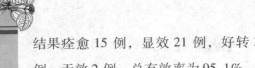

宣肺利水饮

方剂 桔梗 4.5 克，杏仁、苡仁、猪苓、泽泻、大腹皮各 6 克，陈皮、木通、五加皮各 3 克，茯苓 9 克，葱白 1 小撮。

制用法 水煎服，每天 1 剂。

功效主治 宣肺行气，利水渗湿理脾。以此方治几例小孩肾炎，均治愈。

验证 杨某，男孩。1966 年 7 月间突然面颊肿大，迅速及全身，经医院诊为肾炎。给服中西药等，肿仍时轻时重，虽经先后住院治疗 4 个多月，病情终未见好转而出院。多方寻找草药单方治疗均未见效。笔者诊时患儿仍全身浮肿，有时喘气口渴，精神倦怠，食欲不振，小便量极少而色黄。治以宣利行水，理脾利湿。予上方，服 6 剂后小便较清长，浮肿减轻，饮食增加，精神较好。服至 20 剂，肿消如常人。在此期间并服用饮食单方：鲫鱼煮大蒜。3 个月后患儿因偷吃了盐腌辣椒，全身肿又复作，按原方又服 10 剂，水肿又消退。此后，患儿戒盐 3 年，肿未复发。经尿复查无异常始食盐，至今长大成人。

茯苓四物汤

方剂 苍术、茯苓、猪苓、泽泻、官桂各少许，当归、川芎、白芍、生地（原书无剂量）。

制用法 水煎服。

加减 红细胞多者加生蒲黄；急性肾炎热象显著者加蒲公英；病久肾虚明显者加二至丸。

功效主治 宣肺行气。主治慢性肾炎，疗效甚佳。

验证 祝某，男，21 岁，1983 年 2 月 15 日诊。患慢性肾盂肾炎半年，腰痛浮肿，尿频尿痛短赤，纳少，舌淡红苔薄白，脉弦滑。使用清利下焦湿热的龙胆泻肝汤加减，3 剂后胃脘不适、呕吐频作、尿常规转差。暂投和胃止呕之剂，并用庆大霉素等，治疗 5 天未见好转。遂投以茯苓四物汤加减，数天后症状消失，20 天后尿检正常，方悟守方的重要。患者至今未复发。

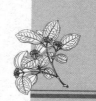

名医提醒

①要控制好饮食结构，尽量避免酸性物质的摄入。

②日常生活中，可以参加有氧运动，适当进行锻炼。尤其是在阳光下，多做运动多出汗，能够有效帮助排除体内多余的酸性物质，从而有效预防肾病的发生。

③生活一定要规律。不要彻夜唱卡拉OK、打麻将等，这些不规律的生活，会加重体质酸化，引发肾炎。

低血压

低血压主要是由于高级神经中枢调节血压功能紊乱所引起，以体循环动脉血压偏低为主要症状的一种疾病。

通常表现为头晕、气短、心慌、乏力、健忘、失眠、神疲易倦、注意力不集中等。女性可有月经量少，持续时间短等表现。原发性低血压又称体质性低血压，女性多于男性，有家族倾向；继发性低血压的原因很多；体位性低血压由植物神经功能失调或压力感受器功能失调引起。中医学认为，本病的发生与肾精不足，心脾两虚，气血不足以及痰阻气机有关。

名医效方

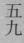

气血阴阳汤

■**方剂** 党参、黄精各15克，肉桂5克，甘草6克。

■**制用法** 水煎服，每日1剂，早、晚分服，连服15天为1个疗程。

■**功效主治** 扶阳养阴，益气生血。主治低血压。症见头晕目眩、神疲乏力、面色无华、唇甲色淡、怯冷，舌淡，脉细弱。

党参芝麻糊

方剂 党参、黄芪各 30 克，黑芝麻 50 克，砂仁 3 克。

制用法 黑芝麻炒熟，磨粉备用；砂仁打碎备用。党参、黄芪 2 药加清水 500 毫升，煎为 250 毫升左右，后下砂仁，取汁冲服黑芝麻。每天 1 剂。坚持服用。

功效主治 益气养血。主治低血压，气血亏虚型眩晕症。症见头晕目眩、神疲乏力、面色无华、唇甲色淡，舌淡，脉细弱。

人参山药汤

方剂 人参、黄芪、黄精、山药、鸡血藤各 30 克，淫羊藿、宁枸杞、大枣、当归、白术、丹参、甘草各 15 克。

制用法 每日 1 剂，水煎，分早、中、晚 3 次服，10 日为 1 个疗程。

功效主治 培补脾肾，补益气血。

人参半夏饮

方剂 人参、半夏、独活、羌活、防风、陈皮、柴胡各 10 克，白芍、茯苓、泽泻、黄芪、白术各 15 克，黄连、甘草各 6 克。

制用法 每日 1 剂，水煎，早、晚温服。

加减 夜寐差加酸枣仁、远志；便溏、纳差加五味子、鸡内金、焦三仙；自汗加浮小麦；肢凉者加桂枝。

功效主治 升阳益胃。主治低血压。

党参黄芪汤

方剂 党参、黄芪、黄精各 30 克，生甘草、当归各 15 克，升麻、柴胡各 9 克，白芍 12 克，大枣 5 枚。

制用法 每日 1 剂，水煎，早、晚各 1 次，7 日为 1 个疗程。

加减 心烦失眠、多梦健忘者加炒枣仁 30 克，远志、夜交藤各 15 克；腰膝酸软者加川续断、炒杜仲各 18 克；血虚甚者加鸡血藤 30 克，熟地 15 克；阳虚者加桂枝 9 克，附片（先煎半小时）6 克；阴虚火旺者加知母 12 克，黄柏 10 克。

功效主治 补气养血，调和营卫，升阳升压。

虫草鸭

方剂 鸭1只，冬虫夏草12克，调料适量。

制用法 将鸭宰杀，去毛及内脏，洗净，腹内纳入冬虫夏草，放入锅内，加水及调料，炖熟后食用。每3日1剂。

功效主治 补虚损，益精气，滋阴利水。适用于低血压。

西洋参炖猪肉

方剂 西洋参（切片）、五味子各6克，茯苓片12克，麦冬15克，生姜3片，猪瘦肉100～150克。

制用法 先将药物放入砂锅内，加冷水浸泡20分钟后，大火煮沸入猪瘦肉，小火炖煮25～30分钟即可，加精盐和味精适量。每日1剂，分2次喝汤食肉，连进5～7剂。

功效主治 适用于低血压。

黄芪白术汤

方剂 黄芪、白术、陈皮各10克，党参、炙甘草、熟地、葛根各9克，当归12克。

制用法 水煎服，每日1剂，分2次服。

功效主治 补益心脾，适用于心脾两虚所致的低血压，其临床症状主要为：神疲气短，肢体倦怠，动则头晕目眩，心悸，自汗，食少，面黄少华，苔薄、舌质淡，脉细弱。

鹿茸粉胶囊

方剂 鹿茸粉0.3克。

制用法 灌入胶囊，每服1丸，或纳入鸡蛋内蒸熟吃。每日空腹服，连服10～20日，血压正常即停。

功效主治 用治低血压。

参归大枣汤

方剂 党参、当归各15克，大枣10克。

制用法 水煎服，每日1剂。

功效主治 补益气血。适用于表现为血压低、头晕眼花、心悸气短、语声低微、懒言懒动、面色苍白、舌淡苔白、脉细无力等气血两虚证型的低血压。

实用验方

制附片枸杞子饮

方剂 制附片10克，肉桂、淫羊藿各9克，补骨脂12克，熟地黄、山萸肉各10克，枸杞子9克，黄精12克。

制用法 水煎服，每日1剂，分2次服。

加减 肢冷者，加巴戟天、鹿角片、紫河车；舌红、口干者，加生地黄、麦冬；气短神疲，头晕欲倒者，加人参；脉率缓慢、怕冷者，加干姜、细辛，酌用麻黄；舌质偏黯或紫气者，加川芎、当归、红花。

功效主治 温肾填精。适用于肾精亏损所致低血压。主治头晕耳鸣，健忘，腰酸腿软，神疲嗜睡，怯寒，手足不温，夜多小便。舌质淡胖、苔薄白，脉沉细。

验证 用此方治疗低血压患者86例，随访1年，痊愈53例，好转25例，无效11例，总有效率为87.2%。

党参枸杞子汤

方剂 党参、枸杞子各10克，黄芪30克，陈皮、阿胶各15克，生地黄20克，升麻3克，防风、炙甘草各6克，五味子12克。

制用法 将以上诸药置于砂锅中，水煎服，每日1剂。

功效主治 升高血压。主治低血压。

验证 用此方治疗56例低血压患者，1年后随访，痊愈32例，好转18例，无效6例，总有效率为89.2%。

黄芪麦冬汤

方剂 黄芪60克，麦冬、葛根各20克，党参30克，五味子、桂枝、阿胶（烊化）、炙甘草各10克，当归6克，附子3克（先煎30分钟），玉竹40克。

制用法 上药水煎，每日1剂，分2~3次。

功效主治 益气温阳，养血通脉，主治原发性低血压症。

验证 近年来，在临床用本方共治疗原发性低血压症患者85人。其中，症状全部消失，血压恢复正常，随访半年未见复发的有50人；而主

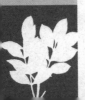

要症状消失或大部分消失，收缩压上上升 30～40 千帕，舒张压上升 14～26 千帕的有 25 人；有 8 人的主要症状基本消失，血压恢复不理想；2 人的效果较差。

党参防风汤

方剂 党参、枸杞子各 10 克，黄芪 30 克，陈皮、阿胶各 15 克，生地黄 20 克，升麻 3 克，防风、炙甘草各 6 克，五味子 12 克。

制用法 每日 1 剂，水煎服。

功效主治 升压。主治低血压。

验证 用此方治疗 56 例低血压患者，1 年后随访，痊愈 32 例，好转 18 例，无效 6 例，总有效率为 89.2%。

加味扶正升压汤

方剂 枳壳、人参各 10 克（可用南五加皮 15 克代之），五味子 12 克，生地 20～30 克，麦门冬、炙甘草、陈皮、阿胶（烊化对服）各 15 克，黄芪 30 克。

制用法 水煎服，每日 1 剂。

功效主治 益气养阴。主治气阴两虚型低血压。

验证 魏某，女，19 岁。患者平素血压低，劳累或登高、活动剧烈时自觉头晕、心慌、气短。近月来加重，曾晕倒 2 次。服药 3 剂，诸症明显减轻，血压有所上升。原方再进 9 剂，诸症基本消失，血压已升到正常范围。

肉桂五味子

方剂 肉桂、桂枝、甘草各 15 克，五味子 25 克。

制用法 水煎服，每日 1 剂。

功效主治 升压。主治低血压。

验证 用此方治疗低血压患者 35 例，其中显效 26 例，好转 7 例，无效 2 例。总有效率为 94.3%。

名医提醒

1 低血压患者在洗澡的时候，水温不宜过热、过冷。这是因为水太热可使血管扩张而降低血压，太冷会刺激血管，从而导致增高血压。淋浴能够加速血液循环。

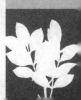

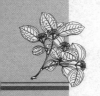

2低血压患者最好不要穿有弹性的袜子、紧身裤，这样可以加强静脉回流。对于体格瘦小的病人，每天多喝水，增加血容量。

3早上起床时不要用力过猛，应缓慢地改变体位，这样可以防止血压突然下降。

高血压

高血压主要是由于高级神经中枢调节血压功能紊乱所引起、以动脉血压升高为主要表现的一种疾病。成人如舒张压持续在 12 千帕以上，一般即认为是高血压。病人通常感到头痛、头晕、失眠、心悸、胸闷、烦躁和容易疲乏，严重时可发生心、脑、肾功能障碍。中医认为，引起血压升高的原因是情志抑郁，恚怒忧思，以致肝气郁结，化火伤阴；或饮食失节，饥饱失宜，脾胃受伤，痰浊内生；或年迈体衰，肝肾阴阳失调等。高血压分为原发性高血压及继发性高血压两类。原发性高血压是以血压升高为主要临床表现的一种疾病，约占高血压患者的80%～90%。继发性高血压是指在某些疾病中并发血压升高，仅仅是这些疾病的症状之一，故又叫症状性高血压，约占所有高血压患者的10%～20%。

名医效方

🌿 三草汤

方剂 夏枯草、龙胆草各12克，益母草、芍药各9克，白芍、甘草各

6克。

制用法 将上药以水煎煮，取药汁。每日1剂，分2次服用。

功效主治 清热，平肝，降压。

七物降下汤

方剂 当归、芍药、川芎、地黄各4克，黄柏2克，黄芪、钩藤各3克。

制用法 将上药以水煎煮，取药汁。每日1剂，分3次服用。

功效主治 养血，潜阳，息风。用于高血压，症见头昏眼花、疲倦乏力、面色不华、舌质淡、脉细。

柴胡牡蛎汤

方剂 柴胡5克，半夏4克，黄芩、茯苓、桂枝各3克，人参、红枣、龙骨、牡蛎各2.5克，干姜、大黄各1克（或去大黄）。

制用法 将上药以水煎煮，取药汁。每日1剂，分3次服用。

功效主治 和解少阳，通阳泄热，镇静安神。用于高血压，症见胸胁苦满、胃脘痞胀、心悸易惊、焦躁易怒、身重、难以转侧、小便不利、大便秘结等。

黄连解毒汤

方剂 黄连、黄柏各1.5克，黄芩3克，栀子1~3克。

制用法 将上药以水煎煮，取药汁。每日1剂，分3次服用。

功效主治 本方剂具有泻火解毒的作用。用于高血压，症见面红烦躁、渴喜冷饮、头昏眼花、舌红苔黄、脉数有力。

大枣芹菜根汤

方剂 芹菜根、大枣各适量。

制用法 将其共同洗净煮汤，经常适量饮服。

功效主治 平肝祛风，健脾养血。对高胆固醇血症、高血压等心血管疾病患者大有益处。

海参冰糖饮

方剂 冰糖、海参各50克。

制用法 将海参洗净，加水与冰糖同煮烂，每日晨空腹服用，吃参饮汤。

功效主治 补益肝肾，养血润燥。可用治高血压、动脉硬化。

降压茶

方剂 罗布麻叶6克，山楂15克，五味子5克，冰糖适量。

制用法 将上述4味用开水冲

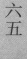
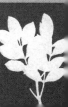

泡。代茶饮，不限量。

功效主治 清热平肝，活血化瘀，生津止渴。可降脂、降压，也可防治冠心病。

荷叶米粉肉

方剂 新鲜荷叶 5 张，瘦猪肉、大米各 250 克，精盐、酱油、淀粉等各适量。

制用法 先将大米洗净，用砂盆捣成米粉；猪肉切成厚片，加入酱油、淀粉等搅拌均匀，备用。将荷叶洗净裁成 10 块，把肉和米粉包入荷叶内，卷成长方形，放蒸笼中蒸 30 分钟，取出即可。

功效主治 健脾养胃，升清降浊。有降血脂作用。

鲜芹菜汁

方剂 鲜芹菜 250 克。

制用法 将芹菜洗净，放入沸水中烫 2 分钟，取出后切碎绞汁。每次服 1 小杯，每日 2 次。

功效主治 降血压，平肝，镇静，解痉，和胃止吐，利尿。适用于眩晕头痛、颜面潮红、精神易兴奋的

高血压患者。

黄瓜藤汤

方剂 干黄瓜藤 1 把。

制用法 洗净加水煎成浓汤。每日 2 次，每次 1 小杯。

功效主治 清热利尿。适用于高血压。

杜仲淫羊藿汤

方剂 杜仲 250 克，淫羊藿 60 克，鸡蛋 12 枚。

制用法 将 3 味共煮 3 个小时，再把蛋壳打碎煮，待鸡蛋变色后即成。每日早、晚吃鸡蛋 2 枚，用药汤送下。

功效主治 用治原发性高血压。症见头晕眼花，四肢麻木，心悸怔忡。

猪脑炖枸杞

方剂 猪脑 1 副，淮山药 30 克，枸杞 10 克，盐少许。

制用法 将淮山药、枸杞用纱布包好，与猪脑加水共炖，将熟时下盐或调料，食之。

功效主治 补肾益精。主治高血压。

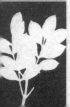

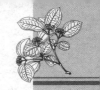

实用验方

柴胡白芍饮

方剂 郁金、党参、柴胡各 12 克，当归、白芍、茯苓各 15 克，白术、石菖蒲各 20 克，山楂 30 克。

制用法 水煎服，每日 1 剂，分 2 次服，20 日为 1 个疗程。

功效主治 疏肝健脾，化痰祛瘀。主治舒张期高血压。

验证 58 例患者中显效 39 例，有效 15 例，无效 4 例。总有效率为 93.1%。

七子汤

方剂 决明子 24 克，枸杞子、菟丝子、沙苑子、桑葚子各 12 克，女贞子 15 克，金樱子 9 克。

制用法 将以上诸药置于锅中，水煎服，每日 1 剂。

功效主治 滋补肝肾，降压息风。主治高血压。

验证 余某，女，51 岁。患高血压已 5 年余。服用七子汤，服药 6 剂，症状明显好转，血压稍有下降，药已见效。再进 15 剂，服后诸症基本消

失，血压基本稳定，原方又服 1 个月，巩固疗效。停药后随访 1 年余，未见血压再升高。

葛根黄连汤

方剂 葛根 6 克，黄连、黄芩各 3 克，甘草 2 克。

制用法 每日 1 剂，水煎 3 次，分 3 次服。

功效主治 益气降压。主治高血压病。症见项背强、心下痞硬、心悸、舌苔薄黄，脉数或结代。

验证 屡验屡效。

首乌黄芪汤

方剂 制首乌、黄芪、丹参、丹皮、山楂、泽泻、葛根各 30 克，五味子、地龙、赤芍、川芎、夏枯草各 15 克。

制用法 冷水浸 1 小时后再煎 30 分钟，每剂服 1~2 日。

功效主治 原发性高血压病兼脑动脉硬化症。症见头痛眩晕，颈项强，疲乏无力，舌淡红，脉弦细。

验证 李某，男，32 岁，干部。

患高血压病 12 年，头痛头晕，头重脚轻，入院查血压 150/110 毫米汞柱，舌红，边尖有瘀点，苔少，脉弦，服首乌黄芪汤，治疗 6 个月后，血压下降到 110～124/80 毫米汞柱，症状消失，随访 6 年，血压一直很稳定。

石决明白芍汤

方剂 石决明（先煎）35 克，罗布麻叶、豨莶草各 30 克，桑寄生、丹参各 15 克，白芍、汉防己各 10 克。

制用法 每日 1 剂，水煎 2 次，分服。

功效主治 主治原发性高血压病。症见头晕头痛，烦躁易怒，腰膝酸痛，舌淡红，脉弦。

验证 孙某，男，60 岁。患高血压病 10 年，血压经常在 160～245/100～110 毫米汞柱，血压最高时可达 220/120 毫米汞柱，舌红苔黄，脉弦细，属肝阳偏亢，肝肾阴虚型，拟以此方加减治疗。2 周后血压下降至 140/90 毫米汞柱，头晕头痛、胸闷等症状改善。后随访，血压保持在 130～140/80～90 毫米汞柱。

名医提醒

1 戒烟。吸烟对身体不好，长期大量吸烟会促进大动脉粥样硬化，加速动脉粥样硬化的形成。所以，无高血压的人，戒烟能够有效预防高血压的发生，而有高血压的人戒烟可以缓解高血压的病症。

2 保持心理平衡。高血压患者通常比较紧张，易怒，而且情绪非常的不稳定，这些又都是诱发血压升高的原因，因此，高血压患者要改变自己的行为方式。尤其是要有良好的心情，避免情绪激动、焦虑。

3 要适量进行运动。运动不仅仅能够促进血液循环，降低胆固醇，另外，还能够增强肌肉，增加食欲，促进肠胃蠕动。运动是治疗高血压的最好方式。

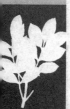

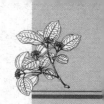

肥胖症

　　肥胖症是指人体内脂肪过量积蓄，体重较大程度的超过标准（20%）的一种病症。

　　患者脂肪主要沉积于腹部、臀部、乳房、项颈等处。常见于体力劳动较少而进食过多者。肥胖可分为单纯性肥胖和继发性肥胖。单纯性肥胖常常是家族性的，可能与遗传因素有关。继发性肥胖是继发于某些疾病的，例如皮质醇增多症、胰岛素瘤、甲状腺功能低下症、性幼稚多指畸形综合征、多囊卵巢综合征等。患肥胖症者一般出汗多、善饥多食、腹胀、便秘、心慌、气短、嗜睡、不爱活动、不能平卧，还伴有下肢轻度水肿，女性患者则多伴有月经失调、闭经、不育等症状。

名医效方

黄芪茯苓饮

方剂 黄芪、茯苓、草决明各15克。

制用法 水煎服。

功效主治 益气健脾，清肝明目。适用肥胖症伴体倦乏力，纳差，头痛者。

三瓜皮

方剂 西瓜皮、黄瓜皮、冬瓜皮各200克。

制用法 将西瓜皮刮去蜡质外皮，冬瓜皮刮去绒毛外皮，与黄瓜皮一起，在开水锅内焯一下，待冷，切成条状，置盘中，用少许盐、味精拌匀，佐餐食用。

功效主治 减肥。治疗肥胖症。

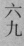 黄芪冬瓜汤

方剂 炙黄芪30克，新鲜连皮冬瓜1000克。

制用法 黄芪洗净切片，加水煎取药汁2次，放入冬瓜熬熟即成。每日1次，宜常服。

功效主治 适用于脾虚不运型肥胖症。

醋泡黄豆

方剂 黄豆500克，醋1000毫升。

制用法 将黄豆炒20～25分钟，不能炒焦，冷后及时装入玻璃瓶内，加醋浸泡，密封7～10日后即可服用。每日早、晚各食6粒。

功效主治 降血压，降血脂。适用于肥胖症、Ⅰ期高血压病、高脂血症。

地黄乌梅饮

方剂 地黄、北沙参各30克，乌梅15克，木瓜6克，白芍10克。

制用法 水煎服。

功效主治 补肾凉血，清热利湿。适用于肥胖症伴肾阴亏虚者。

参芪升麻汤

方剂 黄芪30克，党参15克，升麻、炙甘草各2～3克，柴胡、天南星各6克，陈皮、茯苓、法半夏、白术、

山楂、郁金、莱菔子、泽泻各10克。

制用法 将上药以水煎煮，取药汁。每日1剂，分2次服用。

功效主治 补中益气，燥湿祛痰。用于缓解肥胖症有疗效。

番泻饮

方剂 番泻叶1.5克，泽泻、山楂、决明子各12克。

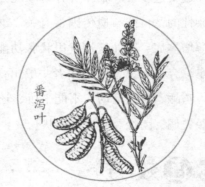

番泻叶

制用法 将上药以水煎煮，取药汁。每日1剂，分2次服用。

功效主治 清胃热，利水湿，健脾运。用于肥胖症。

三花川芎荷叶饮

方剂 玫瑰花、茉莉花、代代花、川芎、荷叶各5克。

制用法 以上5味用沸水冲泡15分钟。每晚代茶频饮。

功效主治 化痰除湿，减肥降

脂。用于肥胖症。

仙茅巴戟天饮

方剂 黄芪、人参、石菖蒲各 10 克，淫羊藿、仙茅、巴戟天、肉苁蓉、胆南星各 6 克。

制用法 每日 1 剂，水煎服。

功效主治 扶元温肾，化痰减肥。

实用验方

枸杞子茶

方剂 枸杞子 15 克。

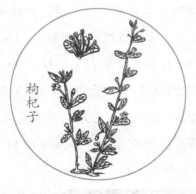
枸杞子

制用法 每日 2 次，每次 15 克，代茶冲服。

功效主治 滋肾润肺，补肝明目。适用于肥胖症。

验证 赵某，女，38 岁。身高 1.6 米，体重 70 千克，自觉疲乏，呼吸短促，心悸，腰酸，下肢轻度水肿，血压19.95/11.97千帕。诊断为肥胖症。按上方服用枸杞子茶。1 个月后，体重降低 3 千克；连服 4 个月，体重降至 60 千克，血压 15.96/9.97千帕，诸症均消。继服枸杞子茶半年，体重正常。

姜黄枸杞饮

方剂 大黄、大枣各 10 克，姜黄、枸杞、黄芪各 30 克，柴胡 12 克，生姜 6 克。

制用法 每日 1 剂，水煎，分 3 次饭前服用。

功效主治 除湿活血，健脾化痰。

黄芪党参汤

方剂 黄芪 30 克，党参、苍术、丹参、山楂、大黄、荷叶、海藻各 15 克，白术、柴胡、陈皮、姜黄、泽泻、决明子各 10 克。

制用法 将上药水煎服，每日 1 剂，每剂分 3 次服，早、中、晚饭前半小时各服 1 次。1 个月为 1 个疗程。

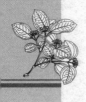

功效主治 健脾益气，活血理气，通腑导滞，降浊化饮。主治肥胖症。

验证 朱某，男，39岁。患者嗜睡，喜食肥肉，体重逐年增加。因自觉头昏、乏力、肝区不适、胃胀、大便不成形，1年前诊断为脂肪肝，服用西药效果不显。主诉自觉症状未减，舌质暗，苔腻，脉弦缓。身高1.65米，体重83.5千克，血清胆固醇7.1毫摩/升，甘油三酯2.55毫摩/升。脉证均属本方适应病症，故以本方治疗，服用30剂后，自觉症状消失，体重降至72.8千克，血清胆固醇5.54毫摩/升，甘油三酯1.03毫摩/升。回省医院复查：肝活检证明脂肪消失，1年半后询问无相关并发病发生。

苍术山楂饮

方剂 炒苍术、山楂、何首乌、淮山药、泽泻各100克，制半夏、陈皮、制香附、白茯苓、车前子、生地、桔梗、炒枳实、川牛膝、丹皮、白芥子、红花、生蒲黄各60克，大黄30克，姜汁30毫升，竹沥60毫升。

制用法 诸药共粉碎细面，对入竹沥、姜汁，水泛为丸如小绿豆大，每次服5克，1日3次，饭后开水送服。3个月为1个疗程。

功效主治 流气散湿，消痰减肥。主治单纯性肥胖症。

验证 徐某，女，38岁，干部。身体渐进性肥胖15年，全身困顿，走路气短，时感头昏、恶心、善食，大便干结，小便短少，体重70千克，身高162厘米，若按标准体重计算公式〔（身高 -100）×0.9〕计算，体重应为55.8千克，超过标准25.5%，有家族肥胖病史，血脂测定，血脂、胆固醇基本正常，脉细涩，苔薄黄，舌黯红。诊为单纯性肥胖症。用本方治疗，并嘱进食量宜为平日的90%，少啖肥脂厚味，少食过咸食品，增加活动多散步。3个月后复诊，走路气短及头昏恶心尽除，体重减轻14千克，再配丸1料，以巩固疗效。

柏仁半夏汤

方剂 柏子仁、炒苍术、茯苓、生黄芪各20克，法半夏、薏苡仁、车前草、大腹皮、泽泻各10克，炙香附、炒白术、麦芽、神曲各15克，夏枯草12克，冬瓜皮、陈皮、甘草

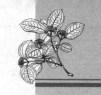

各 8 克。

制用法 每日 1 剂，水煎，分 2～3 次口服。半个月为 1 个疗程。

功效主治 主治肥胖症。

验证 用此方治疗肥胖病患者 23 例，用药 2～3 个疗程后，体重下降 3～4 千克者 9 例，5～6 千克者 8 例，7～8 千克者 5 例。

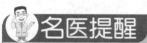

地黄黑豆饮

方剂 生地黄、生黄芪、黑小豆各 30 克，防己、白术、茯苓、漏芦、决明子、荷叶各 10 克，红人参 8 克，

蜈蚣 2 条，生甘草 5 克。

制用法 将上药水煎成 150 毫升，每次 50 毫升，分 3 次口服。半个月为 1 个疗程。1 个疗程结束，可续服 2～3 个疗程，直至体重恢复正常止。

功效主治 主治肥胖症。

验证 用此方治疗肥胖病患者 58 例，经用药 1～3 个疗程后，其中体重下降 2～3 千克者 10 例，4～5 千克者 36 例，6～8 千克者 12 例。治程中，未见不良反应发生。

 名医提醒

1 要注意饮食控制。一定要控制进食的总量，最好食用低热卡、低脂肪的食物，避免摄入高糖类食物。饮食的合理非常的重要，一定要混合的平衡饮食才行。

2 生活要有规律。养成良好的生活规律，每餐不要吃得太饱，要合理安排和调整自己的休息时间。

3 多运动。经常参加慢跑、爬山、打拳等户外活动，不仅可以增强体质，让体形变得健美，而且也可以预防肥胖的发生。

4 保持心情舒畅。一个良好的情绪可以让人变得开朗，使体内各系统的生理功能保持正常运行，对于预防肥胖有很好的效果。

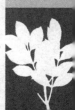

冠 心 病

由于冠状动脉粥样硬化，使血管腔阻塞，导致心肌缺血、缺氧而致动脉粥样硬化性心脏病（简称冠心病）。临床表现以心绞痛、心律不齐、心力衰竭等为主，心电图可有心肌缺血等相应的改变。

名医效方

白果叶汤

方剂 白果叶、丹参、栝楼各15克，郁金10克，薤白12克，甘草4.5克。

制用法 上药混合后煎汤，每日早、晚各服1次。

功效主治 宽胸，解郁。可治冠心病心绞痛。

田参鱼汤

方剂 花旗参25克，田七15克，大红枣（去核）5枚，鲜鱼1尾（约400克）。

制用法 将田七、花旗参捣碎，鲜鱼去鳞及内脏清洗干净后切块，加适量水，4味同炖，约水沸后20～30分钟即可。不加任何调料，可吃鱼饮汤。每日2次，汤饮完后可再加水炖1次。

功效主治 此方对高血压、冠心病而引起的胸闷、气短、心绞痛等症状有改善作用。

长命包子

方剂 韭菜、马齿苋各等份，姜、葱、酱油、猪油、盐、味精、鸡蛋各适量。

制用法 将马齿苋、韭菜分别清洗干净，阴干2小时，切成碎末；把鸡蛋炒熟弄碎。然后将韭菜、马齿苋、鸡蛋拌在一起，加上精盐、酱

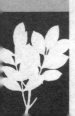

油、味精、猪油、姜末、葱为馅，和面制成包子，置于笼里蒸熟食用。

功效主治 清热祛湿，凉血解毒。可防治老年人的冠心病，常吃能使人延年益寿。

蜂蜜首乌丹参汤

方剂 蜂蜜、丹参、首乌各25克。

制用法 先将2味中药以水煎煮，去渣取汁，再调入蜂蜜搅拌均匀，每日1剂。

功效主治 强心安神，益气补中。可治冠状动脉粥样硬化性心脏病。

大蒜蜈蚣饮

方剂 大蒜1头，蜈蚣1条，露蜂房3克。

制用法 水煎服。

功效主治 活血通络。适用于瘀血阻滞之冠心病。

栝楼薤白白酒汤

方剂 薤白12克，栝楼24克，白酒适量。

制用法 水煎服，每日1剂，分2次服。

功效主治 通阳散结，行气祛痰。主治冠心病。症见胸闷较重而心痛较轻、遇阴天易作、痛引肩背、气短喘促、肢体沉重、形体肥胖，伴倦怠乏力、纳呆便溏、口黏、恶心、呕吐痰涎，苔白腻或白滑，脉滑。

川芎桂枝汤

方剂 太子参15克，茯苓、菖蒲、远志、麦门冬、川芎、丹参各10克，桂枝8克，炙甘草5克。

制用法 水煎服，每日1剂。

功效主治 益心气，补心阳，养心阴，定心志。主治冠心病。

海带汤

方剂 海带9克，草决明15克，生藕20克。

制用法 吃海带及藕，饮汤，连服15～20天。

功效主治 滋阴潜阳。适用于阴虚阳亢之冠心病。

香菇大枣汤

方剂 香菇50克，大枣7～8枚。

制用法 煮汤，每天1次。

功效主治 益阴助阳。适用于阴阳俱虚的冠心病。

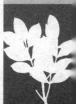

海参粳米粥

方剂 海参30克，粳米60克。

制用法 先将海参浸透，剖洗干净，同米煮粥，空腹食之。

功效主治 调脂，降压。

芭蕉花炖猪心

方剂 芭蕉花250克，猪心1个。

制用法 将以上2味放砂锅内，加水炖2小时，喝汤吃心。每日1剂，连服数日。

功效主治 适用于心绞痛。

茵陈汤

方剂 茵陈30克。

制用法 煎水常服。

功效主治 有降压作用。适用于冠心病。

党参丹参饮

方剂 党参、丹参各20克，焦白术、法半夏、山楂各10克，茯苓12克，陈皮6克。

制用法 水煎服。

功效主治 益气化湿。适用于气虚夹湿之冠心病。

红花三七酒

方剂 红花20克，三七15克，白酒500毫升。

制用法 将红花、三七浸入酒中，密封贮存，15日后即成。每服10～80毫克，每日1～2次。

功效主治 活血化瘀，消肿止痛。适用于冠心病。

实用验方

当归玄参方

方剂 当归、玄参、金银花、丹参、甘草各30克。

制用法 将以上诸药置于锅中，水煎服，每日1剂。

功效主治 活血化瘀，解痉止痛。主治冠心病，症见胸痹气短、心痛、脉结代等，还能治疗肝区刺痛及肾绞痛。

验证 王某，女，40岁。患冠心病5年，按此方服药6剂，心律基本

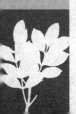

正常，观察 2 年，病情无反复。

党参酸枣仁汤

方剂 党参、酸枣仁各 15～30 克，黄芪 18～30 克，麦冬、桑寄生各 12～15 克，五味子 3～6 克，益母草 30 克。

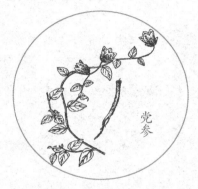

党参

制用法 每日 1 剂，水煎服。1 个月为 1 个疗程，用 1～3 个疗程。

功效主治 益气安神，补益气血。主治冠心病。

验证 用此方治疗 24 例，结果显效 10 例，改善 12 例，总有效率为 91.7%。

栝楼丹参饮

方剂 全栝楼、丹参各 30 克，薤白、檀香、五味子、炒柏子仁、甘松各 12 克，桂枝、砂仁各 9 克，赤芍、川芎、太子参、麦冬各 15 克，

三七粉（冲）3 克，甘草 3 克。

制用法 每日 1 剂，水煎服，1 个月为 1 个疗程。可随症加减。

功效主治 温阳补气，活血通脉。主治冠心病。

验证 用此方治疗冠心病患者 48 例，用药 1 个疗程，结果显效 16 例，有效 27 例，无效 5 例，总有效率为 89.5%。

党参麦冬汤

方剂 党参、丹参、朱茯神、郁金、麦冬各 15 克，桂枝 3 克，五味子、炙甘草各 9 克，砂仁（后下）6 克，田三七 1.5 克。

制用法 每日 1 剂，水煎服。6～8 周后改为隔日 1 剂。

功效主治 益气通阳，养心活血，化瘀通脉。主治冠心病。

验证 用此方治疗冠心病患者 36 例，结果显效 13 例，改善 19 例，无效 4 例，总有效率为 88.8%。

首乌黑豆汤

方剂 首乌、黑豆各 60 克，穿山甲肉 250 克，油、盐各适量。

制用法 将穿山甲肉洗净，切碎，放入砂锅内炝汁炒透，加入首乌、黑豆，再加清水约 3 碗。先用大火，后用小火熬汤，最后加盐、油调味。饮汤吃肉，每日 2 次。

功效主治 活血逐瘀，降血脂。可治疗动脉粥样硬化引起的冠心病。

验证 用此方治疗患者 54 例，其中显效者 19 例，好转者 25 例，无效者 10 例，总有效率为 81.5%。

 名医提醒

1 要有规律的起居生活。早睡早起，避免熬夜工作，不要在睡前看紧张、恐怖的小说或者电影。

2 要控制饮食，而且饮食要以清淡、易消化的为主，少食油腻、脂肪、糖类的食物。多食用蔬菜和水果。少食多餐，不喝浓茶、咖啡。

3 戒烟少酒。吸烟非常容易造成心肌硬死、中风等病症，因此要戒烟，少量饮啤酒、黄酒、葡萄酒等低度酒，但不可以喝烈性酒。

4 多进行体育锻炼，运动可以根据不同人的自身身体条件、兴趣爱好来进行选择，如打太极拳、乒乓球、健身操等。让全身气血流通，有助于减轻心脏的负担。

糖尿病

糖尿病患者主要是葡萄糖的氧化发生障碍，机体所需能量不足，故患者感到饥饿多食；多食进一步使血糖升高，血糖升高超过肾糖阈时出现尿糖，糖的大量排出必然带走大量水分故引起多尿；多尿失水过多，血液浓缩引起口渴，因而多饮；由于糖氧化功能发生障碍，大量动员体内脂肪及蛋白质的氧化功能，严重时因消耗多，身体逐渐消瘦，体重减轻。这就形成了糖尿病的"三多一少"即多食、多饮、多尿和体重减轻。糖尿病可导致感染、心脏病变、脑血管病变、肾衰竭、双目失明、下肢坏疽等并发症而成为致死致残的主要原因。我们可以运用下面一些基本方剂来改善糖尿病。

名医效方

萝卜粥

方剂 新鲜白萝卜适量，粳米50克。

制用法 煮粥服用。

功效主治 适用于糖尿病患者。

玉米秆芯汤

方剂 玉米秆内芯（或玉米须）30克，黄芪15克，山药60克。

制用法 煎汤服。早、晚各服1次，连服10天。

功效主治 适用于糖尿病。

冷水茶

方剂 茶叶10克（以未经加工的粗茶为最佳，大叶绿茶亦可）。

制用法 将开水晾凉，取200毫升冷开水浸泡茶叶5个小时，饮之即可。

功效主治 适用于糖尿病。

乌龙汤

方剂 龟板40克，生地黄30克，天冬、女贞、茯苓、车前子各10克，南沙参、蛤粉各20克，料豆、怀山各15克，泽泻（盐水炒）7.5克，藕150克（煎汤代水）。

制用法 将上药以水煎煮，取药汁。每日1剂，分早、晚2次服用。

功效主治 滋阴凉血，利尿通淋。适用于下消，饮一溲一，或饮一溲二，夹有淋浊，腿股枯瘦者。

田螺黄酒汤

方剂 大田螺10个，黄酒100毫升，姜丝、精盐、味精、香油各适量。

制用法 将田螺用清水静养2~3天，取净肉洗净，放于砂锅中，注入黄酒和清水100毫升，煮开后，加入姜丝和精盐，转用小火煮至熟透，下味精，淋香油。分1~2次趁热食螺肉喝汤。

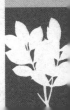

功效主治 适用于糖尿病口渴多饮，随饮随尿，口干舌燥，唇红。

糯米花汤

方剂 糯米爆成的米花、桑根白皮各50克。

制用法 水煎，日分2次服。

功效主治 补中益气，清热。用治糖尿病之口渴。

胜甘降糖方

方剂 山萸肉、五味子、丹参各30克，黄芪40克。

制用法 将上药以水煎煮，取药汁。每日1剂，分2次服用，1个月为1个疗程。

功效主治 酸甘化阴，益气活血。适用于糖尿病。

生地八物汤

方剂 生地黄、麦冬各15克，怀山、知母、丹皮各7.5克，黄芩、黄连、黄柏各5克，荷叶10克。

制用法 将上药以水煎煮，取药汁。每日1剂，分2次服用。

功效主治 清热养阴，益气解暑。适用于中消，消谷善饥，口干烦

热，心烦尿赤，气虚乏力，汗出，脉洪大而数。

枸杞茶治糖尿病

方剂 宁夏枸杞10克。

制用法 将枸杞加水300毫升，煮沸1～2分钟，待冷后，早餐前将浓汁服完，之后反复冲开水当茶饮，每天4～5杯（每杯200毫升），临睡前将残存枸杞连水一起细嚼咽下。

功效主治 适用于糖尿病。

煎嫩笋方

方剂 嫩笋200克，酱油、盐、食用油各适量。

制用法 将嫩笋削皮切成长条，用酱油浸泡一下捞出。锅内放入食用油，烧至八成热放入笋片，煎成金黄色，加盐调味即可。常佐餐食用。

功效主治 本方对糖尿病有效。

银耳汤

方剂 玉竹、冰糖各25克，银耳15克。

制用法 水煎服，每日1剂，2次分服。

功效主治 滋阴润燥，生津止渴。适用于胃热炽盛型糖尿病。

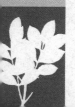

苦瓜散

方剂 苦瓜 1000 克。

制用法 去子瓤，切片，焙干，研末。每日服 3 次，每次 15～20 克，温开水送服。

功效主治 适用于糖尿病。

实用验方

仙鹤草汤

方剂 仙鹤草 30 克。

制用法 每日 1 剂，水煎服。

功效主治 主治糖尿病。

验证 林某，女，55 岁。查空腹血糖 180 毫克/分升，诊断为糖尿病。经中西医调治，获效甚微，出现纳呆乏力，身体消瘦。处以上方水煎服，日服 1 剂。20 剂后，诸症好转，复查空腹血糖为 130 毫克/分升。继服 20 剂，诸症皆除。

生地茯苓汤

方剂 生地黄、茯苓各 15 克，枸杞子 20 克，怀山药、天花粉各 30 克，太子参 25 克，知母、牛膝、生甘草、牡丹皮、泽泻各 10 克。

制用法 每日 1 剂，水煎，分 2～3 次口服。15 天为 1 个疗程。

加减 若气虚者，加黄芪 30 克，白术 15 克；若胃热肺燥者，加麦冬 10 克，生石膏（先煎）20 克；若湿热重者，加苍术 15 克。

功效主治 主治糖尿病。

验证 用此方治疗糖尿病 150 例，用 1～4 个疗程后，其中治愈 45 例，好转 96 例，无效 9 例，总有效率为 94%。

参母石膏汤

方剂 人参 5 克（党参倍量），知母 10 克，生石膏 30 克，黄连、阿胶（烊化）、花粉、麦冬、地骨皮各 9 克，白芍、山药、黄精、蒸首乌各 15 克，鸡子黄 2 枚（对冲）。

制用法 每日 1 剂，水煎服。

功效主治 滋补肝肾，养阴润燥，益气清热，生津止渴。主治糖尿病。

验证 用此方治疗 215 例糖尿

病，近愈 62 例，好转 88 例，总有效率为 70%。近愈标准：停药半年，"三多"症状消失，空腹血糖在 7.2 毫摩/升以下，尿糖"±"。好转："三多"症状基本消失，血、尿糖均有下降，且较稳定。

麦冬方

方剂 麦冬（鲜品）全草 50 克。

制用法 每日 1 剂，切碎，水煎，代茶饮。

功效主治 养阴润肺，清心除烦，益胃生津。主治糖尿病。

验证 李某，55 岁。症见烦渴，能食善饥，尿频量多。化验：空腹血糖 12.6 毫摩/升，尿糖"+++"。诊为糖尿病，证属肺胃燥热。遂按上方

用鲜麦冬全草水煎代茶饮服。连服 3 个月，查血糖、尿糖均正常。为巩固疗效，以每日 30 克鲜麦冬，水煎代茶饮服月余。随访 4 年，未见复发。

太子参黄芪汤

方剂 太子参 20 克，黄芪 50 克，穿山甲、当归、红花、桃仁、甘草、川芎各 10 克，赤芍、丹参各 15 克。

制用法 每日 1 剂，水煎 3 次后合并药液，分早、中、晚口服。半个月为 1 个疗程。

功效主治 主治糖尿病。

验证 用此方治疗糖尿病患者 59 例，其中痊愈 48 例，显效 5 例，有效 4 例，无效 2 例。服药时间最短者 1 个疗程，最长者 3 个疗程。

名医提醒

1 要经常运动。日常生活中，多参加文娱活动、体育运动和体力劳动，能够有效促进糖的利用、减轻胰岛负担，对糖尿病的治疗非常有效果。

2 饮食治疗。要适当地节制饮食，用来减轻 β 细胞负担，可以有效缓解糖尿病。

3 远离烟酒。糖尿病患者不宜喝白酒。不过，葡萄酒、黄酒等低度酒可以适量饮用，这类酒有一定的营养保健作用。但是，饮用后要减少主食量。

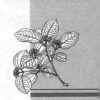

高脂血症

高脂血症，是指血中胆固醇或三酰甘油水平升高或两者都升高的疾病。高脂血症是动脉粥样硬化发生的病理基础，是诱发心脑血管疾患的重要因素。本病属中医学"痰""浊""瘀""滞"等范畴。

名医效方

二根茶

方剂 山楂根、茶树根、荠菜花、玉米须各10克。

制用法 将山楂根、茶树根碾成粗末；荠菜花、玉米须切碎。4味一起水煎。每日1剂，代茶饮，不拘次数。

功效主治 本方可降血脂，化浊，利尿，降血糖。适用于高脂血症患者。

山楂菊花茶

方剂 山楂15克，白菊花10克。

制用法 上药用开水冲泡。每日1剂，代茶饮，不拘次数。

功效主治 本方可清热，降血脂，清导通滞。适用于高脂血症患者。

山楂枸杞子茶

方剂 山楂、枸杞子各20克。

制用法 以上药放在瓷杯中，沸水冲泡，温浸10分钟。每日1剂，代茶饮，不拘次数。

功效主治 本方具有滋补肝肾、益精明目、消食健胃的功效，能有效地起到降血脂、降血压的显著作用。

马齿苋猪肉汤

方剂 马齿苋60克，陈皮、黑木耳各10克，丹参15克，猪瘦肉50克。

制用法 将上药以水煎煮，取药汁。每日1剂，分2次服用。

功效主治 本方具有活血化瘀、清肝明目、降血脂的功效。

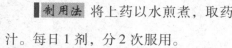

菊花决明子粥

方剂 菊花30克，决明子15克，糯米100克，白糖适量。

制用法 将决明子微炒，煮水滤汁，加糯米煮粥，熟后加菊花，再煮15分钟，放白糖调味。每日1剂，分2次服食。

功效主治 降脂降压，清肝明目。

山楂消脂饮

方剂 山楂30克，槐花5克，荷叶15克，草决明10克，白糖适量。

制用法 前4味同放锅内煎煮，待山楂将烂时，碾碎，再煮10分钟，去渣取汁，调入白糖。可常饮。

功效主治 适用于高脂血症气滞血瘀型。症见头晕头痛，胸胁胀满。

双耳汤

方剂 白木耳、黑木耳各10克，冰糖5克。

制用法 黑、白木耳温水泡发，放入小碗，加水、冰糖适量，置蒸锅中蒸1小时。饮汤吃木耳。

功效主治 滋阴益气，凉血止血。适于血管硬化、高血压、冠心病患者食用。

藿香荷叶姜片汤

方剂 生姜4片，藿香6克，荷叶15克。

制用法 水煎服，每日2~3次。

功效主治 适用于高脂血症脾虚湿盛型。症见食少纳呆，呕恶脘胀。

干花生壳汤

方剂 干花生壳50克。

制用法 将花生壳洗净后水煎服。每日1剂。

功效主治 降血脂。适用于高脂血症。

鲫鱼赤豆汤

方剂 鲫鱼1条，赤小豆30克，大蒜头、调料各适量。

制用法 按常法煮汤食用，每日1剂，连服15~20天。

功效主治 补中益气，清热利

水，破瘀除湿。用治脾虚湿盛型及湿热壅滞型高脂血症。

茵陈茶

方剂 茵陈30克。

制用法 水煎代茶饮。

功效主治 降血脂有效。适用于高脂血症。

洋葱菠菜汤

方剂 菠菜50克，洋葱30克，调料适量。

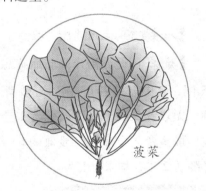

菠菜

制用法 按常法煮汤食用。每日1~2剂。

功效主治 化湿祛痰，下气利肠。用治脾虚湿盛型高脂血症及动脉粥样硬化等。

狝猴桃汁

方剂 鲜狝猴桃。

制用法 可洗净吃，亦可榨汁饮用，常食有益。

功效主治 防止致癌物亚硝胺在人体内生成，有降低血胆固醇及甘油三酯的作用。对高血压等心血管疾病，肝、脾肿大均有疗效。

冬青子饮

方剂 冬青子1500克，蜂蜜适量。

制用法 将冬青子加水煎熬2次，每次1小时，去渣，合并2次药液浓缩成膏状，烤干碾碎，加入适量蜂蜜混匀，贮瓶备用。用时，每日服用量相当于生药冬青子50克，分3次空腹服。服药1个月后抽血复查。

功效主治 下气，降脂。适用于高脂血症。

醋泡花生

方剂 米醋、花生仁各适量。

制用法 以好醋浸泡优质花生仁，醋的用量以能浸透花生仁为度。浸泡1周后即可食用。每日早、晚各吃1次，每次10~15粒。

功效主治 通脉，降脂。治疗高脂血症、冠心病。

第一章 内科疾病

八五

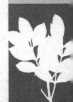

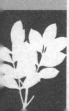

传统秘验效方精华

生山楂何首乌汤

方剂 生山楂 30 克,何首乌、泽泻各 20 克,决明子 25 克,荷叶、丹参各 15 克,生甘草 10 克。

制用法 将上药水煎 3 次后合并药液,分 2～3 次口服,每日 1 剂。1 个月为 1 个疗程。服用 15 日、30 日时分别空腹抽血查血脂。

功效主治 消脂化瘀,行气。主治高脂血症。

验证 用此方治疗高脂血症患者 59 例,其中显效 45 例,有效 12 例,无效 2 例。

大黄方

方剂 生大黄适量。

制用法 将大黄研末,每次服 3 克,1 日 3 次。连服 2 个月为 1 个疗程。

功效主治 降血脂。主治高脂血症。

验证 刘某,男,49 岁。诊断为冠心病和高脂血症。检查:胆固醇 359 毫克/分升,甘油三酯 178 毫克/分升。按上方连服生大黄粉 2 个月后,胆固醇降至 178 毫克/分升,甘

油三酯降至 98 毫克/分升。

制川军茵陈汤

方剂 制川军 10 克,猪苓、泽泻、白术、茵陈各 20 克,何首乌、生薏苡仁、决明子、金樱子各 25 克,柴胡、郁金各 15 克,生甘草 6 克。

制用法 将上药加水 600 毫升,文火煎至 300 毫升,分早、晚 2 次口服,10 天为 1 个疗程,一般连服 2～3 个疗程。

功效主治 主治高脂血症。

验证 用此方治疗高脂血症患者 85 例,其中显效者 63 例,有效者 20 例,无效者 2 例。服用最少者 1 个疗程,最多者 2 个疗程。显效的 63 例,经随访 2 年,均未见复发。

首乌地龙方

方剂 何首乌 15 克,地龙、川芎、女贞子、枸杞、熟地、绞股蓝各 10 克,没药 6 克。

制用法 每日 1 剂,水煎服,4 周为 1 个疗程。

功效主治 适用于高脂血症。

验证 用此方治疗 62 例,显效

35 例，有效 22 例，无效 5 例。血脂变化情况：25 例 TC 增高者，显效 12 例，有效 9 例，无效 4 例；50 例 TG 增高者，显效 29 例，有效 15 例，无效 6 例。

海带白糖水

方剂 海带（水发）200 克，香油、绵白糖、精盐各适量。

制用法 先将浸软泡发洗净的海带放入锅内煮透捞出，再用清水洗去黏液，沥干水分后，即可把海带摆叠好切成细丝。然后在锅内放入香油，油七成热时，把海带丝稍加煸炒，盖上锅盖，略经油炸，揭开锅盖继续焙炸。当海带发硬、松脆时，便捞出沥去余油入盘，加入绵白糖、精盐拌匀即可食用。

功效主治 软坚化痰，利水泻热。对于预防高脂血症、高血压、冠心病、血管硬化等均有一定的作用。

验证 史某，男，56 岁，常年患高血压、高脂血症、冠心病，服用上方半年，去医院检查，以上病症均恢复正常。

山丹饮

方剂 山楂 50 克，丹参 30 克，玄胡索、菊花、红花各 15 克，麦芽 40 克。

制用法 水煎服，每日 1 剂，日服 3 次。

功效主治 消食积，化瘀血，理肝气。主治高脂血症。

验证 治疗 51 例，结果显效 20 例（占 39.2%），有效 18 例（占 35.3%），无效 13 例。总有效率为 74.5%。

名医提醒

1 要调整好饮食，有效减少饱和脂肪酸和胆固醇的摄入。

2 要有规律的生活、工作方式。积极参加体育活动，不要长时间坐立不动。最好能够控制体重，戒烟限酒。

3 应该定期检查血浆总胆固醇水平，对于所有的胰腺炎患者，均应测定血浆三酰甘油水平。

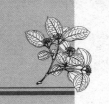

中风

中风是由于气血逆乱，产生风、火、痰、瘀，导致脑脉痹阻或血溢脑脉之外。临床以突然昏仆、半身不遂、口舌歪斜、言语謇涩或不语、偏身麻木为主症。依据脑髓神机受损程度的不同，有中轻络、中脏腑之分。本病多见于中老年人。西医学的出血性、缺血性脑血管病属本病范畴。

名医效方

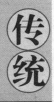

中风不语方

方剂 人乳汁 3 毫升，酒 30 毫升。

制用法 将上药混合，分 3 次服。

功效主治 祛风通络开窍。主治中风不语。

中风发热方

方剂 大戟、苦参各 120 克。

制用法 用白醋浆煮沸，趁热外洗。

功效主治 清热燥湿。主治中风、发热。

紫汤方

方剂 鸡粪白（炒微黄）60 克，大豆 30 克，防风 90 克（切）。

制用法 以水 180 毫升，先煮防风，取 18 毫升汁。大豆、鸡粪白 2 味再熬，令黄赤色，用酒 120 毫升淋，去渣，然后用防风汁和，分服。

功效主治 祛风通络舒经。主治中风。中风脊急，身痉如弓。忌风。

神柏散

方剂 柏叶 1 把（去皮），葱白 1 把（连根）。

制用法 上药同研如泥，用无灰酒 60 毫升，同煎 1～20 沸，温服。

功效主治 化痰，开窍。主治中风不省人事，涎潮口噤，语言不出，手足軃曳。得病之日，便进此药，可使风退气和。

酒煮白芥子

方剂 白芥子、苦酒各适量。

制用法 以苦酒煮白芥子，包颈1周，以衣包之，1日1次，即瘥。

功效主治 化痰通络。主治中风，卒不得语。

山楂荷叶茶

方剂 山楂15克，荷叶12克，茶叶3克。

制用法 水煎取汁，代茶饮用。每日1~2剂。

功效主治 活血化瘀，清热强心，扩张血管。用治中风。

青金锭

方剂 麝香0.3克，延胡索9克，煨牙皂14个，青黛0.18克。

制用法 上药混合后共研为末，以水调为锭，每锭重1.5克，阴干备用。用时用水磨药1锭，用棉纸沾药滴入鼻中进喉即可。

功效主治 用治中风。

珍珠牡蛎粥

方剂 珍珠母、生牡蛎各50克，粳米100克。

制用法 将前2味水煎去渣，再入粳米煮粥食用。每日1剂。

功效主治 滋阴潜阳，化痰软坚。用治脑血栓形成。

竹沥汤

方剂 生葛汁60毫升，竹沥120毫升，生姜汁20毫升。

制用法 上药混合均匀，分作2次以温开水送下。

功效主治 主治中风，症见半身不遂，舌强不语。

玳瑁丸

方剂 丹砂、玳瑁、白芥子、雄黄各15克，麝香1.5克。

制用法 上药混合后共同研为末，调和均匀，于银器中以酒煎煮，安息香30克为膏，和丸，如绿豆大小。每次服用10丸，以温童便送下，不拘时服。

功效主治 适用于精神郁闷，中风不语，兼治忽中恶不语。

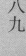

莲心茉莉花茶

方剂 茉莉花茶适量，莲子心2克。

制用法 开水冲泡，频服。

功效主治 预防中风。

白鸭血

方剂 白鸭血2小杯。

制用法 每日服1次，早、晚饭前1小时饮服。

功效主治 用治中风。

猪牙皂角末

方剂 猪牙皂角6克，细辛1.5克。

制用法 共研细末。取少许吹入鼻孔，即可。如无细辛，皂角1味亦可。

功效主治 用治中风不省人事、牙关紧闭、痰涎壅盛。

实用验方

水蛭蜈蚣汤

方剂 水蛭、山药各15克，蜈蚣3条，僵蚕12克，全蝎6克，丹参24克，川芎10克，甘草10克。

制用法 每日1剂，水煎，分2次口服，10剂为1个疗程。

功效主治 活血化瘀，补益肝肾。主治脑血栓形成。

验证 用此方治疗患者26例，平均治疗45天，痊愈16例，显效5例，进步4例，无效1例，总有效率为96.2%。

二蛇山楂汤

方剂 乌梢蛇、白花蛇各15克，鸡血藤、黄芪各30克，当归、白芍、川芎、红花、桃仁各12克，丹参25克，桂枝、山楂、甘草各10克。

制用法 将上药水煎3次后合并药液，分2次温服，每日1剂，15剂为1个疗程。

功效主治 主治中风后偏瘫。

验证 用本方治疗中风后偏瘫患者75例，其中痊愈56例，显效10例，有效5例，无效4例。痊愈者中

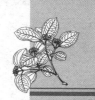

服药最少者25剂，最多者50剂，平均36剂。

菖蒲远志方

方剂 石菖蒲、炙远志各6～10克，郁金、天竺黄各10～12克，制半夏、茯苓各10～20克，胆南星、泽泻各10～30克，生石决明20～30克，怀牛膝10～15克。

制用法 水煎服，每日1剂，分2次服，病情危重者每隔6小时服1次。

功效主治 开窍导痰。主治中风急症（脑出血、脑梗死、蛛网膜下腔出血、脑血栓等）。

验证 用此方治疗患者25例，其中痊愈11例，显效8例，好转3例，无效3例，总有效率为88%。

醋泡白芥子

方剂 白芥子400克，醋500毫升。

制用法 一起煎煮成300毫升左右的药汁，封存备用。每次取出适量的药渣和药汁，涂敷在下颌部和脸颊。

功效主治 主治因中风而引起的

口不能言和舌根紧缩等症。

验证 陈某，男，50岁，曾患有中风，并且出现过瘫痪的情况，伴有口齿不清和小便失禁的症状。服用此方半个月，言语不清的症状有了明显改善。

地龙葛根汤

方剂 红花（后入）15～20克，地龙25～40克，葛根30～50克。

制用法 每日1剂，水煎，分早、晚2次空腹温服。

功效主治 祛风化痰，行瘀通络。主治脑血栓形成。

验证 用此方加减共治86例，治愈44例，占51.2%；显效26例，占30.2%；好转10例，占11.7%；无效6例，占6.9%。总有效率为93.1%。治愈时间20～80天，平均54天。服药剂数10～40剂，平均28剂。

黄芪川芎

方剂 黄芪30～50克，川芎、赤芍、天麻、黄芩、川牛膝各10克，归尾、钩藤各15克，石决明（先煎）20克，甘草5克。

制用法 每日1剂，水煎，分2

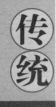

次服。

加减 若上肢偏瘫者，加桑枝；若下肢疲软无力者，加桑寄生；若头晕甚者，加葛根、丹参；若语言不利者，加石菖蒲；若口眼㖞斜者，加豨莶草、僵蚕；若夜卧不安者，加夜交藤；若胆固醇或三酰甘油高者，加生山楂、草决明；若血压偏高者，加夏枯草。

功效主治 主治中风。

验证 用此方治疗中风患者4例，其中痊愈2例，显效1例，有效1例。服药时间：最短者26天，最长者105天，平均服药为50天。

名医提醒

❶多吃一些蔬菜和水果。这是因为蔬菜、水果中含有非常丰富的维生素C和钾、镁等物质。维生素C可以有效调节胆固醇的代谢，防止动脉硬化的发展，能够有效增强血管的致密性。

❷控制油脂的摄取量。最好少吃油炸、油煎的食物，包括猪皮、鸡皮、鸭皮、鱼皮等。在烹调的时候适合采用清蒸、水煮等方式。

❸尽量少饮用含有咖啡因的饮料。咖啡、茶类都不宜多喝，应适可而止。

失眠

失眠，多由心情郁怒、精神紧张或病后脏腑功能失调所致。临床表现为入睡困难、夜间多醒、凌晨早醒、夜寐多梦，并因此引起头晕、乏力、健忘、烦躁易怒等症状。失眠一般分为心火上炎、心脾两虚、心肾不交等类型。

名医效方

郁李仁汤

方剂 郁李仁 10 克，甜酒 250 毫升，白酒 50～100 毫升，白糖适量。

制用法 将郁李仁研碎，加入甜酒，小火煮沸，约 15 分钟后取下，加盖闷 10 分钟；加入白酒（视患者酒量大小而定）、白糖，搅匀即可。趁温热饮下。

功效主治 对惊悸失眠有一定的疗效。

桂圆汤

方剂 桂圆肉 100 克，60 度白酒 400 毫升。

制用法 将桂圆肉放在细口瓶内，加入白酒，密封瓶口，每日振摇 1 次，半月后可饮用。每日 2 次，每次 10～20 毫升。

功效主治 本方适用于虚劳衰弱、失眠、健忘、惊悸等症。方中桂圆味甘性温，能补益心脾，养血定神，对神经性心悸有一定疗效。配合白酒，通经络，行药力，使之更好地发挥作用。

龙眼莲子汤

方剂 茯神 9 克，芡实 10 克，龙眼肉 15 克，莲子 12 克。

制用法 水煎服，每日 1 剂，分 2 次服。

功效主治 养心安神，补益心脾。主治心脾两虚之失眠症。症见不易入睡、多梦易醒、心悸健忘、神疲食少，伴头晕目眩、四肢倦怠、腹胀便溏、大便不爽，舌淡、苔薄，脉细无力。

酸枣仁丸

方剂 榆叶、酸枣仁、麦门冬（去心，焙）各 60 克。

制用法 上药混合后共研为细末，炼蜜和杵百下，和丸，如梧桐子大小。每次服用 30 丸，以糯米粥饮下，时候不计。

功效主治 适用于虚劳烦热、睡卧不安。

酸枣仁汤

方剂 酸枣仁 15 克，茯苓、知母、川芎各 6 克，甘草 3 克。

制用法 水煎服，每日 1 剂，分 2 次服。

功效主治 清热除烦，养心安神。主治肝虚火扰所致之虚烦不眠症。

五味子蜜丸

方剂 五味子 250 克，蜂蜜适量。

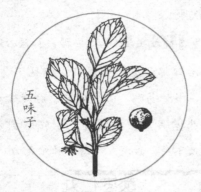

五味子

制用法 五味子水煎浓汁去渣，加蜂蜜适量做小丸，贮入瓶中。每次服 20 小丸，每日 2～3 次。

功效主治 适用于心肾不交型失眠。

补心丸

方剂 栝楼 15 克，朱砂 7.5 克，归身尾、黄连各 9 克。

制用法 上药混合后研为末，以猪血和为丸。每次服用 3 克，以冷开水送下。

功效主治 适用于痰火扰心引起

的心烦不寐。

茯神饮

方剂 人参 9 克，茯神 12 克，炙甘草 3 克，橘皮、生姜各 6 克，酸枣仁 30 克。

制用法 上药混合后加清水 600 毫升，煎取 120 毫升，过滤去渣，分 3 次服用。

功效主治 用治心虚不得睡。

大枣煨猪心

方剂 猪心 1 只，大枣 10 枚，调料适量。

制用法 将猪心洗净切块，与大枣一同入锅煮汤，调味食用。每日 1 剂。

功效主治 健脾益气，养心安神。用治心脾两虚型失眠，症见食少不寐，多梦易醒，面白无华，体倦神疲，心悸健忘，饮食乏味，舌淡，脉细或涩。

炒酸枣仁

方剂 酸枣仁 10 克，白糖 15 克。

制用法 将酸枣仁炒黄研末，与白糖调匀，每晚睡前用温开水送服。

功效主治 补肝益胆，宁心安神。用治心虚胆怯型失眠，症见心悸胆怯，难以入睡，易惊，恐惧，头晕目眩，或呕苦汁，舌质淡胖，脉弦细。

实用验方

六味安神膏

方剂 紫丹参、白芍、夜交藤各15克，朱砂8克，酸枣仁、远志各10克。

制用法 上药共研细末，装瓶备用。临睡前取本散15克，以童尿适量调和成糊状，外敷于肚脐处，上盖纱布，胶布固定。每日换药1次。

功效主治 活血养阴，宁心安神。主治失眠（心脾两虚型）。

验证 屡用效佳。一般用药3～5次即可见效。

半夏橘皮饮

方剂 半夏、橘皮各6克，竹茹、茯苓各12克，枳实8克，甘草3克，生姜3片，红枣4枚。本方可随症加减。

制用法 每日1剂，水煎服；15日为1个疗程，疗程间隔3日。

功效主治 主治失眠症。

验证 用此方治疗痰浊型失眠症32例，其中临床痊愈15例，显效8例，有效5例，无效4例，总有效率为87.5%。

丹参枣仁膏

方剂 炒枣仁、丹参、夜交藤各等份。

制用法 上药共研细末，以蜂蜜调成软膏状备用。取药膏适量，于临睡前敷于神门穴（双）上，外以纱布包扎固定。每日换药1次。

功效主治 养血安神。主治失眠。

验证 治疗30例，有效28例，无效2例。

蝉蜕汁

方剂 蝉蜕3克。

制用法 加水250克，大火煮沸，改用小火缓煎15分钟，取汁饮服。

功效主治 散热定痉，抗惊镇静。主治失眠等症。

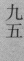

验证 郝某，女，24岁。患神经衰弱数载，夜难入寐，寐则多梦易醒，甚至彻夜不眠。曾经中西药治疗，效果不佳。改用单味蝉蜕3克，按上方煎水饮用，患者当即安然入寐。依法巩固治疗半个月，旧症消失。随访3年，未见复发。

绿茶酸枣仁饮

方剂 绿茶15克，酸枣仁粉10克。

制用法 每日清晨8时前，将绿茶15克用开水冲泡2次饮服。8时后忌饮茶水。晚上就寝前冲服酸枣仁粉10克。

功效主治 主治失眠症。

验证 用此方治疗失眠患者39例，其中治愈34例，好转4例，无效1例。

生地夜交藤

方剂 大生地、制黄精、制玉竹、紫丹参、夜交藤各30克，决明子20克，朱茯神15克，合欢皮、川芎各9克，炙甘草6克，长灯芯3束。

制用法 将上药水煎，分2次温服，以午后及晚上临睡前半小时服用为佳。

功效主治 宁心安神，清心泻火。主治失眠症。

验证 用此方治疗失眠患者58例，其中，治愈43例，显效12例，进步2例，无效1例。

名医提醒

1 以清淡的食品为主，食用富含蛋白质、维生素的食物为宜。睡前最好不要喝咖啡、浓茶、吸烟等，这些行为严重影响睡眠质量。可以多喝些牛奶、绿茶等。

2 日常生活中，可以参加一些气功、太极拳等能够加强精神锻炼的运动。这些运动对于失眠有很好的调理作用。

3 生活要有规律，要按时上床休息，晚餐不宜吃得太饱。经常食用红枣、薏米、玉米、小米等补气血的食物。

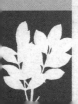

神经衰弱

神经衰弱是神经官能症中的病症之一，多因长期情绪失调、用脑过度或病后体弱原因引起。神经衰弱的临床表现较为广泛。涉及人体大部分器官和系统，但与血管、神经系统的关系最为密切。主要表现为容易疲劳、易激动、注意力不集中、记忆力减退、头昏、头痛、失眠、乏力、烦躁、多疑、忧郁、焦虑等。一般病程较长，常反复波动。治疗主要是提高病人对疾病的认识，解除顾虑，树立战胜疾病的信心，进行适当的体育锻炼，给予必要的药物治疗。

名医效方

枸杞大枣蛋汤

方剂 枸杞 30 克，大枣 10 枚，鸡蛋 2 个。

制用法 共洗净，放砂锅内加水适量同煮，蛋熟后去壳再共煎片刻，吃蛋喝汤，每天 1 次，连服数天。

功效主治 滋肾养肝。适用于肝肾阴虚所致神经衰弱。

鲜花生叶汤

方剂 鲜花生叶 40 克。

制用法 洗净鲜花生叶后加水 2 大碗，煎至 1 大碗。早、晚 2 次分服，连服 3 日。

功效主治 镇静安神。适用于神经衰弱所致头痛、头晕、多梦、失眠、记忆力减退。对脑震荡后遗症引起的上述症状，亦有较理想的疗效。

玫瑰花烤羊心

方剂 鲜玫瑰花 50 克（干品 15 克），盐 50 克，羊心 500 克。

制用法 先将玫瑰花放在小铝锅中，加入食盐和适量水煎煮 10 分钟，

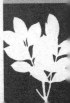

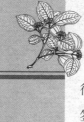

待冷备用。羊心洗净，切作块，用竹签串在一起后，蘸玫瑰盐水反复在火上烤，嫩熟即可。趁热食用。

功效主治 养血安神。用治心血亏损所致惊悸失眠。

百合猪肉汤

方剂 百合 50 克，瘦猪肉 200 克，盐少许。

制用法 瘦猪肉切成小块，与百合加盐共煮烂熟，顿服。

功效主治 清热润肺，养血安神。

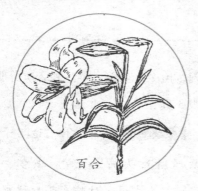

百合

虾壳枣仁汤

方剂 虾壳 25 克，酸枣仁、远志各 15 克。

制用法 共煎汤。日服 1 剂。

功效主治 安神镇静。用治神经衰弱。

红枣甘草汤

方剂 浮小麦 100 克，红枣 30 克，甘草 10 克。

制用法 水煎服。

功效主治 适用于神经衰弱、癫痫、皮肤瘙痒、烦躁失眠。

龙眼核桃汤

方剂 龙眼肉 10 克，核桃仁 30 克。

制用法 将龙眼、核桃仁放入锅中煮汤，1 次吃完，每日 1～2 次。

功效主治 主治神经衰弱。

生地黄蒸鸡

方剂 生地黄 250 克，饴糖 150 克，乌鸡 1 只。

制用法 将生地黄切细，与饴糖和匀，纳入鸡腹中，蒸熟食之，不用盐、醋。

功效主治 用于神经衰弱。

百合蜂蜜羹

方剂 生百合 60～90 克，蜂蜜 1～2 匙。

制用法 将百合洗净切碎，拌入

蜂蜜，蒸熟，每晚睡前服食。

功效主治 清心安神，润燥除烦。适用于神经衰弱、睡眠不宁、易醒。

莲子红枣桂圆粥

方剂 莲子、桂圆肉各 15 克，红枣 20 克，糯米 60 克，白糖适量。

制用法 将莲子去皮、心，与红枣、桂圆肉、糯米一同煮粥，熟后加入白糖即成。每日 1 剂。

功效主治 补中益气，养血安神。用治心脾两虚型神经衰弱。

实用验方

陈皮半夏汤

方剂 陈皮、半夏、茯苓、枳实、竹茹、菖蒲、远志、枣仁、五味子各 10 克。

制用法 每日 1 剂，水煎服，早、晚分服。

功效主治 理气化痰，养心安神。主治神经衰弱、神经异常、癫痫等病，证属痰火内结、郁热内扰者。

加减 伴四肢抽痛、屈伸不利者，加葛根、钩藤、丹参，舒筋止痛；失眠重症者，加黄连、定心珠（取鸡子黄 1 枚，蛋黄衣不破为好，再以煎好的药趁热冲调搅匀而成），除烦宁心安神；伴头痛者，加白蒺藜、川芎、白芷，通络止痛；精神抑郁者，加柴胡、郁金，舒肝解郁。

验证 用此方加减治疗神经衰弱患者 32 例，其中治愈 23 例，好转 7 例，无效 2 例，总有效率为 93.8%。

安神补心丸

方剂 人参叶、五味子各 6 克，石菖蒲、酸枣仁各 10 克。

制用法 将以上诸药置于锅中，煎 2 遍和匀，每天 1 剂，早、晚分服。或用 10 剂，研细末，炼蜜为丸，每粒 10 克，每服 1 粒，日服 2 次。

功效主治 适用于用脑过度，劳心伤神，心虚神烦而致眠差、健忘、心悸者。

验证 王某，男，45 岁。患者因长期工作紧张，劳心伤神，故夜间心

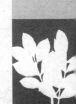

传统秘验效方精华

烦不眠，梦多易醒，白天头晕乏力。予本方治疗，2 周后睡眠好转，4 周后头晕消失，精神亦佳。

甘麦大枣汤

方剂 百合、淮小麦各 30 克，莲肉、夜交藤各 15 克，大枣 10 枚，甘草 6 克。

制用法 上药以冷水浸泡半小时，加水至 500 毫升，煮沸 20 分钟，滤汁存入暖瓶内，不计次数，每日 1 剂，作饮料服用。

功效主治 益气养阴，清热安神。主治神经衰弱，症见神志不宁、心烦急躁、悲伤欲哭、失眠多梦、善惊易怒、心悸气短、多汗、时欲太息、舌淡红或嫩红、脉细弱或细数无力。

验证 用此方治疗患者 79 例，其中治愈 52 例，好转 25 例，无效 2 例，总有效率为 97.5%。

扁豆莲子粥

方剂 白扁豆、薏苡仁、莲子肉、核桃仁、桂圆肉、红枣各 15 克，糖青梅 5 个，糯米 150 克，白糖适量。

制用法 将此方前 3 味药用温水

泡发；红枣洗净，以水泡发；核桃仁捣碎；糯米淘洗干净。所有备料一同入锅，加 1500 毫升水，用大火烧开后转小火熬煮成稀粥。随量食用。

功效主治 健脾养胃，补气益肾，养血安神。适用于神经衰弱。

验证 用此方治疗患者 19 例，治愈 10 例，好转 8 例，无效 1 例，总有效率为 94.7%。

淫羊藿陈皮汤

方剂 淫羊藿 25 克，陈皮、桔梗、半夏、当归、白术、茯苓、郁金各 10 克，熟地 20 克，细辛 3 克，甘草 6 克，枸杞子、酸枣仁、黄芪、党参各 15 克，大枣 5 枚。

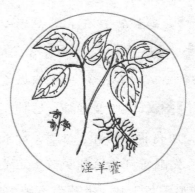

淫羊藿

制用法 将上药水煎，分 2 次服。每日 1 剂，7 剂为 1 个疗程，间隔 5 天再进行第 2 个疗程。

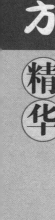
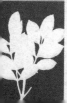

加减 若有热象者，加栀子 10 克，黄芩 10 克；若有寒象者，加肉桂 6 克，干姜 8 克。

功效主治 主治神经衰弱。

验证 用此方治疗神经衰弱患者 34 例，其中治愈 27 例，好转 5 例，无效 2 例。一般经 1 ~ 3 个疗程能基本治愈。

名医提醒

1 要善于自我调节。对工作太过紧张，太过繁忙，或生活压力大的人来说，都需要进行自我调节。将日常工作合理安排，调整好学习和生活的关系，劳逸结合，这样才能避免神经衰弱的发生。

2 在日常生活中，我们需要适当参加运动，如乒乓球、划船、跳绳、踢毽子等，这些运动可以有效提高情绪，全面缓解神经衰弱所引起的情绪较差、精神不振的症状。

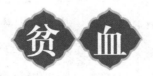

所谓贫血是指循环血液单位容积内的血红蛋白、红细胞计数或红细胞比容（压积）低于正常值的下限。这个正常值可因不同的性别、年龄、生活地区海拔高度的不同，以及生理性血浆容量变化而有所差异。贫血的症状为头昏、眼花、耳鸣、面色苍白或萎黄、气短、心悸、身体消瘦、夜寐不安、疲乏无力、指甲变平变凹易脆裂、注意力不集中、食欲不佳、月经失调等。病因有缺铁、出血、溶血、造血功能障碍等。缺铁而引起的缺铁性贫血见于营养不良、长期少量出血。治疗应去除病因，并服铁剂。急性大量出血引起的出血性贫血必须用输血或手术抢救。还有红细胞过度破坏引起的溶血性贫血、

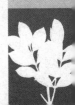

缺乏红细胞成熟因素而引起的巨幼红细胞性贫血、缺乏内因子的巨幼红细胞引起的恶性贫血和造血功能障碍引起的再生障碍性贫血。中医认为，治疗贫血既要增加营养及补血，又要重视补气，因为气能生血。严重的必须从补肾着手，因为肾中精华能化生成血。

名医效方

龙眼大枣粥

方剂 龙眼肉 30 克，大枣 10 枚，粳米 100 克，冰糖适量。

制用法 粳米淘净，加水 1000 毫升，大火烧开后，再将龙眼肉洗净、大枣去核放入，转用小火慢熬成粥，下冰糖，熬溶。分 1～2 次趁温空腹服，连服 7 日。

功效主治 适用于缺铁性贫血心脾两虚型。症见心悸失眠者。

参须乌骨鸡

方剂 乌骨鸡 1 只，参须 20 克，调料适量。

制用法 乌鸡宰杀去毛、去内脏洗净，参须切小段一起放入大碗内，加调料和少许水，上笼蒸熟即成。单食或佐餐，每周 2～3 次，连服 3 周。

功效主治 适用于巨幼细胞性贫血。

鸡肝西红柿汤

方剂 鸡肝、西红柿各 200 克，水发木耳 2 枚，熟猪油 30 克，鲜汤 700 克，味精 1 克，精盐 3 克，胡椒粉 0.5 克。

制用法 先将西红柿洗净切片，鸡肝洗净切片。净锅置大火上，加入鲜汤烧开，下鸡肝、木耳、西红柿片、胡椒粉、精盐、味精、熟猪油。鸡肝片余熟时起锅，佐餐食用。

功效主治 补血强身。适用于贫血引起的头晕眼花。

鲜藕大枣粥

方剂 鲜藕 100 克，大枣 7 枚，红糖、粳米各适量。

制用法 上药加水适量，同煮粥法，常煮喝粥。

功效主治 适用于贫血。

枸杞煮鸡蛋

方剂 枸杞子 20 克，南枣 10 枚，鸡蛋 2 只。

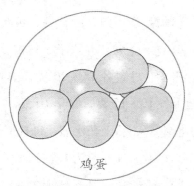

鸡蛋

制用法 将上 3 味洗净，共置锅内，加水同煮，鸡蛋熟后去壳再入锅煮 10 分钟，吃蛋喝汤。每日 1 剂。

功效主治 补虚劳，益气血，健脾胃。适用于贫血、体质虚弱、头晕眼花、记忆力减退等。

木耳大枣汤

方剂 黑木耳、大枣各 15 个，冰糖 10 克。

制用法 将黑木耳、大枣用温水泡发并洗净，放入小碗中，加水和冰糖。将碗放置锅中蒸约 1 小时。1 次或分次食用，吃枣、木耳，饮汤。

功效主治 和血养荣，滋补强身。适用于贫血。

当归党参汤

方剂 当归、甘草各 6 克，茯苓、山萸肉、陈皮各 10 克，党参、白术、生地、山药各 15 克，黄芪 30 克，制马钱子 1 克。

制用法 水煎服。

功效主治 适用于贫血。

山药葡萄干酒

方剂 山药 500 克，葡萄干 250 克，白酒 300 毫升。

制用法 将山药、葡萄干洗净晾干，浸入白酒内，密封贮存，每日摇荡 1 次，30 日后即成。每服 10～20 毫升，每日 2 次。

功效主治 补中益气，强筋补血。适用于贫血。

黄芪太子参汤

方剂 黄芪 15～45 克，太子参、熟地、土茯苓、白花蛇舌草、板蓝根各 15～30 克，水蛭、白术各 10 克，山药、菟丝子各 20～30 克，当归 10～12 克，杞果、丹参各 10～15 克，穿山甲 5～10 克，蒲公英 30 克。

制用法 每日 1 剂，水煎服，儿

童酚减。

功效主治 益气健脾，补肾填精，活血化瘀，清热解毒。主治再生障碍性贫血。

当归瘦肉汤

方剂 当归15克，瘦猪肉200克，调料适量。

制用法 将猪肉洗净切块，当归洗净，一同放入大碗内，加调料及清水适量，上笼蒸1小时，吃肉喝汤。每日1剂。

功效主治 滋阴补血。适用于贫血。

当归首乌汤

方剂 全当归、制首乌、黄芪各20～30克，党参、五味子、乌梅、陈皮、茯苓、丹参各15～20克，熟地、枸杞子各10～15克，甘草10克。

制用法 将上药水煎，每日1剂，分2～3次口服。1个月为1个疗程。

功效主治 主治缺铁性贫血。

实用验方

胎盘冲剂

方剂 健康孕妇12周以内人工流产的胎盘（鲜品，含胎儿）。

制用法 将胎盘去除杂质，冲洗干净，烘干，研粉。每日2次，每次2.5克，温水冲服。14天为1个疗程。

功效主治 促进造血功能。主治慢性肾病贫血。

验证 采用此方治疗慢性肾病贫血38例。2个疗程后，血红蛋白计数提高30%以上者1例，提高20%～29%者14例，提高10%～19%者3例，无效3例。总有效率为91.6%。

黄芪山药汤

方剂 炙黄芪、熟地、鸡血藤、淮山药、紫河车、针砂各30克（先煎），当归20克，潞党参15克，杭白芍、白云苓、炒白术、制香附、陈皮、生麦芽、济阿胶（烊冲）各10克，焙内金、甘草、砂仁（后下）各6克，煅绿矾0.3克（烊冲）。

制用法 每日1剂，水煎3次，

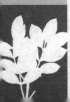

分 3 次服。30 剂为 1 个疗程。

■功效主治 益气养血。主治缺铁性贫血。

■验证 唐某，女，29 岁，农民。6 年前，因流产出血过多，后每次月经量多，素感头昏心悸、少寐、乏力、食欲欠佳，屡按缺铁性贫血治疗，选服中药及力维隆糖浆等药，不见效果，迄今未孕。查：面色苍白，皮肤乏泽。化验：血红蛋白 75.0 克/升，红细胞 3.1×10^{12}/升，血清铁 7.84 微摩/升，血清总铁结合力 91.5 微摩/升，骨髓未穿刺，肝功能正常，妇科会诊检查，轻度宫颈糜烂，余无特殊。诊为缺铁性贫血（中度）伴继发性不孕。按此方连服 2 个疗程。复查，血红蛋白、红细胞及血清铁、血清总铁结合力均正常。1 年后，得知患者病愈，身已得孕。

人参阿胶饮

■方剂 人参、甘草各 10 克，阿胶、鹿角胶（均烊化）、五味子、鸡血藤、连翘、首乌、女贞子、旱莲草、当归、菟丝子、枸杞子各 15 克，三七粉 5 克（分冲），仙鹤草、黄芪、黄精各 30 克。

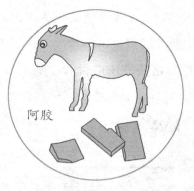

阿胶

■制用法 每日 1 剂，水煎，分 3 次口服。

■功效主治 主治再生障碍性贫血。

■加减 贫血甚者，人参易西洋参，加紫河车；白细胞低者，加炙穿山甲、补骨脂；血小板过少者，加柿霜；皮下出血甚者，加槐米、生地炭；发热者，加大青叶、金银花；牙龈出血甚者，加花蕊石；尿血者，加白茅根；心悸者，加枣仁；纳差者，加鸡内金。

■验证 用此方治疗再生障碍性贫血 80 例，基本治愈者 49 例，缓解、明显进步者各 10 例，稳定者 5 例，无效者 6 例，总有效率为 92.5%。

三黑大枣饼

■方剂 黑矾、炒黑豆、炒黑芝麻、大枣肉、馒头各 120 克。

■制用法 将馒头上方开口去心，

包入黑矾，火烤使其熔化为度，另将炒黑豆、炒黑芝麻研粉放入，用大枣肉拌匀诸药，压成饼状，晒干研末，均分 80 包，日服 2 次，每次 1 包。

■功效主治 适用于缺铁性贫血。

■验证 用此方治疗各种原因引起的缺铁性贫血 81 例，效果显著者 70 例，好转者 11 例，一般服 1 料（80 包）即可痊愈。

名医提醒

1 贫血者最好不要喝茶，茶会让贫血的症状越来越重。食物中的铁经胃液的作用，有效将高价铁转变为低价铁，这样才可以被吸收。然而，茶中含有鞣酸，饮后会形成不溶性鞣酸铁，这样就阻碍了铁的吸收。

2 要多吃些含铁丰富的食物，主要有动物肝脏、海带、紫菜、黄豆、菠菜、芹菜等，这些物质中都含有丰富的铁质。

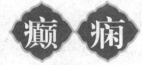

癫 痫

癫痫，俗称"羊角风"，是一种突然发生短暂大脑功能失调的疾病。表现为阵发性全身抽搐伴有暂时的意识丧失，或表现为躯体局部肌肉的抽搐而不伴有意识障碍，或者仅有发作性的精神异常。

名医效方

龙马自来丹

■方剂 地龙（蚯蚓）8 条，马钱子 240 克，香油 500 毫升。

■制用法 地龙去土后焙干为末，将香油放入锅内熬滚，加入马钱子炸之，待马钱子微有响爆之声，取一个用刀切两半，视其内以紫红色为度，共同研为细末，再入前地龙末，调和均匀，以面糊为丸，如绿豆大小。每次服用 0.6 ~ 0.8 克，临卧服，以盐水送。

功效主治 适用于癫痫。

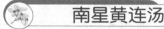

南星黄连汤

方剂 南星、黄连、半夏、栝楼各 10 克。

制用法 上药混合后以姜水煎服。

功效主治 适用于痫证。

四色断痫丸

方剂 朱砂 7.5 克，黄连 15 克，白甘遂 0.9 克，胆星 3 克。

制用法 上药混合后研为末，以粟米糊为丸，如芡实大小。每次服用 1 丸，以灯草煎汤送下，夜服 3 次，日服 1 次。

功效主治 适用于痫证。

清心散

方剂 硼砂、青黛、薄荷各 9 克，牛黄、冰片各 0.9 克。

制用法 上药混合后共研为细末。先以蜜水洗净舌后，再以姜汁擦舌，将药以蜜水调稀，搽舌体上。

功效主治 适用于风痰不开。

除痰定风方

方剂 天麻、川贝、半夏、茯神、陈皮、菖蒲、僵蚕、甘草各 9 克，茯苓、丹参各 15 克，麦冬 12 克，远志、制南星、全蝎各 6 克，琥珀末 2 克（分吞），朱砂 1 克（分吞），竹沥 30 克（分冲），生姜汁 9 滴（分冲）。

制用法 将上药以水煎煮，取药汁。每日 1 剂，分 2 次服用。

功效主治 除痰定风。适用于风痰发痫。

芡实炖排骨

方剂 芡实、白果、怀山、党参、黄芪、莲子、枸杞子、杜仲各 6 克，川芎 3 克，玄参 12 克，灯芯草 15 克。

制用法 将上述药以 6 碗水煮成 3 碗，再以药汁炖排骨，大约炖 1 小时即可。每日 1 剂，分 3 次服用。

功效主治 适用于各年龄段的癫

痫病患者。

生吃白鸽心

■**方剂** 白鸽子 2 只。

■**制用法** 将鸽子宰杀取心。发作前 1 次生吃，2 次可愈。

■**功效主治** 补虚镇惊。用治羊角风。

青果郁金汁

■**方剂** 青果 500 克，郁金、白矾各 25 克（研末）。

■**制用法** 先将青果打碎，加适量水，放锅内熬开后，捞出去核，捣烂，再加郁金熬至无青果味，过滤去渣，加入白矾末再熬，熬至 500 毫升即可。每次服 20 毫升，每日早、晚各 1 次，温开水送服。

■**功效主治** 适用于突然跌倒、尖叫、四肢抽搐、口吐白沫、大小便失禁等症。

红白血砂粉

■**方剂** 猪心 1 个，朱砂、白朱砂（研细粉）各 3 克。

■**制用法** 猪心取其血滴于碗内，将两味朱砂同猪心血调匀。分 3 次

服下。

■**功效主治** 补血脉，解邪热，安心神。用于癫狂初期。

枸杞炖羊脑

■**方剂** 羊脑 1 副，枸杞子 30 克，酱油、味精各适量。

■**制用法** 加清水与调料，以小火炖煮。顿服。

■**功效主治** 补肾益精，养血祛风。用治癫痫及血虚头痛、眩晕。

蚕蛹冲剂

■**方剂** 蚕蛹（或柞蚕蛹）若干克。

■**制用法** 研成细末，开水冲服，每次 6 克，每日 3 次，连服 3 个月。

■**功效主治** 祛痰，开窍，止痛。适用于各型癫痫。

白矾方重镇郁金丸

■**方剂** 白矾 90 克，郁金 200 克，菖蒲 30 克。

■**制用法** 白矾、郁金研细末，水泛为丸，菖蒲煎汤送丸，每次 6 克，每日 2 次。

■**功效主治** 豁痰开窍，重镇止

传统秘验效方精华

痫。适用于癫痫属痰涎内壅型，多见胸闷、痰多、苔白厚腻、脉弦滑等。

白矾蝉衣散

方剂 雄黄、蜈蚣20克，白矾12克，蝉衣30克。

制用法 将上药共研细末，成人每次2克，可酌情加减。服药后如有大便稀，或吐痰涎，为正常情况，不需停药。

功效主治 清热化痰，祛风利

实用验方

全蝎蜈蚣冲剂

方剂 全蝎、蜈蚣、白僵蚕、石菖蒲、法半夏各10克，田七、制南星、天麻各14克，川芎8克，木香6克。

制用法 上药共研细末，每次服1.5克，每日2次，小儿用量酌减。1个月为1个疗程。服药期间停服其他抗惊厥药物。3～7个疗程后，逐渐停药观察。

功效主治 豁痰开窍，行气活血。主治癫痫。

窍，清心镇惊，安神止痛。适用于治痫病。

石决明神曲汤

方剂 神曲、桑枝、广郁金各10克，天麻、菖蒲、僵蚕各6克，鱼胆草、南红花各5克，全蝎3克，生石决明12克，朱砂1.2克，蜈蚣2条。

制用法 水煎服，每日1剂。

功效主治 清肝息风，开窍醒神，镇痉止搐。用治惊痫、羊痫。

验证 用此方治疗癫痫12例，结果8例停止发作1年以上；3例发作间隔期延长2～3个月；1例无效。

地龙僵蚕散

方剂 乌梢蛇、干地龙各200克，代赭石、白僵蚕各150克。

制用法 上药焙至焦黄，和匀为散剂。每日服2次，7岁以下每次2克，7～15岁每次5克，16岁以上每次9克，30天为1个疗程。治疗期间切忌房事及饮酒。

功效主治 主治癫痫。

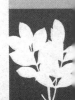

传
统
秘
验
效
方
精
华

一
一
〇

验证 林某，女，12 岁。患癫痫 5 年，发作频繁，服上方治疗 20 天，发作次数逐渐减少，继服 1 个月后停止发作，续服 2 个月后，随访 4 年无复发。

钩藤天竺散

方剂 钩藤 8 克，天竺黄、白芍各 5 克，大青叶、甘草各 6 克，连翘心、僵虫各 4 克，全蝎 2 克，石膏 3 克（此剂量适宜于 1～3 岁小孩，按年龄大小加减）。

制用法 将上药水煎，每日 1 剂，分 2 次服。

加减 若发作频繁者，加天麻、蜈蚣；若呕逆痰多者，加法半夏、竹沥；若弄舌者用朱砂点舌；若大便秘结者，加大黄；若腹泻者，加神曲；若小便黄短者，加地龙、滑石；若口渴者，加麦冬、知母；若高热不退者，用生石膏磨汁调入药液内。

验证 上方治疗小儿癫痫患者 24 例，其中痊愈 21 例，好转 3 例，均获效。

黄芪防风饮

方剂 生黄芪 60 克，赤芍、防风各 3 克，蜈蚣 1 条（研冲）。

制用法 将前 3 味药水煎，蜈蚣研末冲服。每日 1 剂。

功效主治 清肝息风，适用于小儿癫痫。

验证 用上药治疗儿童癫痫小发作患者 11 例，其中病程最短者 15 天，最长者半年，有脑炎病史者 2 例，头部外伤者 3 例，高热病史者 3 例，原因不明者 3 例。服药最少者 18 例，最多者 47 例，其中治愈 6 例，显效 1 例，好转 2 例，无效 2 例。

地龙全蝎汤

方剂 地龙、全蝎、钩藤（后下）、天麻各 6 克，青礞石 10 克，胆南星 7.2 克，二丑 15 克，清半夏、桃仁、红花各 5 克，沉香、生大黄各 3 克，人工牛黄 0.3 克，白矾 8 克。

制用法 每日 1 剂，水煎服。连服 1～3 个月后改为散剂以巩固疗效。

功效主治 泻火坠痰，平肝止痉。主治癫痫。

验证 用此方治疗癫痫病人 21 例，其中显效 7 人，有效 8 人，无效 6 人，总有效率为 71.4%。

名医提醒

1 要多吃一点家常便饭，可以让食品多样化，比如米饭、面食、肥肉、瘦肉、鸡蛋、牛奶、水果、蔬菜、鱼、虾等，都是很好的食物。

2 日常生活中加强体质锻炼，起居有规律。忌烟酒等刺激性较强的食物。

关 节 炎

由于细菌或病毒等致病因子和自身抗体的作用使关节的各部分，如滑膜、软骨或软骨下骨发生渗出，中性细胞和淋巴细胞浸润，以及细胞因子活动等炎症性反应，称为关节炎。

一般，按病因和临床表现，关节炎可分感染性关节炎、原因不明的多发性关节炎、代谢内分泌病、退行性关节病、关节创伤、神经性关节病、过敏性关节病、出血性疾病、肿瘤和肿瘤样病变等。

名医效方

韭菜子艾叶汤

方剂 韭菜子 15 克，艾叶、小茴香各 10 克。

制用法 水煎服。每日 1 剂。

功效主治 温经散寒，除湿止痛。适用于肩周炎。

二乌樟脑散

方剂 川乌、草乌、樟脑各 90 克。

制用法 共研细末，贮瓶备用。外用，根据疼痛部位大小，取药末适量，用陈醋调成糊状，匀敷于压痛点，厚约 0.5 厘米，外覆敷料，然后

用热水袋热敷30分钟，每日1次，一般3次即可显效。

功效主治 祛寒湿，止痹痛。适用于肩周炎。

木瓜丝瓜络汤

方剂 木瓜10克，丝瓜络15克。

制用法 水煎服。

功效主治 舒筋活络。适用于风湿性关节炎早期。

四树枝汤

方剂 椿树枝、柳树枝、桑树枝、榆树枝各60克。

制用法 煎汤洗澡。

功效主治 治疗风湿性关节炎引起的关节痛。

小茴香外敷方

方剂 食盐1斤，小茴香120克。

制用法 共入锅内炒热，用布包熨痛处，凉了再换，往复数次。

功效主治 祛风理气，散寒止痛。治疗风湿性关节痛。

苏枝黄芪汤

方剂 苏枝节、竹枝节、桂枝节、松枝节、杉枝节各15克，桑枝节、黄芪各20克，甘草3克，当归18克，白芍16克，川芎6克。

制用法 水煎服。

功效主治 治类风湿性关节炎。

生苡仁苍术饮

方剂 生苡仁15克，苍术、羌活、独活、威灵仙、云茯苓各12克，防风（先煎）10克，川乌（先煎）、甘草（炙）各6克，麻黄（炙）3克。

制用法 水煎服。

功效主治 治关节疼痛，肿胀，沉重或肌肤麻木，舌苔白腻，脉濡缓为主要症状的湿痹型类风湿性关节炎。

木瓜羹

方剂 木瓜20克，芝麻叶15克，白果12克。

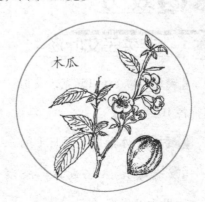

木瓜

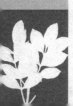

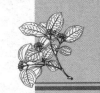

制用法 水煎服，每日2次。

功效主治 适用于类风湿性关节炎。

葱蒜汤

方剂 葱根、大蒜各100克，花椒60克。

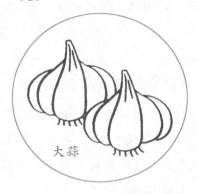

大蒜

制用法 加水适量，共煎汤熏洗患处。每日熏洗患处3~4次，每5日更换1剂。

功效主治 适用于类风湿性关节炎。

忍冬石膏知母汤

方剂 忍冬藤15克，萆薢、薏仁各12克，生石膏（打碎）18克，知母、黄柏各9克，桂枝、生甘草各3克，莪术4.5克。

制用法 将上药以水煎煮，取药汁。每日1剂，分2次服用。

功效主治 清热解毒，活络祛痛。适用于心烦口渴，倦怠无力，午后渐热，风湿虚证化热者。

八宝回春汤

方剂 制附子、人参、麻黄各35克，黄芩、防己、香附、杏仁、川芎各33克，当归、防风、肉桂各32克，干姜、甘草、熟地黄、生地黄各25~30克，半夏、茯苓各45克，白术60克，白芍150克，沉香、天台乌、川乌各10~15克，黄芪90克。

制用法 将上药共研细末。每次15克，每日服3次。

功效主治 调和气血，祛寒除湿，舒筋活络止痛。适用于类风湿性关节炎。

三经散寒通络方

方剂 黄芪、白芍各20克，鹿茸5克，党参、桂枝、桑枝各12克，炮山甲、炙乳没各6克，麻黄10克。

制用法 将上药用水煎煮，取药汁。每2天服用1剂。

功效主治 补气养血，散寒通络，强筋壮骨。适用于类风湿性关节畸形。

乳香川乌汤

方剂 乳香、制没药各 12 克，制川乌 15 克，地龙、土鳖虫各 20 克，桃仁、蜈蚣各 10 克，青风藤、薏苡仁、生地各 30 克。

制用法 水煎服，每日 1 剂。3 个月为 1 个疗程。

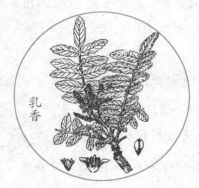

乳香

加减 湿热阻络型，加防己、苍术各 10 克，萆薢、连翘各 20 克，金银藤 30 克；寒热错杂型，加桂枝 10 克，白芍 15 克，知母 12 克，生黄芪 30 克，附片 20 片；肝肾亏损型，加川续断、桑寄生、狗脊、附片各 15 克，骨碎补 10 克，白芍 12 克。

功效主治 化瘀通络，利湿除痹。主治类风湿性关节炎。

验证 用此方治疗患者 67 例，结果：治愈 24 例，显效 27 例，好转 13 例，无效 3 例，总有效率为 95.5%。

黄芪白术汤

方剂 生黄芪 15～30 克，白术、桂枝、制川乌、防己各 15 克，桑枝 30 克，白芍、当归、莪术各 12 克，炙甘草 10 克。

制用法 将上药水煎，分 2 次服，每日 1 剂，连服 3 个月后，隔日服 1 剂，再服 3 个月。此后，以本方制成丸药，继续服 6 个月，以巩固疗效。全疗程为 1 年。

加减 若属热胜型，加生石膏、土茯苓各 30 克；若属寒胜型，桂枝可用至 20 克，加用细辛 3～6 克；若气血亏虚者，再加用党参 15～30 克，首乌 15 克。

功效主治 主治类风湿性关节炎。

验证 用此方治疗类风湿性关节炎患者 45 例，缓解（关节肿痛消失，功能基本恢复，血沉、黏蛋白恢复正常）11 例，显效 15 例，好转 16 例，无效 3 例；远期疗效（2 年后）随访 21 例，其中缓解 10 例，显效 9 例，无效2例。

 二黄双仁汤

▋**方剂** 大黄 9 克，黄芩 12 克，桃仁、杏仁、赤芍、干地黄各 15 克，甘草、虻虫、䗪虫各 6 克，生川芎 10 克，桑寄生 18 克，牛膝 20 克，乌梢蛇 30 克。

▋**制用法** 每日 1 剂，水煎 3 次，分 3 次服。1 个月为 1 个疗程。

▋**加减** 气血虚弱者，加黄芪、当归；肝肾亏损者，加鹿角胶、杜仲、巴戟天。

▋**功效主治** 活血化瘀，补肝肾。主治类风湿性关节炎。

▋**验证** 用此方治疗患者 30 例，治疗 1～3 个月后，痊愈 16 例，显效 9 例，有效 3 例，无效 2 例，总有效率为 93%。

 名医提醒

①改变不规律的生活习惯。尽量不要背、扛重物。避免长时间的站立及行走，多休息。大便时尽量坐马桶，不要下蹲。

②要尽量减轻体重。肥胖人群更容易患骨关节炎。因此，减轻体重就可以有效减轻关节的压力和磨损，另外，也可以有效预防骨关节炎的发生。

③尽量改变不合理的运动方式。在练太极拳的时候，半蹲或下蹲的运动对下肢关节压力很大，应该尽量避免。爬山、爬楼等也对下肢关节压力较大，因此要尽量避免。

 **肝硬化**

肝硬化是一种常见的慢性肝病，是由一种或多种原因引起肝脏损害，肝脏呈进行性、弥漫性、纤维性病变。肝硬化是引起腹水的主要疾病，肝硬化

患者一旦出现腹水，标志着硬化已进入中晚期。出现腹水的早期，患者仅有轻微的腹胀，很容易误认为是消化不好，因此慢性肝炎，尤其是肝硬化患者，如果感觉腹胀明显，腰围增大、体重增长、下肢水肿，应该及时到医院检查。同时可尝试服用下列辅疗肝硬化腹水的方剂。

名医效方

柴胡甘草汤

方剂 柴胡、杭白菊、川芎、苍术各 15 克，甘草、枳壳、香附、青皮、厚朴各 10 克。

制用法 水煎服，每日 1 剂，分 2 次服。

功效主治 舒肝理气，消满除胀。适用于气滞肝郁型肝硬化。

复肝丸

方剂 紫河车、红参须、炙地鳖虫、炮甲片、参三七、片姜黄、广郁金、生鸡内金各 60 克。

制用法 上药共研细末，水泛为丸。每服 3 克，每日服 3 次，食后开水送下，或以汤药送服。1 个月为 1 个疗程。

加减 肝郁脾虚，配合逍遥散、异功散、当归补血汤加减；脾肾阳虚，配合景岳右归丸、当归补血汤加减。

功效主治 益气活血，化瘀消癥。主治早期肝硬化。症见肝脾肿大，或仅肝肿大、胁痛定点不移，伴见脘闷腹胀、消瘦乏力、面色晦滞、红丝血缕，或朱砂掌、舌暗红，或有瘀斑，脉弦涩或弦细等。

大黄醋蜜丸

方剂 大黄 300 克，米醋 300 毫升，蜂蜜 2 匙。

制用法 将大黄研为细末，加醋、蜂蜜拌匀，放入锅内，浓煎至膏状，候凉，做丸如梧桐子大。每服 30 克，每日 1 次，温开水送下。

功效主治 泻热通便，破积行瘀，清湿热。适用于肝硬化。

海带牵牛子汤

方剂 海带 30 克，牵牛子 15 克。

制用法 将上 2 味放入砂锅，加水煎煮，取汁去渣。每日 1 剂，分 2 次服。

功效主治 软坚散结，清热利水。治疗肝硬化腹水。

葱白外用方

方剂 连头葱白 5 根，甘遂末适量。

制用法 葱白捣烂，加入甘遂末拌匀，再捣。使用时，脐部先用醋涂擦，以防止感染和刺激皮肤，然后将药适量敷在肚脐上，再用纱布覆盖，固定即可。一般 2 ~ 4 小时即能排尿或排稀水便。

功效主治 治疗肝腹水。

健脾汤

方剂 黄芪、山药、丹参各 20 克，薏苡仁、车前子、大腹皮各 30 克，党参、茯苓、白术、仙灵脾、鳖甲各 15 克，泽泻、郁金、青皮、陈皮各 12 克，附子、甘草各 6 克。

制用法 水煎服，每日 1 剂，10 日为 1 个疗程。

功效主治 治疗肝硬化水肿。

冬瓜皮槟榔汤

方剂 冬瓜皮 60 克，槟榔 15 克。

制用法 水煎服，每日 1 ~ 2 次。

功效主治 治疗肝硬化腹水。

养肝祛水汤

方剂 沙参 25 克，当归、川朴、麦芽各 10 克，枸杞子 15 克，五味子 5 克，甘草、玄参各 6 克，薏仁、车前子、怀山各 30 克，白芍、炒莱菔子、猪苓各 12 克。

制用法 将上药以水煎煮，取药汁。每日 1 剂，分 2 次服用。

功效主治 养阴补血，疏郁补肝，健脾利水。适用于慢性乙型肝炎肝硬化腹水，症见腹胀、乏力、食欲缺乏、腹水、下肢水肿等。

二地归参汤

方剂 生地黄、熟地黄、全当归、谷麦芽各 12 克，太子参 20 克，丹参、鸡血藤、茯苓、制首乌、黄精、白芍各 5 克，赤芍、泽兰叶、陈皮各 10 克。

制用法 将上药以水煎煮，取药汁。每日 1 剂，分 2 次服用。

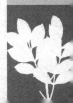

功效主治 益气养血，养肝柔肝，活血通络。适用于慢性乙型肝炎转为肝硬化者。

二甲丸

方剂 穿山甲、鸡内金各 500 克，醋炙鳖甲 300 克，蜂蜜 2000 克。

制用法 前 3 味药共为细末，炼蜜为丸，每丸 10 克。日服 3 次，每次 1 丸。

实用验方

黄芪马鞭草

方剂 生黄芪 50 克，党参 30 克，红花、川芎、赤芍各 6 克，槟榔、当归尾、莪术、炮山甲、地龙、车前子（包）各 10 克，益母草、茯苓皮、八月札、垂盆草、白花蛇舌草、马鞭草各 15 克。

制用法 每日 1 剂，水煎服。

功效主治 健脾补气，化瘀利水。主治肝硬化腹水，脾虚气滞型。症见：腹胀如鼓，小便不利，腹壁青筋显露，下肢水肿，大便溏黏，脉弦数，舌红嫩，苔薄白。

功效主治 适用于肝硬化。注：忌生冷、腥荤、油腻食物。

鳗鱼脑冲剂

方剂 海鳗鱼脑、卵及脊髓适量。

制用法 将海鳗鱼卵、脑及脊髓焙干研末。每次 3 ~ 6 克，温开水冲服。

功效主治 滋补强壮。辅助治疗肝硬化及脂肪肝。

加减 苔白腻为湿重于热者，应加苍术 12 克，生苡仁 30 克；无腹水者，去车前子、茯苓皮，加阿胶 30 克，天花粉 30 克，生地 20 克，枸杞子 10 克；鼻衄、呕血者，加羚羊角片 3 克。

验证 用此方治疗患者 21 例，临床治愈 7 例，显效 9 例，有效 3 例，无效 2 例，总有效率为 90.5%。

甘遂琥珀饮

方剂 甘遂粉、琥珀、沉香各 10 克，枳实 15 克，麝香 0.15 克。

制用法 上药共研细末，装入胶

囊，每次 4 粒；间日 1 次，于空腹时用大枣煎汤送服。

功效主治 行气逐水。主治肝硬化腹水。

验证 徐某，男，46 岁。患肝硬化腹水，住院治疗 5 个多月无明显好转。用此方 15 剂愈后，追访 8 年，未见复发。

大蒜甲鱼汤

方剂 甲鱼 1 只（500 克左右），独头大蒜 150 克。

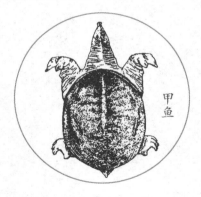

甲鱼

制用法 将甲鱼宰杀后洗净，去内脏，同去皮大蒜清炖（勿放盐），炖至烂熟，即可食用。2 天 1 次，15 次为 1 疗程。

功效主治 主治肝硬化腹水。

加减 呕吐不能进食者，加入生姜 10 克；气滞腹胀甚者，加入白萝卜 200 克；大量腹水者，配合双氢克尿噻、氨苯蝶啶，每次各服 25 毫克，每天 3 次。

验证 夏某，男，44 岁。腹部胀满、四肢水肿 1 个月为主诉而入院。腹围 89.5 厘米，面色晦暗，左侧面颊及胸部可见蜘蛛痣 45 处，腹部静脉曲张明显，腹水症阳性，舌黯红、苔白腻，脉弦细。西医诊断为肝硬化腹水。先服双氢克尿噻、氨苯蝶啶，每次各服 25 毫克，每天 3 次，3 天后开始服食甲鱼炖大蒜，共服食 13 次。痊愈出院，随访 1 年未再复发。

党参黄芪饮

方剂 黄芪、党参、鳖甲各 15 克，五灵脂、丹参、当归、海藻各 9 克，桃仁、土鳖虫、川芎各 6 克，九香虫 3 克，大黄 1 克。

制用法 加水煎沸 15 分钟，滤出药液，再加水煎 20 分钟，去渣，两煎药液对匀。分 2 次服，每日 1 剂。

功效主治 主治肝硬化。症见胁痛。

验证 此方临床运用 30 年有余，屡用屡效。

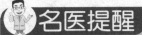 **名医提醒**

1 要忌食辛辣、刺激性的食物。对于粗硬、煎烤的食物要特别控制，避免诱发胃底静脉曲张的破裂。同时要限制动物脂肪、动物油的摄入量。

2 节制饮酒。酒非常容易损害肝脏，尤其是肝硬化病人，更应该适当地保护。可以适当减轻劳动强度，减少饮酒，维持健康和延长寿命。

传统秘验效方精华

第二章 ▽

外科疾病

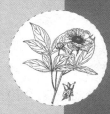
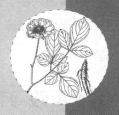

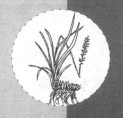

肩 周 炎

肩周炎是一种因肩关节周围软组织病变而引起肩关节疼痛和活动受限甚至消失的疾病。表现为肩部持续疼痛，肩前或外侧区压痛、拒按，逐渐发展为活动受限，肩关节各方向活动幅度减小，以上举、外展和内外旋受限最明显，或肌肉痉挛，每遇阴雨寒冷天气或夜间疼痛加剧，日轻夜重，多有外伤史、劳损史、受凉史。本病属于中医学"漏肩风""肩凝症""五十肩"等范畴。

名医效方

二乌膏

方剂 川乌、草乌、樟脑各90克。

制用法 上药研成末，装瓶备用。根据疼痛部位大小取药末适量，用老陈醋调糊状，匀敷压痛点厚约0.5厘米，外敷纱布，然后用热水袋热敷30分钟，每日1次。

功效主治 适用于肩周炎风寒侵袭型。症见肩部疼痛，怕风畏寒。

丝瓜络钻地风散

方剂 生姜10克，葱白6克，丝瓜络、钻地风各20克。

制用法 将药物捣烂，敷贴患处。

功效主治 适用于肩周炎寒湿偏盛型。症见肩关节疼痛剧烈，遇寒冷则加重，遇热痛缓。

白芍炒地龙散

方剂 白芍、炒地龙各400克，制马钱子（有毒性，慎用）、红花、桃仁、威灵仙各350克，乳香、没药、骨碎补、五加皮、防己、葛根、生甘草各150克。

制用法 将上药共研为极细末，装入胶囊，每粒含生药0.2克，成人

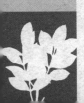

每次口服 3 粒，每日 3 次，温开水送服。半个月为 1 个疗程，休息 3 天，再行下 1 个疗程。

功效主治 适用于肩周炎。

桑枝汤

方剂 桑枝 1 把。

制用法 切细，以水煎 2 碗，1 日服尽，可连服数次。

功效主治 适用于肩周炎。

首乌酒

方剂 生首乌 250 克，白酒 500 克。

制用法 将首乌捣碎，浸入酒中。24 小时以后，隔水煮 1 小时，去渣，临睡前温饮半杯。

功效主治 适用于肩周炎。

加味逍遥散

方剂 柴胡、当归、炒白芍、茯苓、秦艽、黄芩、制附片、陈皮、法

半夏各 9 克，甘草、白芥子各 6 克。

制用法 将上药以水煎煮，取药汁。每日 1 剂，分 2 次服用，白酒为引。

功效主治 舒肝和脾，祛风除痰，温经止痛。适用于肩周炎。

活络汤

方剂 当归、白芍、黄芩、葛根各 9 克，桂枝、柴胡各 6 克，天花粉 12 克，生黄芪、生牡蛎各 15 克。

制用法 将上药以水煎煮，取药汁。每日 1 剂，分 2 次服用。

功效主治 益气活血，祛风清热。适用于肩周炎肩背疼痛，不能转侧。

灵仙汉防己汤

方剂 灵仙 4.5 克，汉防己 6 克。

制用法 水煎服，每日 3 次。

功效主治 适用于肩周炎。

实用验方

加味乌头汤

方剂 川乌、草乌各 6 克，白芍 20 克，黄芪 30 克，甘草 8 克，麻黄、

桂枝、羌活、当归各 10 克。

制用法 将以上诸药置于锅中，水煎服，每日 1 剂，7 日为 1 个疗程。

功效主治 温经散寒，活血通经，除痹止痛。主治肩周炎。

验证 袁某，男，56岁，患肩周炎多年，服用上方25剂痊愈。随访2年未见复发。

归尾白芍汤

方剂 归尾12克，白芍、红花、炮穿山甲、乳香、没药、生地、延胡、生甘草各10克，川芎、桂枝各6克。

制用法 水煎服。每日2～3次。

功效主治 主治肩周炎，瘀滞脉络型。

验证 李某，男，41岁。3周前因跌扑而跌伤右肩，当即疼痛肿胀，经用三七片内服、活血膏外贴后肿胀消失，疼痛大减，2天前又因搬物不慎扭伤该处，当即疼痛加剧，入夜尤甚，肩关节功能仅旋后稍受限。检查：右肩喙突前下方压痛明显，未见明显骨折征象，舌质紫，脉弦涩。予上方连服3剂。痛减，原方去乳没，加地龙12克，再进3剂，肩痛消失。

川乌细辛糊

方剂 川乌、草乌、细辛、樟脑各90克，冰片10克，老陈醋适量。

制用法 将上方前5味药分别研为极细末后，混合均匀备用。用时，根据疼痛部位的大小，取药末适量，用老陈醋调成糊状，均匀敷在压痛点上，厚约0.5～0.7厘米，外裹纱布，然后用热水袋热敷20～30分钟，每日1～2次。

功效主治 主治肩周炎。

验证 用本方治疗肩周炎患者48例，其中治愈42例，显效4例，无效者2例。

桂枝大枣汤

方剂 桂枝、大枣、姜黄、羌活各15克，生姜、甘草各10克，白芍、桑枝各30克。

制用法 每日1剂，水煎服。

加减 痛甚者，加蜈蚣2条，全蝎6克；疼痛向项背或前臂、上臂放散者，加海桐皮、威灵仙各15克。

功效主治 助阳通脉，散寒止痛。主治肩周炎。

验证 用此方治疗肩周炎患者30例，痊愈20例，显效8例，无效2例，有效率为93%。

名医提醒

1 忌吃肥腻的食物。如肥肉、奶油、油炸食品都是肥腻的食品。长久食用，会引起关节强直、疼痛肿胀以及功能障碍，加重关节炎的症状。

2 忌食用铁锅烧的饭菜。食用过多的铁，会导致铁蛋白的饱和，它和游离的铁可以促进关节炎的发作。所以，患肩关节周围炎的病人不要使用铁锅煮饭。

3 忌食海味。由于海参、海带、海菜、海鱼等食物中都含有一定的尿酸，这些尿酸进入人体后，能在关节中形成尿酸盐结晶，让关节炎的病情加重。所以，患了肩周炎的病人一定不要食用海产品。

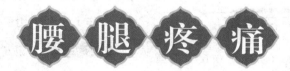

腰腿疼痛

隋代巢元方在《诸病源候论》中指出，腰腿痛与肾虚、风邪入侵有密切关系。腰腿痛多因扭闪外伤、慢性劳损及感受风寒湿邪所致。轻者腰痛，经休息后可缓解，再遇轻度外伤或感受寒湿仍可复发或加重；重者腰痛，并向大腿后侧及小腿后外侧及脚外侧放射疼痛，转动、咳嗽、喷嚏时加剧，腰肌痉挛，出现侧弯。为了避免腰腿痛给我们的生活带来麻烦，我们应当学会运用下面这些缓解腰腿痛的方剂。

名医效方

独活汤

方剂 炙甘草、羌活、防风、独活、大黄（煨）、泽泻、肉桂各9克，当归梢、连翘各15克，汉防己（酒）、黄柏（酒）、桃仁各30个。

 制用法 上药研为粗末，每服

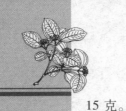

15 克。

功效主治 祛风，活血，通络。主治因劳役所致腰痛如折，沉重如山。

首乌牛膝丸

方剂 何首乌、牛膝各 300 克。

制用法 上药以酒 60 毫升，浸 7 日取出晒干，捣为末，枣肉和丸，如梧桐子大。每服 30～50 丸，空腹酒调服。

功效主治 补肝肾，壮筋骨。主治腰膝痛，不能行，且遍体瘙痒。

丹皮白术散

方剂 丹皮（去心）0.6 克，草薢、白术各 0.9 克。

制用法 上药为散。以酒服 6～9 克。也可作汤服之。

功效主治 健脾补肾。主治肾虚腰痛。

神仙粥

方剂 羊肾 1 对，羊肉 60 克，枸杞叶 250 克，粳米 150 克，葱白 5 个。

制用法 将枸杞叶洗净；羊肾洗净剖开，剔去臊腺脂膜，切块；羊肉切块；粳米淘洗干净；葱白洗净切

碎，备用。砂锅内加水适量，先煎枸杞叶，去渣，再入羊肾、羊肉、粳米煮粥，熟后加入葱白末，再稍煮即成。每日 1 剂，2 次分服。

功效主治 温肾壮阳。用治肾阳虚腰痛。

壮本丹秘方

方剂 杜仲、破故纸、茴香各 30 克，肉苁蓉、巴戟、青盐各 15 克。

制用法 上药研为末，将猪腰子分开，入药在内，缝住，纸包煨热。每 1 个作 1 次服，用黄酒送。

功效主治 壮筋骨，补元，养丹田。治腰痛之妙剂。主治肾虚腰痛，久则寒冷。

黄连解毒汤

方剂 黄连、生甘草各 5 克，黄芩、黄柏、牛膝各 10 克，山栀 12 克，金银花、紫花地丁、车前草、蒲公英各 30 克，茯苓、薏苡仁各 15 克。

制用法 将上药以水煎煮，取药汁。每日 1 剂，分 2 次服用。

功效主治 清热解毒，利湿通络。适用于腰骶部疼痛，局部红肿，

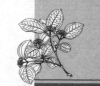

灼热，高热，寒战，头痛，小便黄赤之热毒壅聚型化脓性骶髂关节炎。

附子苍术粥

方剂 制附子 5 克，苍术 10 克，粳米 100 克，葱白少许。

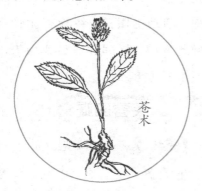

苍术

制用法 将附子、苍术研为细末，与粳米一同入锅煮粥，熟后加入葱白末即成。每日 1 剂，2 次分服。

功效主治 健脾燥湿，祛风散寒。用治风湿腰痛。

黄芪元胡苏木汤

方剂 黄芪 50 克，桃仁、当归、赤芍、川芎、地龙、川牛膝、秦艽、苏木各 10 克，独活、红花各 6 克，元胡 15 克，细辛 3 克。

制用法 将上药以水煎煮，取药汁。每日 1 剂，分 2 次服用。

功效主治 益气活血，化瘀通络。适用于陈旧性梨状肌综合征属气虚血瘀型。

加味麻黄附子细辛汤

方剂 麻黄、附子、细辛、桂枝、六轴子、威灵仙、川牛膝各适量。

制用法 将上药以水煎煮，取药汁。每日 1 剂，分 2 次服用。

功效主治 温经通络。适用于腰椎骨质增生。

三仙丹

方剂 盐炒川乌 30 克，苍术 60 克，炒大茴香 90 克，葱白适量。

制用法 将苍术与葱白炒黄，与他药共同研为末，以酒糊丸，如梧桐子大小。每次服用 70 丸，空腹，以酒、盐汤任下。

功效主治 适用于腰痛。

贴腰膏

方剂 水胶 30 克，生姜（捣汁）500 克。

制用法 上药混合后共同煎成膏，以厚纸摊贴腰眼处。

功效主治 适用于腰痛。

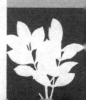

白芍红花

方剂 白芍 50 克，制川乌、制草乌、全蝎各 6 克，独活、桂枝、威灵仙各 15 克，黄柏、全当归、杜仲、续断、红花、桃仁各 10 克，牛膝 30 克，生甘草 12 克。

制用法 每日 1 剂，水煎，分 2～3 次口服。1 周为 1 个疗程。

加减 若气虚者，加黄芪、党参各 15 克；若血虚者，加阿胶、制何首乌各 10 克。

功效主治 适用于腰腿疼。

验证 用此方治疗腰腿痛患者 137 例，经用药 1～2 个疗程治愈 131 例，显效 5 例，无效 1 例，有效率为 99.2%。

红花没药敷剂

方剂 黄连、红花、大黄、乳香、没药各 20 克，冰片 5 克，松节油适量。

制用法 上药共研细末，用松节油调成糊状，敷于患处，用纱布、绷带包扎好。

功效主治 清热消肿，活血化

瘀。主治软组织损伤。

验证 余某，男，45 岁，不慎摔倒，左踝关节扭伤，疼痛难忍，无法行走。检查：左踝关节软组织肿胀，压痛，活动受限，X 线检查无骨折。外敷此方后，局部肿痛迅速消失，5 天后恢复功能。

芙蓉血竭膏

方剂 芙蓉叶 200 克，赤芍、黄柏、生大黄、姜黄各 50 克，黄芩、天花粉各 80 克，生栀子 60 克，刘寄奴 100 克，血竭粉 40 克，凡士林适量。

制用法 前 9 味共研细末，加血竭粉，再以凡士林调膏，外敷患处，无菌纱布及绷带固定，同时进行功能锻炼。

功效主治 适用于软组织损伤。

验证 用此方外敷治疗软组织损伤 323 例，换药 3～7 次后，均获得治愈。

独活牛膝汤

方剂 独活、牛膝、防风、秦

芄、杜仲、白芍各 9 克，桑寄生 18 克，熟地黄 15 克，当归、茯苓、人参各 12 克，甘草、川芎 6 克，细辛 3 克，肉桂 1.5 克。

制用法 水煎服。

功效主治 适用于腰痛、坐骨神经痛。

验证 用此方治疗患者 35 例，治愈 21 例，显效 12 例，无效 2 例。

名医提醒

① 日常生活中，要使用硬板软垫床。睡眠是人们生活中非常重要的一部分，因此，要选择合适的床垫。硬板床睡上去不舒适，软床睡上去又易引起脊柱的变形，时间长了就会出现腰酸腿痛。

② 防止风寒、潮湿的侵袭。在日常生活中避免不了要经受风、寒、暑、湿、燥、火六邪的侵袭。因此，生活起居、工作学习就要特别注意，不要睡卧在寒冷潮湿的地上，淋雨后要及时更换衣服。

③ 饮食要有所节制。肥胖的人通常很容易发生腰背痛，这是因为过重的体重增加了肌肉、韧带和骨关节的负担而致。因此，一定要节制饮食，控制体重。

颈 椎 病

颈椎病是指因颈椎间盘退行性变及其继发病理改变（包括器质性改变和动力性改变）刺激或压迫邻近的神经根、脊髓、椎动脉等组织，并引起各种症状和体征者。本病发病以男性为主。目前一般将颈椎病分为颈型、神经根型、脊髓型、椎动脉型等类型。

颈椎病属中医学的"痹证"范畴，属于人到中年，气血渐亏，阳气渐衰，

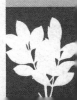

血脉空虚，阳气不足，卫外不固，风寒湿邪乘虚而入，阻滞经脉；或因跌打损伤，经络受损，瘀血内停；或因积劳成疾，肝肾亏损，督阳不运，痰凝血瘀，而成颈椎病。颈椎病的预防保健，应重视保持颈部良好的姿势，防止颈部外伤，避免颈部过度疲劳，并防止颈背部受凉。

名医效方

当归红花通络汤

方剂 当归、刘寄奴各 15 克，川芎、白芷、威灵仙、姜黄各 12 克，路路通、桑枝各 30 克，红花、羌活、胆星、白芥子各 9 克。

制用法 水煎服。每日 1 剂，服 6 剂停药 1 天，12 天为 1 个疗程。

加减 气虚体弱、手麻明显加黄芪 30 克；项背强急加葛根 24 克；热郁经络加忍冬藤 30 克；湿热内蕴、心烦口苦加黄芩 9 克或栀子 9 克、龙胆草 4.5 克。

功效主治 适用于颈椎病。活血化瘀，行气通络，除湿涤痰。

白芍葛根丸

方剂 白芍 240 克，伸筋草 90 克，葛根、桃仁、红花、乳香、没药各 60 克，甘草 30 克。

制用法 药研细末，水泛为丸，每服 3 克。1 日 3 次，1 个月为 1 个疗程。

功效主治 适用于颈椎病效果好。

苁蓉丹参汤

方剂 肉苁蓉、威灵仙、熟地、青风藤、丹参各 15 克。

制用法 每日 1 剂，早、晚分 2 次口服。或研末炼蜜为丸，每粒 10 克，每服 1 粒，每日 2 次。

功效主治 祛风，养血，蠲痹。适用于颈椎病。

黄芪党参汤

方剂 黄芪 30 克，党参、威灵仙各 12 克，白芍、地龙各 10 克，土鳖虫 6 克。

制用法 每日 1 剂，水煎服，早、晚分 2 次服。

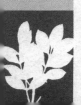

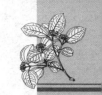

功效主治 补气养血，活血化瘀，散风利湿。适用于颈椎病。症见颈肩疼痛，上肢麻木，颈活动受限，握力减弱，肌肉萎缩等。

金不换膏

方剂 白芷 360 克，根藤 300 克，金不换 9000 克，独活 240 克，生半夏 240 克，冰片、血竭各 450 克，苏合香油 1440 毫升，茶油 5000 毫升，防风、荆芥、草乌、桂皮各 150 克，乳香、没药各 750 克，樟脑粉 600 克，艾粉 840 克，黄丹 22500 克。

制用法 先将艾粉、血竭、冰片、樟脑粉、苏合香油分别研细，备用；黄丹备用。其余各药洗净切碎阴干，油浸 10 天。然后用油炸枯，将药渣滤净，加入黄丹熬成膏，放凉，加入艾粉、苏合香油等 5 味，装于瓷器中。外敷患处。

功效主治 适用于颈椎病，椎动脉型。症见颈肩部或颈枕痛、头晕、恶心、呕吐、位置性眩晕、猝倒、持物坠地、视物不清等。

生姜丁香糖

方剂 丁香粉 5 克，生姜末 30 克，白糖 50 克。

制用法 将白糖放入砂锅内，小火煮沸，再加丁香粉、生姜末调匀，继续煮至挑起不黏手为度。放一瓷盘，涂以香油，将糖倾入摊平，稍凉后趁软切成小块，经常食用。

功效主治 降逆化痰。适用于颈椎病。

五加糯米酒

方剂 五加皮 50 克，糯米 500 克，酒曲适量。

制用法 将五加皮洗净，加水浸透，小火煎沸 30 分钟取汁 1 次，共取汁 2 次，混匀后，与淘净的糯米共烧成米饭，待冷，加入酒曲，发酵成酒酿，佐餐食用。

功效主治 祛风化湿，强筋通络。用治坐骨神经痛。

青梅酒

方剂 未成熟青梅 500 克，白酒 1000 毫升。

制用法 将青梅浸泡于白酒中。每次服 20～30 毫升，每日 2 次。

功效主治 适用于坐骨神经痛。

吴茱萸散

方剂 吴茱萸 150～300 克，黄酒适量。

制用法 将吴茱萸研为细末，过筛。用时取药末适量加黄酒拌匀，放锅内炒热，搅成糊状。取药糊趁热摊于数块清洁布上，分别贴于大椎、大杼、肩髃、肩井、后溪穴上，冷后再换，再贴之（大椎穴在人体后中线上，第七颈椎棘突下凹陷中；大杼穴在背部当第1胸椎棘突下旁开1.5寸处；肩髃穴在肩部，当臂外展时，于肩峰前下方呈现凹陷处；肩井穴为大椎与肩峰连线的中点处；后溪穴在手掌尺侧，微握拳，当第五掌指关节后的远侧掌横纹头赤白肉际处）。

功效主治 适用于颈椎病，风寒湿型。症见患痛麻木，恶寒畏风。

实用验方

生草乌细辛外用方

方剂 生草乌、细辛各 10 克，洋金花 6 克，冰片 16 克。

制用法 先将前 3 味药研末，用50% 的酒精 300 毫升浸入，冰片另用50% 的酒精 200 毫升浸入。每日搅拌1 次，约 1 周后全部溶化，滤净去渣，将二药液和匀，用有色玻璃瓶贮藏。每次用棉球蘸药液少许涂痛处或放痛处片刻，痛止取下。每天2～3次。

功效主治 祛风散寒，通络止痛。用治颈椎、腰椎及足跟骨质增生，老年骨关节炎疼痛等。

验证 尤某，女，63 岁。脚跟疼痛 2 个月，影响走路，经骨科检查诊为跟骨骨刺。予本方外用，当天痛减，1 周后疼痛缓解。

桃仁葛根方

方剂 桃仁、葛根各 150 克。

制用法 将上 2 味研为细粉，混合后装瓶备用。早晚各服一次，每次10 克。可加少量开水调成糊状，兑白糖吞服。

功效主治 本方可活血舒筋。对颈椎病有治疗效果。

验证 用此方治疗患者 2 例，均有良效。

当归鸡血藤

方剂 当归、酒白芍各 15 克，鸡血藤 30 克，苦草、通草各 6 克，细辛 3 克，桂枝、川芎、姜黄、淫羊藿、巴戟天各 10 克。

制用法 将以上诸药置于锅中，水煎服，每日 1 剂，日服 2 次。15 天为 1 个疗程。

功效主治 活血通络，补肾助阳。主治颈椎病。

验证 用此方治疗颈椎病 80 例，痊愈 41 例，好转 20 例，有效 12 例，无效 7 例。治疗时间最短 1 个疗程，最长 4 个疗程。

葛根灵仙汤

方剂 葛根 24 克，伸筋草、白芍、丹参各 15 克，秦艽、灵仙、桑枝、鸡血藤各 12 克。

制用法 每日 1 剂，水煎，分早、晚 2 次温服。药渣用布包煎汤，早、晚用毛巾沾药热敷颈部及肩部肌肉，每次 20 分钟，10 天为 1 个疗程。

功效主治 祛风散寒除湿，舒筋活血，强筋壮骨。主治各型颈椎病。

验证 用此方治疗患者 3 例，均获痊愈。

 名医提醒

1 要有良好的心情，保持乐观精神。要有同疾病艰苦抗衡的思想，积极配合医生的治疗，减少疾病的复发。

2 加强颈肩部肌肉的锻炼，业余时间做头及双上肢的前屈、后伸及旋转运动。这样可以有效缓解疲劳，使肌肉发达，韧度增强。

3 避免高枕睡眠的不良习惯，高枕可以让头部前屈，具有加速颈椎退变的可能。

急性阑尾炎

急性阑尾炎是阑尾腔阻塞和细菌侵入阑尾壁所致的急性炎症，居各种急腹症的首位。多见于青壮年，约半数见于 20 岁左右。急性阑尾炎症状常易与内科、妇科、儿科及外科一些疾病发生混淆，必须详细辨别。慢性阑尾炎可因急性阑尾病变未治愈，经反复发作而成；或因阑尾多种不同性质的慢性病理变化引起的一些症状和体征。发作时表现为阑尾炎症的临床特点，不发作时，可无任何症状和体征出现。

本病中医属于"肠痈"范畴。中医对其病因、病机及辨证治疗方面均有详细论述。目前临床将本病分为气血瘀滞、湿热蕴结、热毒壅盛等证型。

名医效方

红藤丹皮煎

方剂 红藤 60～90 克，紫花地丁 15～20 克，蒲公英、金银花各 15 克，连翘、丹皮各 10 克，桃仁 6～10 克，赤芍 10 克，冬瓜子 15 克，炙乳香、没药各 3 克。

制用法 水煎服，每日 2 剂，频服。使药液在体内保持一定浓度，有利于迅速控制炎症的发展，缩短疗程。

功效主治 清热败毒，消痈散结，活血定痛。主治肠痈（阑尾炎），不论未化脓或已化脓者，或阑尾炎穿孔形成局限性腹膜炎者。

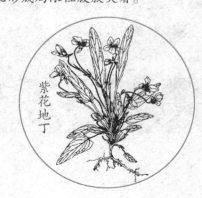

紫花地丁

鲜姜芋头泥

方剂 鲜姜、鲜芋头、面粉各适量。

制用法 先将姜和芋头去粗皮，洗净、捣烂为泥，再加适量面粉调匀。外敷患处，每日换药1次，每次敷3小时。

功效主治 散瘀定痛。主治阑尾炎。

石膏桐油糊

方剂 生石膏12克，黑桐油适量。

制用法 将生石膏研为细末，用黑桐油与生石膏粉混合搅拌成糊状，外敷疼痛区，一般2～3日更换1次，如药干枯或滑动，则需要随时更换。

功效主治 治疗阑尾炎有奇效。

大田螺荞麦糊

方剂 大田螺、荞麦面各适量。

制用法 大田螺捣碎，去壳，将其肉捣成烂泥，用荞麦面拌成糊，再捣和。摊于布上贴在腹上阑尾部，每日换药2次。

功效主治 清热解毒。

实用验方

蒜硝糊

方剂 鲜大蒜头12个（剥去外皮洗净），芒硝180克。

制用法 将上药共捣成糊状，先在右下腹压痛处（阿是穴）用醋涂搽一遍，然后将药敷于压痛处，范围要大于病灶。40～60分钟去掉敷药，用温开水洗净局部，再将生大黄末用醋调成糊状，敷于压痛处，6～8小时后用水洗去。

功效主治 适用于阑尾炎。

验证 用上药外用治疗急性阑尾炎374例，其中治愈340例，显效20例，无效14例，总有效率为96.3%。

二味大黄膏

方剂 大黄200克，冰片10克。

制用法 将大黄烘干研细，加入冰片搅匀，用米醋调匀，保持一定湿

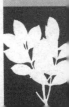

度，再加入面粉少许以增加黏性备用。用时取药膏外敷于右下腹包块处，外用纱布覆盖、胶布固定。每日或隔日换药1次。

功效主治 适用于阑尾周围脓肿。

验证 治疗94例，治愈81例，好转3例，恶化而中转手术10例，总有效率为89.36%。

三黄芙蓉酊

方剂 芙蓉叶、黄芩各300克，黄连、黄柏、泽兰叶各240克，冰片10克，白酒250毫升。

制用法 将上药研为粉末，用白酒适量调匀，装入纱布袋，热敷贴阑尾疼痛部位，用胶布固定。1日更换3次。

功效主治 适用于阑尾炎。

验证 使用本方保守治疗急性阑尾炎1200余人次，均获满意效果。大部分患者用药数次后腹痛缓解，炎症消退，免做手术。

名医提醒

1 饭后切忌奔走，尤其是在盛夏酷暑的时候。切忌贪凉过度，不要饮用冰啤酒或其他冷饮。平时要特别注意肥腻的食物，避免过食刺激性食物。增强体质，积极锻炼，提高免疫能力。

2 讲究日常卫生。注意不要受凉，饮食要有节制。

骨质增生症

骨质增生俗称"骨刺"，中医亦称之为"骨痹"。腰椎骨质增生的主要症状是：腰痛、活动不便，牵及一侧或双侧臀部及下肢疼痛、麻木，并可引起头晕、心悸、恶心，甚至颈项强痛不能平卧等。该病是由于人到中年以后体质虚弱，骨质退行性变，加之长期站立、行走或长时间的持于某种姿势，肌

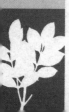

肉牵拉或撕脱出血，血肿肌化，致骨边缘形成刺状或唇样的骨质增生。"骨痹"病多发于中老年人。病因是人到中年后，肝肾开始虚衰，气血有所不足，人的活动量减少，气血有所不周，加之外受寒邪湿气，客于骨髓，发而为痹。劳伤筋骨者，肝肾自伤。

名医效方

骨质灵

方剂 鹿衔草、白芍各 20 克，威灵仙 12 克，乌梅、赤芍、骨碎补各 10 克，鸡血藤 15 克，甘草 5 克。

制用法 水煎，分早、晚服用。药渣外敷患处，15 天为 1 疗程，服 2 个疗程。

功效主治 消肿止痛。适用于骨质增生。

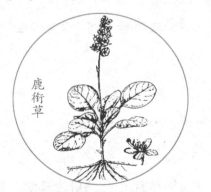

鹿衔草

风湿威灵方

方剂 白花蛇（学名银环蛇）4 条，威灵仙 72 克，当归、土鳖虫、血竭、透骨草、防风各 36 克。共碾细末，过筛。

制用法 每次服 3 克，每天服 2 次，开水送服。以上为 1 个月药量，服完即症状消失。

功效主治 适用于骨质增生症。

川芎末醋调外敷

方剂 川芎末 6～9 克，老陈醋适量，药用凡士林少许。

制用法 将药末加老陈醋调成浓稠糊状，然后混入少许药用凡士林调匀。随即将配好的药膏涂抹在患者增生部位，涂好后盖上 1 层塑料纸再贴上纱布，用宽胶布将纱布四周封固。2 天换药 1 次，10 次为 1 个疗程。

功效主治 适用于骨质增生症。

小麦羊肾粥

方剂 小麦 25 克，大枣 10 枚，

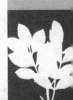

羊肾1对，粳米150克，甘草5克。

制用法 将羊肾剖开，去筋膜臊腺，洗净切块，小麦洗净捣碎，大枣、粳米洗净，甘草用纱布包好，一同入锅，加水煮粥食用。每日1剂，2次分服。

功效主治 补益心肾。用治心肾两虚型骨质增生，症见虚烦不眠，头晕，耳鸣，心悸，汗出，腰酸肢麻，下肢无力，月经不调，舌红苔薄白，脉细无力。

韭菜炒虾仁

方剂 韭菜150克，鲜虾仁200克，调料适量。

制用法 按常法烹制菜肴食用。每日1剂。

功效主治 温补肾阳。用治肾阳虚型骨质增生，症见面色㿠白，手足

不温，腰酸肢麻，下肢无力，尿频，便溏，月经不调，舌淡胖、苔薄白，脉沉弱。

通络饮

方剂 白芍15克，鸡血藤、威灵仙各10克，宣木瓜、甘草各6克。

制用法 1日1剂，加水煎至600毫升，每次服200毫升。空腹温服。30剂为1个疗程。

功效主治 疏通脉络，活血化瘀。

蛇蝎散

方剂 全蝎、蕲蛇、蜈蚣各9克。

制用法 共研细末。分为7份，第1天早、晚各服1份，以后每晚睡前服1份。服完为1个疗程。

功效主治 适用于骨质增生。

实用验方

当归白芍糊

方剂 全当归、白芍各40克，川芎、炒艾叶、地龙、炙川乌、五加皮、木通、川花椒、草薢、防风各30克，生姜汁100毫升，陈醋适量，冰

片5克。

制用法 上药共研为极细末后，加入姜汁、陈醋成糊状，贮瓶内备用。用时，以此药糊敷患处，每日换药1次。1剂药一般可用2～3天，2

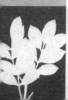

剂药为 1 个疗程。

功效主治 适用于骨质增生。

验证 用此方治疗骨质增生患者 65 例，用药 1～3 个疗程治愈 61 例，显效 3 例，无效 1 例，有效率为 98.4%。

白芍乌梅汤

方剂 鹿衔草、白芍各 20 克，威灵仙 12 克，乌梅、赤芍、骨碎补各 10 克，鸡血藤 15 克，甘草 5 克。

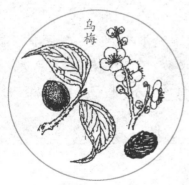
乌梅

制用法 每日 1 剂，煎服 2 次。药渣外敷，15 天为 1 个疗程，连服 2 个疗程。

功效主治 主治骨质增生。

加减 肝肾亏虚型，加桑寄生、木瓜、黄连；寒湿阻滞型，加桂枝、制川乌、当归；气滞血瘀型，加乳香、红花；颈椎病变者，加葛根、羌

活；胸椎病变者，加狗脊、穿山甲；腰椎病变者，加杜仲、牛膝；骶髂关节病变者，加当归；膝关节病变者，加白芷、桑枝；跟骨病变者，加川芎、槟榔；并发坐骨神经痛者，重用白芍。

验证 用此方治疗骨质增生患者 272 例，服药 2～3 个疗程后，均获得良好效果。

没药散

方剂 乳香、没药各 30 克，川乌、草乌、仙灵脾、巴戟天、骨碎补、生南星各 10 克，樟脑粉 5 克。

制用法 将上药共研细末，过 5 号筛。用热酒调糊，装入布袋内。取本品敷于患处，用 60～80℃ 热水袋（或热盐水瓶）覆盖加温，绷带固定，每次 2 小时，14 日为 1 个疗程。

功效主治 适用于骨质增生。

验证 共治疗 220 例，经治 1～3 个疗程，随访 2 年，治愈 78 例，显效 86 例，有效 42 例，无效 14 例，总有效率为 93.6%。

白芍木瓜汤

方剂 白芍 30 克，木瓜、当归、

威灵仙各 15 克，甘草、五加皮各 6 克。

制用法 每日 1 剂，水煎服，早、晚分服。

加减 病变部位在颈椎者，加羌活 10 克；在腰椎者，加川续断 20 克；在跟骨者，加牛膝 10 克。并配合适当的功能锻炼。

功效主治 温补肾阳，通络止通。主治骨质增生症。

验证 用此方治疗患者 50 例，临床症状消失者 40 例，好转 10 例，有效率为 100%。

名医提醒

1 要多吃蔬菜、水果以及含粗纤维的食物。经常食用坚果，补充营养。同时，注意蛋白质的摄入要有限度，食物中过高的蛋白质会让钙从体内排出。

2 不要吃柳橙类的水果，特别是橘子、橙子，同时也要避免糖、酒、咖啡的摄入。这些物质都会阻挠疾病康复，扰乱体内的矿物质平衡。

3 避免长时间的剧烈运动。长期过度运动会诱发骨质增生，主要是因为，长期剧烈的运动能够使骨骼及周围软组织受力不均，负荷过重，最终导致骨质增生的发生。

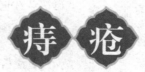

痔 疮

痔疮的发生不仅是由于局部原因，而且还与全身脏腑经络的病理变化密切相关。历代医学家都有不少关于痔的论述，他们认为，本病的发生多因饮食不节，过食辛辣，酒色无度，湿热内生，下注大肠所致；或因久泻久痢，久坐久立，久忍大便，妇女妊娠而引起阴阳不和，关格壅塞，经脉流溢，渗漏肠间，以致冲发为痔；或因外感风、湿、燥热之邪下冲肛门所致；或因内伤七情，热毒蓄积，气血壅滞下坠，经络不通而瘀滞结聚于肛门，以致冲突为痔。按其生成部位不同，分为内痔、外痔、混合痔三种。

名医效方

鲜案板草汤

方剂 鲜案板草 2000 克（干品500 克）。

制用法 上药为 1 次药量，加水煎开 10 分钟后倒入盆中，待温时，坐浴 30 分钟，再将药渣敷于患处 30 分钟，每天 3 次，4 天为 1 个疗程。

功效主治 适用于外痔。

止痛如神汤

方剂 秦艽、核仁、防风各 6 克，皂刺、苍术、黄柏、当归尾、泽泻、槟榔、制大黄、槐花各 10 克。

制用法 水煎服，每日 1 剂。

功效主治 清热祛风，行气化湿，活血止痛。用治诸痔疼痛、肿胀者。

绿豆炖猪大肠

方剂 绿豆 200 克，猪大肠 1 节。

制用法 将绿豆放入猪大肠内，两头扎紧，炖熟吃。

功效主治 适用于内外痔。

云南白药糊

方剂 药店所售瓶装云南白药粉末适量。

制用法 云南白药 0.3～0.4 克，口服，每日 3 次。另以云南白药加 75% 的酒精调成糊状，敷在痔上，日换 1 次。

功效主治 活血止痛。主治外痔。

猪皮汤

方剂 猪皮 130 克，黄酒半碗，红糖 60 克。

制用法 黄酒加等量水煮猪皮，用小火煮至稀烂，加红糖调和。吃猪皮饮汤，日分 2 次用完，可连用数天。

功效主治 养阴清热。用治内痔下血。

生吃香蕉

方剂 香蕉 1～2 个。

制用法 每日清晨空腹吃香蕉 1~2个。

功效主治 凉血除烦，润燥通便。适用于痔疮出血、大便干结。

硝冰膏

方剂 芒硝30克，冰片10克，猪胆汁适量。

制用法 先将前2味药共研细末，再用猪胆汁调匀成糊状（如痔疮表面有溃疡或分泌物多者加白矾10克），备用。外敷于痔疮外，再用纱布棉垫覆盖，胶布固定。每日早、晚各敷1次。

功效主治 消肿止痛。

蝉冰膏

方剂 蝉蜕15克，冰片12克，麻油30毫升。

制用法 先将蝉蜕用微火焙焦存性、研末，入冰片同研成极细末，用麻油调匀即成。每晚临睡前，先用金银花20克，大鳖子12克（捣碎），甘草12克，煎汤趁热熏洗患处，然后用棉签蘸油膏涂敷痔核上，连用5~7天。

功效主治 消炎，散结，止痛。

蒸鲫鱼

方剂 鲫鱼1条（重200克），韭菜适量，酱油、盐各少许。

制用法 将鱼开膛去杂物留鳞，鱼腹内洗净，纳满韭菜，放入盖碗内，加酱油、盐，盖上盖，蒸半小时即成。食鱼肉饮汤，每日1次。

功效主治 治疗痔漏、内外痔疮。

红糖金针菜汤

方剂 红糖、金针菜各120克。

制用法 将金针菜用水2碗煎至1碗，和入红糖。温服，每日1次。

功效主治 活血消肿。对痔疮初起可以消散，对较重症有减轻痛苦之功。

六仙丸

方剂 白术120克，荆芥穗60克，黄柏、甘草各40克，黄连54克，升麻30克。

制用法 上药研为细末，酒糊丸如梧桐子大。每服6克，空腹饮下。

功效主治 清热利湿，祛风解毒。主治痔漏。

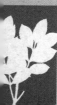

传统秘验效方精华

一四二

蜗牛膏

方剂 片脑 0.3 克，熊胆 0.6 克，蜗牛（大者，去壳研烂）1 个。

制用法 上药 3 味共研成膏。入水 1~2 滴涂痔处。

功效主治 消痔。主治痔疮。

实用验方

八味消痔汤

方剂 生大黄、虎杖、黄柏各 30 克，生蒲黄、生侧柏叶、秦艽、乳香、没药各 20 克。

制用法 将上药每日 1 剂，水煎取液 1000 毫升。取本品熏洗患处，每次 20~30 分钟，每日 2 次，3 日为 1 个疗程，不用他法。

功效主治 适用于血栓性外痔。

验证 共治疗 96 例，经治 1~3 个疗程，治愈 93 例，好转 3 例。

秦艽芒硝方

方剂 秦艽、防风、桃仁、红花各 10 克，黄柏、泽泻、香附各 15 克，大黄、芒硝（分冲）各 30 克。

制用法 每日 1 剂，水煎取液，熏洗患处，每次 15~20 分钟。并用三七黄连膏（含三七粉 2 份，黄连粉 1 份。加陈醋、凡士林调膏）适量，外敷痔核，包扎。每日 2 次，3 日为 1 个疗程。用药至痊愈止。

功效主治 清热祛风，行气化湿，活血止痛。主治痔疮。

验证 用此方外洗治疗血栓性外痔 96 例，其中治愈 94 例，好转、无效各 1 例，总有效率为 98.9%。

青草矾硝剂

方剂 大青盐、透骨草、明矾、芒硝各 15 克。

制用法 上 4 味药，煎水约 800 毫升，先熏后洗。

功效主治 适用于痔疮。

验证 使用本方治疗 100 余人次，疗效满意。

鱼马洗剂

方剂 鱼腥草、马齿苋各 30 克，白头翁、贯众各15克。

制用法 将上药煎取药液2000～3000毫升。

加减 外痔加蒲公英；血栓性外痔加芒硝；嵌顿性内痔加大黄、苏木；肛门湿疹加苦参、蛇床子；肛门病术后水肿加萹蓄、明矾。

功效主治 适用于炎性外痔、血栓性外痔、嵌顿性内痔、肛门湿疹、肛门病术后水肿。

验证 共治疗500例，治愈466例，好转20例，无效14例，总有效率为97.2%。

名医提醒

1 增加高纤维食物的摄入量。多食用高纤维素的食物，可以让大多数患者的症状缓解或消失。"食不厌粗"，那些粗加工的食品含有丰富的营养素和食物纤维，非常适合便秘或痔疮患者食用。

2 改变不良的饮食习惯。长期饮酒不仅对于肝脏有巨大的损害，而且也能够促进痔疮的形成。因此，痔疮患者一定要戒酒，同时避免辛辣刺激性的食物。

烧 烫 伤

烧烫伤是由于沸水（油）、烈火、电、放射线或化学物质灼伤人体表皮而引起的病变。烧伤部位根据损伤程度分为Ⅰ～Ⅲ度，Ⅰ度以表皮红肿热痛为主；Ⅱ度以真皮层侵害为主，表现为剧痛，有水疱，基底层呈红色或苍白色；Ⅲ度则损伤皮肤全层甚至皮下组织、肌肉和骨骼，出现皮肤坚硬如皮革样、蜡白、焦黄或炭化。

中医认为，烧烫伤的病机是由于火毒之邪灼伤肌表，内攻脏腑，伤阴损阳。治疗时，对面积小而浅表的烧烫伤，只需外治即可。如果是大面积的烧伤，火毒炽盛，内攻脏腑者，必须内外兼施，内治以清热凉血解毒、益气养阴为大法；外治则应以攻毒消肿、祛腐生肌为要则。

名医效方

冰霜散

方剂 生寒水石、牡蛎、青黛、芒硝各 30 克，轻粉 3 克。

制用法 上药共研为细末，以茶水或香油调涂于患处，1 天 3 次。

功效主治 适用于烫伤，症见创面鲜红，夹有水疱，发热恶寒，口渴欲饮。

汤火止痛散

方剂 当归、炒大黄各 30 克，香油适量。

制用法 上药共研为细末，香油调敷于患处，1 天 3 次。

功效主治 适用于烫伤。

清烟膏

方剂 京墨 1 根，鸡子清 30 克。

制用法 以京墨磨鸡子清涂于患处，1 天 3 次。

功效主治 适用于烫伤。

止痛膏

方剂 羊脂、松脂、猪脂各 20 克，黄蜡 15 克。

制用法 先将羊脂、猪脂加热熔化，再放入松脂、黄蜡熔化混匀，冷却备用。局部外用，1 天 2 次。

功效主治 适用于烫伤。

三虫油

方剂 蜈蚣 5 条，蟑螂 15 个，蛇油、香油各 50 克。

制用法 将蜈蚣、蛇油、蟑螂装入香油内浸泡 15～30 天，即可使用。用时将药涂于烫伤面，烫伤面积较大者，最好用纱布包扎，1 日换药 1 次。

功效主治 适用于 I 、II 度烧伤。

芦荟酒

方剂 芦荟、羊耳菊各 100 克，米酒适量。

制用法 将上药切碎，加米酒浸泡 1～2 周，过滤。外搽患处，1 日 3～6 次。

功效主治 本方具有清热解毒、生肌敛疮之效。

神效当归膏

方剂 当归、黄蜡各 30 克，麻油 200 克。

制用法 将当归入麻油中煎熬，煎至药枯，除去渣，再放入黄蜡，搅匀，冷却后备用。外敷患处，1 天 2 次。

功效主治 适用于烫伤。

西瓜皮

方剂 西瓜皮、冰片、香油各适量。

制用法 日久晒干的西瓜皮烧灰，加冰片少许研成粉末，用香油调匀，敷于患处。

功效主治 清热，解毒，防腐。用治烧伤、烫伤及口腔炎等。

糖醋丝瓜叶方

方剂 鲜丝瓜叶适量，食醋、白糖各等份。

制用法 将鲜丝瓜叶捣成绒，浸于糖、醋中，取适量敷于伤处，1 日 2 次。

功效主治 清热解毒。适用于烧烫伤。

罂粟壳轻粉方

方剂 罂粟壳 30 克，蜂蜡 9 克，轻粉细末 5 克，芝麻油适量。

制用法 将罂粟壳浸入芝麻油中 4 小时，小火煎枯滤清，下蜂蜡，倒入碗中，待碗周边药汁将凝时，下轻粉细末，调匀。用时先将患处水疱挑破，敷药膏，纱布包扎，每日换药 2 次，一般 2～5 日可愈。

功效主治 对缓解烧烫伤有较好的疗效。

石灰麻油方

方剂 生石灰 50 克，麻油 60 毫升。

制用法 将生石灰溶解于 250 毫升水中，搅拌，澄清；取澄清液 100 毫升，倒入 60 毫升麻油中，边倒边搅成糊状。用棉签蘸药油轻轻地涂敷于患处，每日 2～3 次，治愈为止。

功效主治 对烫伤有不错的效果。

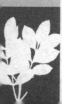

实用验方 ● ● ● ● ● ● ● ● ●

苍术糊

方剂 苍术、白芝麻油各适量。

制用法 将苍术研成细末，加白芝麻油调成稀糊状。用经酒精消毒的鸡翅毛将药糊薄薄地涂抹于烧伤、烫伤部位。每天 1～2 次，直至伤口愈合。第 2 次涂药时，对脱痂或干燥处稍多涂一些。

功效主治 适用于烧烫伤。

验证 采用此方治疗烧伤、烫伤50 例，效果良好。轻者 3～4 天可结痂，7～10 天脱痂愈合，重症者疗程稍长。

虎杖黄柏酒

方剂 虎杖、黄柏各 15 克，地榆、榆树皮内层各 20 克。

制用法 粉碎混匀，按每克药粉加入 95％ 酒精 2 毫升的比例浸泡 1周，加压过滤后再加入等量 95％ 酒精，1 周后同样过滤，混匀后装入灭菌瓶中备用。清创后以医用喷雾器将药液喷洒于创面，每日喷 3～9 次。

功效主治 凉血止血，解毒敛疮。主治烧烫伤。

验证 用此方治疗烧烫伤患者240 例，其中有效 230 例，无效 10例，总有效率为 95.8％。

小米冰片糊

方剂 小米 500 克，冰片 6 克。

制用法 取小米 500 克置于铁锅内，炒成炭状，加冰片 6 克，研为极细末，以麻油调成糊状。按一般方法清理创面后，涂敷小米散厚约 2 毫米，盖上油光纸，然后用 5～6 层纱布覆盖，绷带包扎固定（亦可采用暴露疗法）。开始每日或隔日换药 1 次，以后 2～3 日换药 1 次。

功效主治 清热止痛。主治烧烫伤。

验证 用此方治疗 30 例，收到满意效果。治疗后，局部症状得以迅速改善。对 Ⅰ 烧烫度伤皮肤发红或有极少小水疱者，能促进及早痊愈；Ⅱ度烧烫伤者一般换药 5～7 次痊愈。

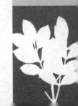

名医提醒

1 对Ⅰ度烧烫伤，要马上将伤处浸在凉水中，让伤处降温，减轻余热损伤，减轻肿胀，有止痛、防止起疱等作用，如果有冰块的话，把冰块敷于伤处，效果会更好。

2 保护创面。烧伤的创面一定要用清洁的敷料、毛巾、床单等覆盖，进行简单的包扎，适当保护，防止再次污染。不要随意涂抹药物。

跌 打 损 伤

跌打伤很常见，有的受伤部位表皮有些破损，更常见的是皮肤无破损，皮下瘀血青紫，又肿又痛。生活中很多人不知道怎么去正确应对跌打伤，以至于伤情越来越严重。

一般来说，伤后24小时内只要不破皮，一般不应擦跌打药水，最简单的方法是用冷水浸毛巾湿敷伤处，也可直接将伤处浸在冷水中20～30分钟，可使局部血管收缩，减轻组织水肿，起到止血消肿、止痛的作用。

名医效方

 解痉汤

方剂 白龙须15～20克，钩藤根、当归尾、伸筋草各15克，紫丹参、炙甘草各20克，制乳没6～10克，延胡索、续断各12克，白芍35克，生麻黄、草江花各3克，熟地黄18克，香附10克。

制用法 将上药以水煎煮，取药汁。每日1剂，分2次服用。

功效主治 行气活血，舒筋解痉。适用于气血阻滞，脉络不通。

黄鳝鱼外敷方

方剂 活黄鳝鱼 1 条。

制用法 将活黄鳝鱼宰杀取血，把卫生纸放在黄鳝血中浸透，晾干。在外伤处敷上此卫生纸。

功效主治 活血化瘀。对各种外伤都有缓解效果。

陈玄穿牵汤

方剂 陈皮 15 克，玄胡、丹参、穿山甲各 30 克，牵牛、三七各 6 克，白芍、赤芍各 24 克，甘草、土元各 12 克。

制用法 将上药以水煎煮，取药汁。每日 1 剂，分 2 次服用。

功效主治 理气活血，通经止痛。适用于腰部扭挫伤。

黄芪杜仲方

方剂 炙黄芪 15 克，杜仲、补骨脂各 6 克（盐水炒），红花 3 克，核桃肉 8 克。

制用法 上药同酒煎服。每日 1 剂，分 2~3 次服用。

功效主治 可缓解跌打扭伤所致腰痛。

瓦焙全蟹

方剂 大蟹 2 只，白酒适量。

制用法 用瓦将蟹焙干研末。每服 20 克，以酒送服。

功效主治 散瘀血，通经络，续筋接骨。用治跌打损伤。

三七叶泥

方剂 白背三七鲜叶适量。

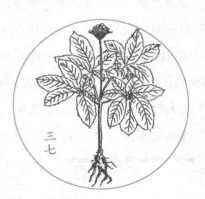

三七

制用法 将叶洗净，捣烂。将捣烂的叶泥敷于创面，再用大片三七鲜叶盖在上面，用绷带包扎固定。每日换药 1 次。

功效主治 化瘀，消肿，止痛。用治急性扭挫伤。

杏仁蝉蜕散

方剂 杏仁 5 克，蝉蜕、栀子、红花各 1 克。

制用法 将上4味研成极细末。将细末敷于伤处，厚2~4毫米，用纱布或绷带固定。隔日换药1次，一般2次可愈。

功效主治 活血化瘀，消肿止痛。用治跌打肿痛。

降荔散

方剂 降香、荔枝核各等份。

制用法 将上药焙干，研细，过100目筛制成粉，调匀备用。伤口清洗整复缝合后，用75%的酒精将上药调成糊状，直接敷在伤口上，包扎固定。7天左右拆线，一般不需他法处理。

功效主治 止血定痛，消肿生肌。

栀黄酒

方剂 栀子60克，大黄、乳香、没药、一支蒿各30克，樟脑饼7克，白酒适量。

制用法 上药共研细末，入罐内，加白酒（以淹没药物为度），浸泡2周，密闭。取药外敷患处，以敷料盖上，胶布固定。敷药范围与疼痛面积大小相应。

功效主治 消肿止痛。

活血止痛膏

方剂 红花、赤芍、白芷、栀子、桃仁、乳香、没药各15克，大黄30克，白酒适量。

制用法 上药共研细末，用酒调匀成糊状，备用。外敷患处。为防止药物脱落，减少蒸发，外用塑料纸包扎，如干燥后，可取下再加酒调敷，连续敷用3~4天后去除。若尚未治愈，可用第2剂重新调敷。

功效主治 活血化瘀，消肿止痛。

活血散

方剂 乳香、没药、羌活、独活、香附、炒甲珠、自然铜、木瓜、当归、续断各15克，桂枝、制川乌、制草乌、白芷、苏木、小茴香各10克，细辛6克。

制用法 上药共研细末，过筛混匀，收贮备用。用时取活血散，用量10~20克，一般以能覆盖瘀血面为准，以生菜油调匀，以压痛点为中心，局部外敷包扎。每日换药1次，3日为1个疗程。

功效主治 活血化瘀，消肿止痛。

实用验方

生草乌独活方

方剂 生草乌、生川乌、生半夏、生栀子、生大黄、生木瓜、羌活、独活、路路通各40克，生蒲黄、樟脑、苏木各30克，赤芍、红花、生南星各20克，白酒3500毫升，米醋750毫升。

制用法 上药在酒醋液中浸泡，严密盖闭7天。随后装入瓶中备用。在受伤局部热敷或熏洗后涂擦本品，可结合推拿或自我按摩使用，效果更佳。每日3～5次。

功效主治 活血舒筋，祛风通络。主治筋络挛缩、筋骨酸痛、风湿麻木。

验证 用此方治疗的患者6例，均收到了不同的良效。

土鳖虫生大黄丸

方剂 土鳖虫500克，生大黄、红花、田三七各250克，制马钱子100克，蜂蜜适量。

制用法 将前5味药分别研为极细末，过120目筛，用蜂蜜将上药末和匀，制成蜜丸，每丸重6克。每次1丸，早、晚各口服1次，用黄酒或白开水送服。5天为1个疗程。

功效主治 主治跌打损伤。

验证 用此方治疗跌打损伤患者226例，用药1～3个疗程治愈215例，显效11例。

生地桃仁汤

方剂 生地、赤芍、归尾、白术、泽泻各9克，红花、制乳香、制没药、荆芥各4.5克，五加皮、桃仁发、苏木各6克。

制用法 每日1剂，水煎服。

功效主治 活血化瘀。用治跌打损伤，蓄瘀作痛。

验证 用此方治疗跌打损伤12例，一般用药3～5剂即获治愈。

生大黄乳香散

方剂 生大黄、生栀子、姜黄、土鳖虫各150克，生川乌、生草乌、生南星、生半夏各100克，三七、乳香、没药、青陈皮各50克。

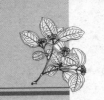

制用法 将上药共研为极细末，装入瓶内备用。用时，根据受伤部位大小，取药末适量用白酒调匀外敷患处，每日3～4次。外敷药后局部用热水袋外烫药物，效果更佳。

功效主治 主治跌打损伤。

验证 用此方治疗跌打损伤患者567例，一般用药2～5次，均可获得治愈。

名医提醒

1多运动锻炼。日常生活中多走、踏步、分并跳、伸展等，这些运动可以将身体各关节活动开。要保持有氧运动和无有氧运动的锻炼均衡。另外，要参加一些力量和柔韧练习，防止受伤。

2在饮食上，尽量避免如油炸、烧烤、过咸、过甜的食物。忌食麻辣、腥腻等食品及烟酒刺激之品。

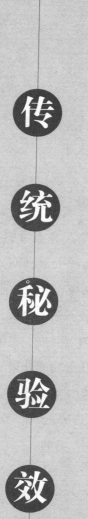

传统秘验效方精华

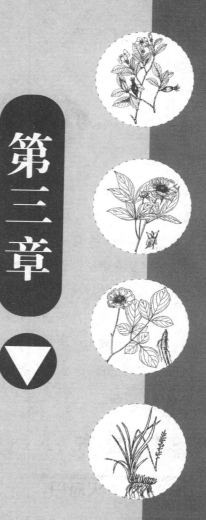

第三章

▼

儿科疾病

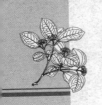

小 儿 发 热

引起发热的原因可分为两大类：①感染性发热：多由细菌和病毒引起，霉菌、支原体、寄生虫感染等也可引起发热。常见疾病有上呼吸道感染、支气管炎、肺炎、中耳炎、肾盂肾炎、尿路感染、脑膜炎、肠炎、肝炎、心内膜炎等。②非感染性发热：常由组织破坏或坏死（如白血病、恶性肿瘤、急性溶血、大面积烧伤等）、结缔组织病与变态反应性疾病（如风湿热、类风湿病、药物热、疫苗注射后等）、产热过多或散热过少（如甲状腺功能亢进、惊厥、癫痫持续状态、大量失水或失血等）、体温调节中枢异常（如暑热病、颅内肿瘤等）、植物神经功能紊乱（如感染后低热、功能性低热等）、免疫缺陷性疾病等引起。

名医效方

火府丹

方剂 生地黄、黄芩、甘草各12克，木通3克。

制用法 把上药用水600毫升煎服之。

功效主治 适用于小儿发热。

牛黄丸

方剂 牛黄3克，大黄9克。

制用法 上药研末，炼蜜为丸，如麻子大。每取7丸，粥汤下。

功效主治 治疗小儿心中烦热，大便不通。

柴胡丹皮汤

方剂 青蒿、银柴胡、丹皮、白薇、大青叶各10克，野菊花15克。

制用法 上药加水煎取药液，分2～3次服，每日1剂。

功效主治 适用于小儿各种发

热，咽红，扁桃体肿大或化脓溃烂。

实脾散

方剂 川芎、茯苓、白术、甘草各12克。

制用法 上药锉为散，用水煎，食后服用。

功效主治 适用于小儿余热不除。

消毒饮

方剂 炒牛蒡子90克，炙甘草30克，荆芥15克。

制用法 上药共研为末。每服9克，加水50毫升，煎其至30毫升。

功效主治 适用于小儿头疼发热，隐疹似粟米大。

王氏半夏散

方剂 赤茯苓、半夏、甘草各3克，陈粳米50粒。

制用法 上药研碎，用水500毫升，煎其至250毫升，不拘时服。

功效主治 适用于小儿中暑伏热，生痰呕吐。

石膏麻黄汤

方剂 生石膏（打碎）100克，麻黄3克，桂枝2克，炙大黄5克。

制用法 上药加水煎煮2次，药液兑匀，分2次服用，每日1剂。

功效主治 适用于小儿高热。

薷膏汤

方剂 香薷3克，生石膏30克（打碎先煎）。

制用法 水煎服。

功效主治 治小儿高热良效。

瓜皮白茅根汤

方剂 西瓜皮100克，白茅根30克。

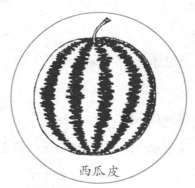

西瓜皮

制用法 水煎服，每天2~3次。

功效主治 清热凉血。用于小儿发热。

鸡蛋绿豆饼

方剂 绿豆125克，鸡蛋数个。

制用法 绿豆研粉，炒热，加蛋

清调和，捏成小饼贴胸部，3 岁左右患儿敷 30 分钟，不满周岁的敷 15 分钟。

功效主治 适用于小儿发热。

姜糖水

方剂 生姜 15 ~ 30 克，红糖 20 克。

制用法 将生姜洗净，切作片，捣烂，入红糖水煎，趁热饮用。每次服 50 ~ 100 毫升。服后盖被见微汗。

功效主治 散寒祛风。用治小儿风寒感冒之畏寒、头痛、鼻塞、流清涕。

实用验方

生石膏玄参饮

方剂 生石膏、双花、蒲公英各 30 克，玄参 25 克，神曲 10 克，荆芥 6 克，生大黄 5 克。

制用法 水煎服。每日 1 剂，分 3 ~ 4 次口服。

功效主治 主治小儿高热。

验证 用此方治疗小儿高热患者 130 例，1 ~ 3 天内治愈 128 例，有效者 2 例。

生石膏饮

方剂 生石膏 150 克。

制用法 水煎频饮。

加减 便秘者，加大黄；手足抽动者，加钩藤；烦躁者，加知母或栀子。

功效主治 主治小儿高热。

验证 用此方治疗小儿高热患者 40 例，1 天内退热者 5 例，2 天内退热者 27 例，3 天内退热者 8 例，治愈率 100%。本方不适用高热而无汗者。

羌活防风饮

方剂 羌活、防风、胆草、栀子、川芎各 6 克，大黄 1.5 克，青黛 3 克，薄荷 4.1 克，芥穗 4.5 克。

制用法 将上药水煎 1 次，煮取药液 100 ~ 150 毫升。分 2 ~ 3 次服完。较小患儿可多次频服。每日 1 剂。

功效主治 主治小儿发热。

验证 用此方治疗小儿发热 107 例，感冒 100 例，肺炎、风湿热各 1

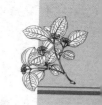

例，伤寒 5 例，有效率达 100%。

连翘当归汤

■**方剂** 连翘 9 克，当归 12 克，蝉蜕、瞿麦各 6 克，牛子、柴胡、杭芍、防风、滑石各 5 克，车前、木通、栀子各 3 克，甘草 1 克。

■**制用法** 每日 1 剂，水煎服。

■**功效主治** 主治儿童低热。

■**验证** 用此方治疗儿童低热患者 30 例，均获满意疗效。

名医提醒

1 食物最好选用软、易消化、清淡的，比如米汤、稀粥、乳制品等。发热是一种消耗性的病症，所以还要给小儿补充含高蛋白的食物，比如肉、鱼、蛋等，不过要少荤少油腻才行。

2 发热并伴有咳嗽的小儿，不宜进食过多，否则容易出现呕吐。不宜吃海鲜、过咸和过油腻的食物，以防引起过敏或刺激呼吸道导致病情加重。

小 儿 厌 食

　　小儿厌食是指小儿（主要是 3~6 岁）较长期食欲减退或食欲缺乏为主的症状。它是一种症状，并非一种独立的疾病，主要原因为饮食无规律，无固定进食时间，进食时间延长或缩短，正常的胃肠消化规律被打乱；片面追求高营养，肉蛋奶无节制地填喂，损伤胃肠，引起消化不良；零食不断，嘴不停，胃不闲，导致胃肠道蠕动和分泌紊乱；饮料、雪糕、巧克力等高热量饮食，使血糖总是处于较高水平而不觉饥饿。

　　本病中医诊断为"厌食"。以口腻乏味，纳少或挑食为主症，长期不愈者可伴面色发黄，形体消瘦，好卧懒动，时有腹泻、盗汗、夜眠不实等症状。

名医效方

皂荚散

方剂 皂荚100克。

制用法 取干燥皮厚、质硬光滑、深褐色的无虫蛀之皂荚，刷尽泥灰，切断，放入铁锅内，先大火，后小火煅存性，剥开荚口，以内无生心为度，研细为末瓶装备用。用时，每次1克，以红糖适量拌匀吞服。每日2次。

功效主治 适用于小儿厌食症。

吴茱萸椒矾散

方剂 吴茱萸、白胡椒、白矾各等份。

制用法 上药共研细末，贮瓶备用。用时取上药粉20克，用陈醋调和成软膏状，敷于两足心涌泉穴上，外用纱布包扎固定。每日换药1次。

功效主治 温中散寒，清热燥湿。

淮米健脾粉

方剂 怀山、薏仁各250克，芡实200克，大米600克。

制用法 将前3味分次炒黄。大米洗后晒干，用小火炒成淡黄色，与前3味混合碾细过筛。每日2次，每次1匙，用开水拌成糊状服食，同时加入盐、芝麻油。

功效主治 健脾开胃。适用于小儿厌食，脾胃虚弱型。

麦冬蜜糖

方剂 鲜麦冬500克，白蜜适量。

制用法 将鲜麦冬捣汁，入白蜜，隔水加热至饴糖状。每服2~3匙，用温酒或白开水化服。

功效主治 本方适用于小儿因体虚所致之厌食。

苹果泥

方剂 苹果2个。

制用法 洗净，连皮切碎，加水300毫升和少许盐共煮。煮好后取汤代茶饮。1岁以内小儿可以加糖后再饮。1岁以上小儿可吃苹果泥（将煮熟的苹果去皮去核，捣烂如泥，即为苹果泥），每次30克，每日3次。

功效主治 适用于小儿厌食。

苍术香白芷香袋

方剂 苍术、香白芷、山奈、甘松各 10 克，砂仁、蔻仁各 3 克，薄荷、冰片各 5 克。

制用法 将以上前 7 味共研细末，加入冰片研匀，装入布袋。佩戴在胸前，睡眠时放在枕边，15～30 日换药 1 次。

功效主治 健脾开胃。适用于小儿厌食症。

蚕豆粉冲剂

方剂 蚕豆 500 克，红糖适量。

制用法 将蚕豆用水浸泡后，去壳晒干，磨粉（或磨浆过滤后，晒干），即成。每服 30～60 克，加红糖适量，冲入热水调匀食。

功效主治 适用于脾胃不健，消化不良，饮食不下等所致的小儿厌食。

香薷砂仁散

方剂 香薷、砂仁、草果、陈皮、五味子、甘草各 10 克。

制用法 共为细末，每次冲服 3 克，每日 2～3 次。

功效主治 适用于小儿厌食。

党参山楂汤

方剂 党参、白术、陈皮、苍术、鸡内金、枳壳各 3～6 克，茯苓、山楂各 6～10 克，甘草 2～3 克。

制用法 药物用清水浸泡 30 分钟，再煎煮 15～20 分钟，取汁服。也可将上药研细末，每次 6 克，空腹服，日服 2 次。

功效主治 健脾开胃。适用于小儿厌食。

木香六曲丸

方剂 木香、砂仁各 15 克，六曲、炒麦芽、焦山楂各 60 克，炒槟榔、炒莱菔子各 40 克，炒青皮 30 克，胡黄连 20 克，黄芪 90 克。

制用法 共为细面，炼蜜为丸，每丸重 4 克，每服 1 丸，每日 2 次，奶、水各半送服。如服药面亦可，每次服 2 克，每日 2 次。

功效主治 适用于小儿厌食，症状见食则烦，体弱发稀。

消化膏

方剂 炒神曲、炒麦芽、焦山楂各10克，炒莱菔子、陈皮、炒鸡内金各6克，延胡索5克。

制用法 上药共研细末备用。用时取10～15克药粉，加入淀粉少许，用白开水调成软膏状，敷贴肚脐上，外用纱布固定。晚敷晨取，每日1次，5次为1个疗程。

功效主治 适用于小儿厌食，症见饮食停滞、脘腹胀满，呕吐或泄泻等。

验证 一般连敷1～2个疗程即可见效或痊愈。

饭锅巴莲子

方剂 饭锅巴、面锅巴各150克，淮山药15克，莲子、薏苡仁、白术各10克，山楂、麦芽、建粬各9克，砂仁6克，甘草3克。

制用法 每天1剂，水煎服。5天为1个疗程。

功效主治 健脾醒胃，消食导滞。主治小儿厌食。

验证 李某，男，5岁。患儿因春节期间过食瓜果肥腻之品，逐渐出现厌食、身体消瘦，经中西医多方治疗，未见好转。刻诊：面色萎黄，脘腹胀满，食少纳呆，尿多便溏，舌淡、苔薄腻。此乃饮食不节，食滞中焦，寒温不当，脾困湿阻。予此方进5剂，患儿饮食倍增，精神好转。效不更方，更进5剂，饮食如常，面色红润。

苍术鸡内金

方剂 苍术、炒鸡内金、莪术各6克，山楂、神曲、党参各10克，麦芽15克，茯苓12克，陈皮8克。

制用法 诸药水煎取汁150毫升，分3次服，每日1剂。6天为1个疗程。

功效主治 运脾开胃。主治小儿厌食症。症见长期食欲不振，而无其他疾病；面色少华，形体偏瘦，精神尚好，无腹膨；有喂养不当史。

验证 吴某，男，4岁。形体瘦弱，面色苍白少华，精神尚好，三餐纳食较少已3年，肝功能、胸片等检查无异常，血色素略低，平素易感冒，多食即易呕吐，大便软不成形。舌质淡红、苔薄白，脉细弱。诊断：厌食症，脾胃气虚型。用本方加黄芪，配合隔日针刺四缝穴，治疗 6 天，患儿食欲增强，食量增加，精神好，大便成形，无呕吐。随访近 1 年，纳食佳，极少感冒，儿体壮实，体重增加。

五味消食贴

方剂 青黛、厚朴各 6 克，丁香、芒硝各 3 克，冰片 1 克。

制用法 上药共研细末，装瓶备用。取药末适量，用鸡蛋清调为稀糊状，贴肚脐处，上盖纱布，胶布固定。每日换药 1 次，连用3～5日。

功效主治 解热消食，行气和胃。主治小儿厌食，兼治小儿积滞。

验证 共治疗 52 例，治愈 37 例，好转 13 例，无效 2 例，总有效率为 96.2%。

硝黄散

方剂 芒硝、大黄、桃仁、杏仁、栀子各等份，鸡蛋清适量。

制用法 将上药前 5 味共研细末，过 6 号筛，以鸡蛋清调膏。睡前取本品贴敷神阙穴，肤疾宁贴膏固定，3 日后取下，1 周 1 次。3 周为 1 个疗程。

功效主治 适用于小儿厌食症。

验证 共治疗 65 例，显效 34 例，好转 27 例，无效 4 例，总有效率为 93.8%。

名医提醒

1 平衡膳食，食物多样化。合理选择食谱，尽量做到粗细调剂，荤素搭配。让孩子远离偏食。多食用含有微量元素的食物，比如动物肝脏、瘦肉、蛋黄、鱼类、豆类等食物。

2 给孩子创造一个安静愉快的进食环境。在用膳的时候，最好选择安静的地方，有适合孩子的餐具、桌椅。

小儿佝偻病

维生素 D 缺乏性佝偻病简称佝偻病，是由于体内维生素 D 含量不足，引起全身钙、磷代谢失调和骨骼发育异常为主的小儿常见的慢性营养不良性疾病。本病可影响神经、肌肉、骨髓等组织器官的功能，导致免疫功能低下，患儿易并发肺炎、肠炎等疾病。患病的小儿主要表现为多汗、夜间惊叫、烦躁不安以及骨骼改变。佝偻病多见于婴幼儿，好发于冬春季节，北方地区发病率明显高于南方地区，人工喂养的婴幼儿比起母乳喂养的小儿更容易发病。本病如果能及时治疗，预后良好，严重佝偻病后遗症可采用矫形手术治疗。

名医效方

龟甲百合散

方剂 龟甲、百合、党参、山药各 40 克，龙骨、牡蛎、全皮、桑皮、杏仁、天冬各 20 克，浙贝 12 克，枳壳 15 克，鸡内金 5 克。

制用法 共研细末。7 个月左右小儿每次 3 克，1.5 岁 5 克，2 岁半 10 克。均日服 2 次，15 日为 1 个疗程。

功效主治 适用于小儿佝偻病。

龙骨牡蛎汤

方剂 龙骨、牡蛎各 50 克，苍术 15 克，五味子 5 克。

制用法 按比例共研细末，每次服 1.5 克，加白糖适量或温开水冲服。每日 3 次，连服 15 天至 3 个月。

功效主治 适用于小儿佝偻病。

蛤壳双甲丸

方剂 炮山甲片、蛤壳、炮鳖甲片各等份，蜂蜜适量。

制用法 将上述前 3 味各研成极细末，炼蜜为丸，用米汤送服。每服 10 克（小儿减半），每日 2 次。

功效主治 治小儿佝偻病或因缺钙而痉挛抽搐。

虾皮蛋黄饭

方剂 鸡蛋1个，虾皮10克。

制用法 把鸡蛋打花和虾皮搅拌均匀，放入蒸锅中蒸熟。佐餐。

功效主治 经常食用可预防小儿佝偻病。

蛋壳莲子散

方剂 鸡蛋壳50克，山楂、莲子各30克。

制用法 将上3味共研细末，每服2克，每日2次，温开水或粳米汤送服，10～15日为1个疗程，连服2～3个疗程。

功效主治 壮筋骨，活血通络清心。用治小儿佝偻病。

鸡蛋皮散

方剂 鸡蛋皮适量。

制用法 将鸡蛋皮洗净，烤干，研粉过罗极细。1周岁以下每次服0.5克，1～2岁每次1克，每日2次。

功效主治 制酸补钙。用治钙质缺乏手足搐搦症、佝偻病。

乌贼猪骨汤

方剂 猪脊骨、乌贼骨各250克，精盐少许。

制用法 将猪骨、乌贼骨洗净砸碎，加水炖至汤呈白色黏稠时，弃渣，加盐调服。每日1剂，宜常服。

功效主治 补虚益肾，补充钙质。用治小儿软骨病，出齿不齐、发育缓慢、头颅畸形。

实用验方

陈皮丁香饮

方剂 党参、生黄芪、黄精各10克，土茯苓、陈皮各6克，丁香1克。

制用法 将上药水煎3次后合并药液，浓缩成100毫升，加入红糖10克，搅拌均匀。分3～4次口服，每日1剂。10剂为1个疗程。

功效主治 适用于小儿佝偻病。

验证 用本方治疗小儿佝偻病患者 80 例，经用药 2 个疗程治愈者 15 例，3 个疗程治愈者 20 例，4 个疗程治愈者 30 例，5 个疗程治愈者 25 例。治程中未见不良反应发生。

黄芪丁香方

方剂 生黄芪、党参各 9 克，丁香 1.5 克。

制用法 以上为 1 日量。制成糖浆剂 15 毫升，分 3 次口服。

功效主治 主治小儿佝偻病。

验证 用此方共治疗小儿佝偻病 30 例，其中 1 个月治愈 16 例，1 ~ 2 个月治愈 8 例，2 ~ 3 个月治愈 4 例，3 个月以上治愈 2 例。

菟丝子黄芪方

方剂 菟丝子、黄芪、党参各 15 克，牡蛎、龙骨、麦芽、苍术、生甘草各 6 克。

制用法 此方为 1 剂量。可将本方 5 剂制成糖浆 150 毫升备用。用时，3 个月以内者每次服 6 毫升；4 ~ 18 个月者每次服 10 毫升；19 个月以上者每次服 15 毫升。每日 3 次。3 周为 1 个疗程。

功效主治 主治小儿佝偻病。

验证 用此方治疗小儿佝偻病患者 45 例，经用药 1 ~ 3 个疗程后，治愈 40 例，显效 5 例，有效率为 100%。

龙骨粉

方剂 苍术、茯苓、生黄芪、党参、五味子各 15 克，龙骨、牡蛎各 50 克。

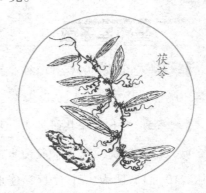

茯苓

制用法 将上药共研为极细末，装入瓶内密闭备用。用时，每次服 1 ~ 1.5 克，加红糖适量，温开水冲服，每日 3 次。

功效主治 主治小儿佝偻病。

验证 用本方治疗小儿佝偻病患者 61 例，其中，治愈者 58 例；显效者 3 例。治疗时间最短者 20 天，最长者 70 天，平均 30.5 天。

名医提醒

1 要多晒太阳。小儿佝偻病最好的预防方法就是晒太阳，人体需要的维生素D大约有80%都是靠自身合成。因此，让孩子待在阳光充足的室外，穿衣不戴帽，晒太阳非常好。

2 要正确喂养孩子。提倡母乳喂养。在孩子断奶后，也要培养一个良好的饮食习惯，不挑食，不偏食。

3 尽量补充维生素D。补充维生素D是预防小儿佝偻病的有效方法。

小 儿 腹 泻

　　小儿腹泻是由多病原、多因素引起的一组疾病，临床以大便次数增多和大便性状改变为特点，常伴有呕吐以及水、电解质代谢和酸碱平衡失常。发病年龄多在2岁以下，1岁以内者约占半数。腹泻日久可导致小儿营养不良、生长发育障碍，重症患儿可因水、电解质及酸碱平衡紊乱导致死亡。

　　本病中医诊断为"泄泻"。多因感受外邪，内伤乳食，脾胃虚寒使脾失健运，水谷不化，并走大肠所致。

名医效方

朱砂松香散

方剂 朱砂、松香、樟脑、明矾各6克，米醋适量。

制用法 将上药共研细末，温开水调成糊状备用。敷于脐部，然后用消毒纱布覆盖，再用胶布固定，每日换药1次。

功效主治 燥湿止泻。适用于小儿急性肠炎，症见泻下赤白、腹痛、苔黄腻、脉数。

车前肉桂散

方剂 车前子、肉桂各适量。

制用法 将上药共研细末，备用。将药末填敷于脐中，然后用消毒纱布覆盖，再用胶布固定。

功效主治 温中散寒，渗湿止泻。适用于寒湿腹泻、大便清稀如水样。

白头翁黄连散

方剂 白头翁 15 克，黄连 10克，白胡椒 6 克。

制用法 用以上 3 味共研细末，备用；每次取药末 2 克，加水调成糊状。敷于脐部，然后用消毒纱布覆盖，再用胶布固定，每日换药 1 次。

功效主治 解毒止痢。适用于小儿泻痢，症见红白相兼、发热、腹胀腹痛。

肉桂丁香糊

方剂 白胡椒 2 份，肉桂、丁香各 1 份，藿香 1 份半。

制用法 研成细末，混匀装瓶密封备用。每次 1~3 克，用温开水调

成糊状，薄布包好，于脐部放消毒纱布一块，然后将药放上，后用胶布固定。每天 1 次，第 2 天对时（即 24 小时）换药。湿热型泄泻忌用。

功效主治 适用于小儿泄泻。

止泻敷脐散

方剂 吴茱萸、肉桂、黄连、木香各 3 克，苍术 5 克。

制用法 上药共研细末，与适量葱白捣如泥状，摊成药饼状，备用。上药分 2 次敷于神阙穴上，外用止痛膏覆盖固定。24 小时换药 1 次。同时配用西药止泻 4 味药（小儿新诺明，多酶片，复方地方诺脂，硝酸铋），按体重给药。

功效主治 温中燥湿，消炎理气。

山楂散

方剂 山楂炭、鸡内金、炮姜炭各 3 克。

制用法 共研细末，每次服 0.9克，开水冲服，日服 4 次。

功效主治 适用于小儿腹泻。

葱姜黄丹丸

方剂 葱姜（捣烂）、黄丹末各

适量。

制用法 和为丸，如蚕豆大。每用 1 丸，填入脐内，以胶布固定，即止。

功效主治 适用于小儿水泻不止。

石榴皮汤

方剂 石榴皮 8 克。

制用法 水煎频服，代茶饮。

功效主治 适用于久泻。

防风葱白粥

方剂 防风 5 ~ 10 克，葱白 2 根，粳米 50 克。

制用法 将防风、葱白加水煎取浓汁，对入已熟的粳米粥内，再煮一两沸，趁热服食，服后卧床盖被以取微汗为佳。每日 1 剂。

功效主治 祛风解表，散寒止痛。适用于风寒所致的小儿腹泻。

胡萝卜汤

方剂 鲜胡萝卜 250 克。

制用法 洗净，连皮切成块状，放入锅内，加水适量和食盐 3 克，煮烂，去渣取汁，1 天分 2 ~ 3 次服完。

功效主治 适用于小儿腹泻。

实用验方

敷脐方

方剂 车前子、丁香各 1 克，肉桂 2 克。

制用法 上药各研细末，和匀备用。用时取 2 克置脐中，然后以加热之纸膏药盖贴于上。每隔 2 日换药 1 次。

功效主治 温中止泻。主治小儿腹泻（脾虚型）。

验证 一般 1 次即可获效，无不良反应。

白术茯苓汤

方剂 炒白术、茯苓、猪苓、车前子、泽泻、通草、炒柴胡、陈皮各 3 克，蔗糖适量。

制用法 将以上诸药置于锅中，水煎服，每日 1 剂。加蔗糖调味，分数次频服。或日服 2 次。

功效主治 健脾利湿，升阳止泻。主治小儿非感染性腹泻。

验证 治疗 766 例，治愈 744 例，转院 20 例（未效转院 8 例，自动转院 12 例），死亡 2 例（1 例伴心衰，1 例并发尿毒症）。治愈率为 97.1%。一般服药 1~6 天，最多 15 天即愈。

沙参石膏汤

方剂 北沙参、石膏各 12 克，黄芩、知母各 6 克，黄连 5 克，葛根 10 克，粳米 15 克，甘草 3 克。

制用法 将以上诸药置于锅中，水煎服，每日 1 剂。

功效主治 主治婴幼儿秋季腹泻。

验证 用此方治疗婴幼儿秋季腹泻 345 例，平均服药 1~2 日，治愈 332 例，有效 9 例，中断治疗 4 例，总有效率为 98.8%。

复方五倍散

方剂 五倍子 9 克，生姜、吴茱萸各 6 克，白胡椒 7 粒，葱白 1 段。

制用法 上药姜葱捣烂，余药研细末，食醋 20~25 毫升加热至 50~

60℃与上药搅拌成稀糊状备用。脐部先用凡士林涂擦 1 遍，再趁热（不烫）敷脐部（约 6 厘米×6 厘米，厚 0.3~0.5 厘米），外盖塑料纸。纱布、绷带包扎。每日换药 1 次。治疗中少食，口服复方维生素 B 及自配 5% 的糖盐水。

功效主治 散寒补脾，酸涩收敛止泻。治婴幼儿腹泻。

验证 治疗 18 例，治愈 15 例，好转 3 例。

贴脐膏

方剂 朱砂、樟脑、松香、明矾各等份。

制用法 上药各研细末，和匀备用。成人取黄豆大 2 粒，小儿减半，填于脐中心，外用胶布或膏药封贴，1 次不愈者，可在 24 小时后更换 1 次。

功效主治 适用于肠炎与婴幼儿腹泻（单纯消化不良）。

验证 治疗肠炎 30 例，痊愈 28 例，无效 2 例。用治轻型幼婴儿腹泻 30 例，痊愈 27 例，无效 3 例。贴后一般 2~12 小时见效。

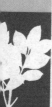

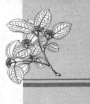

名医提醒

1 要注重日常饮食的调理。宝宝一旦腹泻，很多妈妈就会控制饮食，害怕加重病情。实际上，腹泻的宝宝更需要营养的补充。

2 注意保暖。由于季节的不断变化，气温忽高忽低，非常容易引起感冒、发热，加重腹泻症状。因此，要注意给宝宝腹部保暖。

3 保持孩子臀部皮肤的清洁。在孩子腹泻期间，妈妈们一定要提防尿布疹，保持孩子臀部皮肤的清洁。

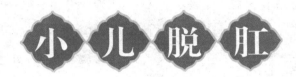

小 儿 脱 肛

小儿脱肛指小儿肛管直肠甚至部分结肠移位下降外脱。《诸病源候论》卷五十："小儿患肛门脱出，多因痢久肠虚冷，兼用躯气，故肛门脱出。"小儿血气未充，或因久泄久痢等，以致中气下陷，不能摄纳而致脱肛。治宜内服益气升提之剂。

名医效方

升鳖膏

方剂 鳖头1个（焙干），枳壳10克，五倍子、升麻各5克。

制用法 上药共研细末，过筛后以米醋调匀成软膏状，备用。每取铜针大的药膏敷于脐窝上，外以纱布盖上，胶布固定。2天换药2次，10次为1个疗程。

功效主治 升提固脱。

瓦焙乌龟头

方剂 乌龟头。

制用法 将乌龟头放在瓦上，用

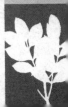

温火焙干，注意不要烧焦，研成细末。每天服2个，早、晚各1个，白开水冲服，一般6~8个可愈。

功效主治 适用于小儿脱肛。

升麻炙甘草汤

方剂 党参9克，升麻、炙甘草各3克。

制用法 水煎服。

功效主治 升提固脱。主治小儿脱肛。

壁土汤

方剂 五倍子末3克，陈壁土30克。

制用法 陈壁土用河水煎，候脱肛熏洗；再用五倍子末掺之。

功效主治 治疗小儿脱肛。

脱肛外治方

方剂 蜗牛（去外壳焙干）100个，龙骨10克，冰片3克。

制用法 上药共研细末，装瓶备用。用时先将药粉均匀撒在纱布上。再用右手托带药纱布，对准肛门脱出肿块，慢而有力地将肿块推入肛门，

待肿块复位后，适当休息，多食蔬菜及软食，保持大便稀软，以巩固疗效。

功效主治 消炎固脱。主治小儿脱肛。

香荆散

方剂 荆芥穗60克，香附子45克。

制用法 上药共研成末，水500毫升，煎汤淋洗。

功效主治 适用于大人、小儿脱肛。

槐花散

方剂 槐角、槐花各6克。

制用法 把上药共炒香黄，用羊血蘸药，炙热食用；或用猪膏去皮，蘸药炙服。

功效主治 适用于脱肛。

赤石脂散

方剂 伏龙肝、真赤石脂各6克。

制用法 把上药共研成细末。每用1.5克，敷于肛门上，频用按入。

功效主治 适用于小儿脱肛。

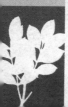

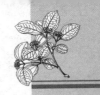

实用验方

荷叶五倍子洗剂

方剂 荷叶15克，五倍子10克。

制用法 每天1剂，水煎至300毫升，先熏后洗。上、下午各1次。5天为1个疗程，共治疗3个疗程。熏洗期间，每天用鲜白萝卜、鲜鸭梨榨汁，适量服。

功效主治 适用于面白少华，形体消瘦，食欲不振，大便秘结型脱肛。适用于小儿脱肛。

验证 刘某，女，5岁。因母乳不足，人工喂养，屡屡便秘，断奶后偏食、厌食近1个月，便秘加重，便后脱肛，时轻时重，拒服药物。使用方剂15天后，大便正常，每天1次，脱肛痊愈。1个月后随访，无复发。

黄芪党参治脱肛

方剂 黄芪、党参、赤石脂各6克，黄芩、黄连、升麻各4.5克，当归、柴胡、枳壳、白芷、陈皮、甘草各3克。

制用法 每日1剂，水煎服。

功效主治 益气升提，清热燥湿，收敛固脱。主治小儿脱肛。

验证 韩某，男，6岁。因患痢疾10多天，每日大便数十次，以致直肠脱出，从此半年来饮食少进，形体消瘦，每次大便时都脱出直肠寸许，托进时啼哭异常。诊查其面色不荣，肛周赤紫，有轻度糜烂，舌质红，苔微黄，脉细数有力。证属虚中有实，因痢后余热未清所致。治宜益气升提，清热燥湿，收敛固脱。用本方配合外治：便后用甘草10克煎汤洗肛门，待收后或托收后，用棉球蘸5%的明矾溶液，使之着于肛门内直肠壁。治疗1周而愈。

石榴皮

方剂 石榴皮90克，五倍子30克，明矾15克。

制用法 将上药加水1000毫升，文火煎沸30分钟，滤去药渣，趁热先熏后洗，同时，将脱出的部分轻轻托回。早、晚各熏洗1次，直至痊愈。

功效主治 主治小儿脱肛。

验证 用此方治疗2～10岁小儿

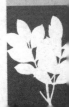

脱肛患者24例，经5～7天治愈者15例，8～10天治愈者6例，另3例病程超过2年，经熏洗1个月后痊愈。

五倍子煎洗剂

方剂 五倍子、白矾各适量。

制用法 五倍子、白矾分别为末。铺纸上，卷成筒，烧燃放便桶内，令患儿坐上，使烟气熏入肛门，随后慢慢洗软。后将白矾末搽肛门上，可不再脱。

功效主治 消炎固脱。主治小儿脱肛。

验证 张某某，男，4岁。脱肛数月，百药不效，因疼痛难忍，时常啼哭，更吃不下、睡不着。后使用本方5次而愈，1年后随访，没有复发。

名医提醒

1 对营养不良、身体虚弱引起的小儿脱肛要给以充足的营养食物，适当增加鸡蛋、虾蟹、海鱼、瘦肉、豆类、米面、蔬菜、水果等食物的摄入量，以增加营养，增强肛周肌肉的收缩力，使脱肛好转。

2 小儿脱肛可用手按揉复位，遇有肛门周围肿痛时，可用热水坐浴，加速局部血液循环，促使脱肛复原。另外，家长可鼓励患儿做提肛锻炼。

小儿夜啼

小儿夜啼是指3个月以上的婴儿，夜间啼哭不安而查不出其他原因的证候。小儿夜啼的病因复杂，有的因发热心烦或脾寒腹痛引起；也有因受惊恐和生活习惯改变所致；亦有因为尿布浸湿、饥饿或包盖过严引起。临床表现是白天嬉笑如常，但晚间睡眠时啼哭不安，多为每晚定时啼哭，有的甚至通宵达旦。长期夜啼会影响宝宝的身体发育和健康。

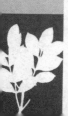

名医效方

钩藤膏

方剂 姜黄、木香、土鳖子各12枚，没药、乳香各9克。

制用法 先将木香、土鳖子、姜黄研细，然后同乳香、没药拌匀，炼膏收于瓷器内。量小儿大小，煎钩藤汤送下。

功效主治 适用于小儿夜啼。症见寒疝夜啼，伏卧多啼，面带青白。

夜啼简便方

方剂 牛黄0.3克，朱砂1.5克。

制用法 上药共研成末。每服0.3～0.6克，犀角磨汤调下。

功效主治 适用于小儿夜啼。症见心热面赤，夜多啼泣。

蒜香膏

方剂 乳香0.3克，大蒜1头。

制用法 大蒜慢火煨香熟，取出切细研烂晒干，或火上炕半干研末；乳香研细如粉同拌，再研至极细，做成丸似芥子大。每服7丸，食前，乳头粘服，或乳汁送下。

功效主治 适用于小儿腹痛夜啼。

猪苓汤

方剂 猪苓30克，白术45克，泽泻、赤茯苓各60克。

制用法 上药同研成细末。每服3克，以车前子、生地黄、麦门冬同煎汤调下。

功效主治 适用于小儿夜啼。症见邪热，面赤多啼。

怀山茯苓方

方剂 怀山15克，茯苓10克。

制用法 将上药以水煎煮，取药汁。每日1剂，分2次服用。

功效主治 健脾和中。适用于小儿夜啼。

黑丑米汤糊

方剂 黑丑（牵牛花的种子）3克，米汤适量。

制用法 将黑丑研为细末，加米汤适量，调和成糊状，备用。每晚睡前1小时取药糊适量敷于脐部，然后用消毒纱布覆盖，再用胶布固定，连

续涂药至痊愈。

功效主治 适用于小儿夜啼症属食积不化者，症见入夜啼不止、大便中有不消化之物。

葛根粉蜂蜜汤

方剂 葛根粉 7~8 克。

制用法 放入热开水里，使其溶解，再加入蜂蜜，趁热服用。

功效主治 适用于小儿夜哭。

黄连乳汁饮

方剂 黄连 3 克。乳汁 100 毫升，食糖 15 克。

制用法 将黄连水煎取汁 30 毫升，倒入乳汁中调入食糖。

功效主治 本方适用于小儿心经有热，夜啼不安。

桃树嫩枝汤

方剂 桃树嫩枝 7 支。

制用法 水煎内服。

功效主治 适用于小儿夜啼。

酸枣仁止夜啼

方剂 酸枣仁、川黄连、乌梅、焦山楂各 9 克，麦冬 3 克，生大黄 6 克（后下）。

制用法 将上药水煎分 3 次口服，每日 1 剂。3 剂为 1 个疗程。

加减 若烦热者，加淡竹叶、柴胡各 5 克；若腹胀、腹痛者，加元胡、莱菔子、使君子各 6 克。

功效主治 适用于小儿夜啼。

泻心导赤饼

方剂 木通 2.5 克，生地 4.5 克，黄连、甘草、灯芯各 1.5 克。

制用法 上药共研细末，加白蜜滚水调和成饼。敷贴两手心劳宫穴上。

功效主治 清心泻火。

实用验方

五砂散

方剂 五倍子 5 克，朱砂 0.5

克，陈细茶适量。

制用法 将前 2 味药研细末，陈细茶嚼烂，混合后加水少许捏成小饼

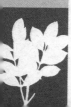

状备用。敷贴脐中，外盖纱布，胶布固定。每晚换药1次。

功效主治 清心安神。主治小儿夜啼。

验证 经治12例，一般3~6次，症状消失而愈。

麦冬灯芯草饭

方剂 麦冬8克，朱砂0.3克，灯芯草0.5克。

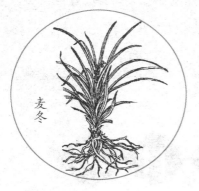

麦冬

制用法 将上药盛于小碗内，加热开水40毫升浸泡，待煮饭熟时，置于饭面上加蒸（或置于锅内隔水蒸）即可。每日1剂，中午及晚上睡前各服1次。

功效主治 重镇安神，养阴生津。主治小儿夜啼症。

验证 用此方治疗患儿10余例，临床疗效满意。

葛根蜂蜜饮

方剂 葛根5克，蜂蜜适量。

制用法 葛根研粉，开水冲泡，加入蜂蜜饮服。

功效主治 本方适用于小儿夜啼，有助于小儿安睡。

验证 用此方治疗小儿夜啼10余例，临床效果佳。

茴香饼

方剂 大茴香、小茴香、锦文大黄各10克，面粉60克。

制用法 将药研成细末，加入面粉及水，做成3个小饼，外敷肚脐处，上加热水（以小儿能承受为度），每日早、午、晚各敷1次，3个饼交替使用，连用3天。

功效主治 适用于小儿夜啼。

验证 因此方治疗小儿夜啼均获满意疗效。

沙参山药汤

方剂 北沙参、麦冬、山药、蝉蜕各5克，寒水石、龙齿（先煎）、酸枣仁各6克，珍珠母10克（先煎），薄荷、生甘草各3克。

制用法 每日1剂，水煎，分早、中、晚3次口服。3剂为1个疗程，直至痊愈。

功效主治 主治小儿夜啼。

验证 用此方治疗小儿夜啼患者47例，均在服药1~2个疗程后获得治愈。

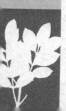

名医提醒

1要特别注意防寒保暖，但也不要太暖。孕妇及乳母不要食用寒凉、辛辣、热性的食物，不要受到惊吓。

2最好不要将婴儿抱在怀中睡眠，要养成一个良好的睡眠习惯。另外，要特别注意保持周围环境的安静，不要让衣服被褥中的异物刺伤宝宝皮肤。

3多食用新鲜的蔬菜和水果，给孩子补充足够的维生素；多食用富含优质蛋白质的食物，可以有效增强孩子的身体抵抗力。

小儿百日咳

百日咳中医称为顿咳，又名"顿呛""顿嗽""鸬鹚咳"，是小儿时期感受百日咳杆菌引起的传染病。患病的小儿以阵发性痉挛咳嗽，咳后有特殊的鸡啼样吸气性吼声为特征。百日咳好发于冬春季节，以5岁以下小儿最易发病，年龄愈小，则病情大多愈重。病程愈长，对小儿身体健康影响愈大，若不及时治疗，可持续2~3个月以上。百日咳分为前驱期、痉咳期和恢复期3期，前驱期最初的表现是咳嗽，打喷嚏，低热，以后咳嗽加剧，常日轻夜重。痉咳期持续2~6个星期。长者可达2个月以上，出现典型的阵发性痉挛咳嗽，咳后有特殊的鸡啼样吸气性吼声，反复多次，直至咳出大量黏稠痰液。可伴呕吐、哭闹、情绪激动，烟尘刺激时痉咳加剧。

名医效方

冰糖花生米

方剂 花生米 250 克，冰糖 500 克。

制用法 先将冰糖放入铝锅中，加水少许，以小火煎熬至用铲挑起即成丝状而不黏手时，停火，趁热加入炒熟的花生米，搅拌均匀。然后倒在涂有食用油的平底盘中，压平，待稍冷，用刀切成小块即成。可随意食用。

功效主治 清肺润燥。用治小儿百日咳。

牛胆汁

方剂 新鲜牛胆汁、淀粉各 240 克，白糖 520 克。

制用法 取鲜牛胆汁上锅蒸干，研成粉末，与其余 2 味混合成粉剂。2 岁以下每日服 0.5 ~ 1 克，2 ~ 5 岁 1 ~ 1.5 克，5 岁以上 1.5 ~ 2 克，分 2 或 3 次服，同时配合对症治疗。

功效主治 用治小儿百日咳。

二皮甘草粥

方剂 桑白皮、地骨皮各 9 克，粉甘草 3 克，粳米 50 克。

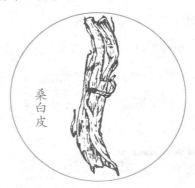

桑白皮

制用法 将桑白皮洗净，剪成小段；甘草碾碎成粉状。桑白皮、地骨皮、粉甘草一同入锅，加适量的水，先煮 30 分钟，去渣取汁与淘洗干净的粳米共煮成粥。每日 1 剂，分 1 ~ 2 次食用，连服 3 ~ 5 日。

功效主治 清热平喘，凉血利尿。适用于小儿百日咳。

炖麻雀肉

方剂 麻雀 1 只。

制用法 麻雀去毛及内脏，在火上烤焦，洗净炖熟。每日 1 只，至愈为止。

功效主治 补虚扶阳。用治小儿百日咳。

百马汤

方剂 百部 10 克,马兜铃 3 克,炙甘草 6 克,红枣 4 枚。

制用法 将上药以水煎煮,取药汁。每日 1 剂,分 3 次服用。

功效主治 降气止咳,补益脾肺。适宜各时期百日咳。

鸡蛋黄油

方剂 鸡蛋黄适量。

制用法 将鸡蛋黄入铁锅内以小火煎熬出油即成。5 岁以下 3 个蛋黄油,每日 2 次,5 岁以上可酌加。连服 15 天。

功效主治 滋阴润燥,养血息风。用治小儿百日咳。

百部白前汤

方剂 百部、白前各 10 克,白梨(清水洗净,连皮切碎)1 个。

制用法 同煮,加少量白糖,去渣饮汤,每日 2~3 次,连服 5~6 日。

功效主治 用于百日咳中期。

地龙杏仁汤

方剂 僵蚕、地龙、全蝎、蝉蜕、杏仁、胆南星、天竺黄各 3 克,青黛、黄芩、地骨皮、百部、栝楼仁、甘草各 4 克。

制用法 水煎服,每日 1 次。

功效主治 用于百日咳中期。

实用验方

全蝎鸡蛋末

方剂 全蝎 1 只,鸡蛋 1 枚。

制用法 全蝎炒焦为末,鸡蛋煮熟,用鸡蛋蘸全蝎末食之,每天服 2 次,3 岁以下酌减,5 岁以上酌增。

功效主治 适用于百日咳。

验证 王某,男,5 岁,患百日咳,治疗 10 余天效不佳,颜面浮肿,咳嗽颇剧。用本方 5 天,诸症皆愈。

麦冬钩藤汤

方剂 麦冬、钩藤(后下)各 12 克,川贝母 10 克,白僵蚕、杏仁各 6 克,清半夏 4.5 克,生甘草 3 克(为 4 周岁用量)。

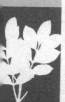

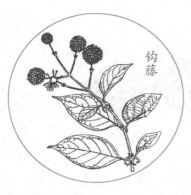

钩藤

制用法 每日 1 剂，水煎服。

功效主治 清肺化痰，解痉止咳。主治小儿百日咳。对于百日咳偏热者有特效。

验证 黄某，女，5 岁。发病月余，近 20 日来病情加重，每日顿咳 20 余次，发时呛咳不已，面色红赤，涕泪俱出，口吐黏稠痰涎，伴大便干燥，小便色黄，舌边夹红，苔黄厚，曾用百日咳灵等治疗无效。现症属百日咳痉咳阶段，以上方加栝楼仁 12 克，水煎顿服，2 剂即愈。

芦根杏仁汤

方剂 芦根、杏仁、黄芩、桔梗、栝楼皮、冬瓜子、百部各 6 克，浙贝母 9 克，竹茹 10 克。

制用法 每日 1 剂，水煎服，早、晚分服。

功效主治 清热生津，宣肺止咳。主治百日咳。

验证 用此方治疗百日咳患儿 83 例，发病时间均在 3 周之内，服药后 1 周痊愈 62 例，2 周痊愈 14 例，7 例无效。有效率为 91.6%。

名医提醒

1 多吃新鲜的蔬菜和水果。尽量保持营养的均衡，包括蛋白质、糖、脂肪、维生素、微量元素和膳食纤维等必需的营养素。让食物多样化，荤素搭配，充分发挥食物间营养物质的互补作用。

2 控制好传染源。尤其是在流行季节，如果有前驱症状，要及早进行治疗。

3 尽早切断传播途径。百日咳杆菌对外界的抵抗力较弱，因此，不需要消毒处理，不过需要保持室内通风，让衣物在阳光下曝晒。

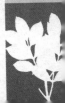

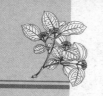

小儿痢疾

痢疾是一种由痢疾杆菌引起的肠道传染病。多见于2~7岁平素营养好、体格健壮的儿童。好发于夏秋季，表现为突起高热、面色苍白、四肢冰凉、嗜睡、精神萎靡或惊厥等。小儿痢疾的特点是起病急骤，感染中毒症状严重，病情恶化快，病死率高。

本病中医诊断为"痢疾"，多因进食不洁之物，蕴伏肠胃所致。中毒性菌痢中医诊断为"疫毒痢"，由时邪疫毒污染食物，经口入腹，毒聚肠胃，化热化火，内窜营血，蒙蔽心包所致。

名医效方

绿豆胡椒

方剂 胡椒、绿豆各3粒，红枣2枚。

制用法 先把大红枣洗净，去核，与绿豆、胡椒共捣烂。敷于肚脐上。

功效主治 解毒清热，祛寒湿。治小儿红、白痢疾。

苦瓜汁

方剂 鲜小苦瓜5条。

制用法 将瓜洗净榨汁，过滤。

每日服1~2次。

功效主治 解毒，清热，祛湿。治小儿红、白痢疾。

肥儿膏

方剂 黄芪、茯苓、白术、炙甘草、制厚朴、槟榔、山楂、麦芽、神曲、陈皮、益智仁、木香、砂仁、山药、莪术、使君子、川楝肉、胡黄连、芜荑各15克。

制用法 麻油熬，黄丹收，朱砂3克搅匀。摊膏备用。贴肚脐上。

功效主治 益气健脾，消积化食。适用于疳病虚中平实、脾胀泄泻者及疹后将成疳者。

冰糖葵子汤

方剂 葵花子50克，冰糖20克。

制用法 把葵花子用开水冲烫后，煮1小时，加入冰糖。服汤，每日2～3次。可连续服用。

功效主治 利湿清热。治小儿血痢之腹痛下坠、恶心。

大黄木香汤

方剂 生大黄、木香、焦山楂、枳壳、黄柏、槟榔各10克，黄连3克。

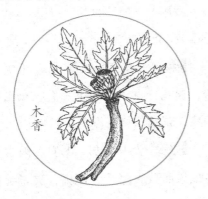

木香

制用法 每日1剂，水煎频服。

功效主治 清热燥湿，破气消积。适用于小儿急性菌痢。

加减 发热者，加葛根、鸡苏散；赤多白少者，加秦皮、白头翁；白多赤少者，加苍术、川朴、藿香。

绿豆枣泥

方剂 绿豆3粒，巴豆10粒，大枣（去核）2枚。

制用法 将绿豆、巴豆研为细末，然后与大枣共捣烂，贴于小儿脐眼下部。每日1次。

功效主治 清热解毒，止痢。用于小儿痢疾。

香油生姜膏

方剂 香油300克，生姜240克，胡椒30克，巴豆肉15克，黄丹24克。

制用法 熬膏摊布上，贴脐上。

功效主治 用治痢疾。

皮硝苦杏仁贴

方剂 皮硝9克，苦杏仁6克，生栀子7粒，真头道酒糟180克，葱头7个，白飞罗面9克，大红枣7枚（去核）。

制用法 共入石臼内，捣烂如泥，备用。用白布2幅，约半尺阔，把药放在布上摊开。1幅贴在肚脐眼上，1 幅贴背后，对着肚脐眼处，用带捆好。贴 3 日后，皮肉上不见青色，再贴 1 次。

功效主治 清热，行滞，消积，健脾。

实用验方

白头翁秦皮散

方剂 白头翁、败酱草、秦皮、川黄连各 6 克，赤芍 5 克，生甘草 4 克。

制用法 将上药共研为极细末，装瓶密闭备用。用时，每次口服 2 克，以红糖水送服。

功效主治 主治小儿细菌性痢疾。

验证 用此方治疗小儿细菌性痢疾患者 109 例，用药 2~5 天治愈 107 例，显效 2 例，有效率为 100%。

苍术大黄散

方剂 炒苍术 90 克，制大黄、制草乌、川羌活、炒杏仁各 30 克。

制用法 以上药共研细末分成 1.5 克重 1 包，每日 2 次，每次 1 包，儿童酌减。

功效主治 主治小儿细菌性痢疾。

验证 用此方治疗患儿 96 例，

痊愈 62 例，有效 28 例，有效率为 93.7%，无效 6 例。

金银花生山楂饮

方剂 金银花 20 克，生山楂 30 克，赤、白芍各 10 克，生甘草 6 克。

制用法 每日 1 剂，水煎 2 次，分 3 次服，赤多者调适量白砂糖；白多者调适量赤砂糖。6 岁以上用上方剂量；3~6 岁用上方剂量的 1/2~2/3；3 岁以下用 1/3 剂量。

功效主治 清热解毒，消食导滞，调气行血。主治小儿急性细菌性痢疾，证属湿热夹滞型。

验证 党某，男，4 岁。因食生冷瓜果而致腹痛，大便稀，夹杂赤白脓血，每日达 10 余次，时发寒热，并曾呕吐 1 次，伴见厌食、疲乏。查体：体温 38.4℃，舌质红苔黄腻，脉滑数。大便常规示：红细胞（＋＋＋），白细胞（＋＋＋），巨噬细胞

（＋）。诊断为急性细菌性痢疾，以上
方剂量2/3加葛根、柴胡各6克，并

以赤白砂糖各适量调服，2剂而安。

名医提醒

1 适宜饮食。痢疾严重的患者，早期应该禁食，缓解期可以食用少油腻、高蛋白、高热能的半流质食物，比如细软少油的米汤、稀粥等。早期可以食用些清淡米汤，中期好转后最好吃面条等流质食品。这些食物非常容易吸收，而且含有人体所需的大量电解质。

2 少吃甜食，这是由于糖类非常容易发酵和胀气。尽量少吃蔬菜。很多蔬菜中都含有亚硝酸盐或硝酸盐，一般情况下这些蔬菜对身体没有不良影响。但是，当人腹泻、消化功能失调时，肠内硝酸盐还原菌大量繁殖，这个时候，蔬菜也会导致中毒。

新生儿黄疸

新生儿黄疸又称新生儿高胆红素血症，是指在新生儿时期由于胆红素代谢异常引起血液及组织中胆红素水平升高而出现皮肤、黏膜及巩膜发黄的临床现象。其包括生理性与病理性两种。生理性黄疸一般无须特殊治疗。在新生儿期，当血中未结合胆红素明显增高时，能导致神经细胞中毒性病变，引起预后严重的胆红素脑病，即核黄疸。

本病中医诊断为"胎黄"或"胎疸"。多因母体胎孕之时，湿热熏蒸于胎胞，或产后感受湿热邪毒等使脾胃失健，不能疏泄胎毒湿热，湿热内蕴，郁而发黄所致，以肤黄、目黄、尿黄为特征。

稻根汤

■**方剂** 稻草根1把。

■**制用法** 洗净，水煎，每次服1~2匙，随时服用，每日1剂，连服数日至痊愈。

■**功效主治** 适用于新生儿黄疸。

柴胡生姜汤

■**方剂** 柴胡、白芍各6克，黄芩5克，半夏9克，大黄3克，枳实4克，生姜5片，大枣7枚。

■**制用法** 水煎，去渣取汁，分2次温服，每日1剂。

■**功效主治** 适用于新生儿黄疸。

生麦芽茵陈汤

■**方剂** 生麦芽9克，茵陈12~15克，金钱草9克，穿肠草6克，通草、黄柏各3克。

■**制用法** 水煎服，随症加减。

■**功效主治** 适用于婴幼儿黄疸。

茵郁灵仙汤

■**方剂** 茵陈10~20克，郁金、枳实、茯苓、威灵仙各6~10克。

■**制用法** 每天1剂，水煎浓缩为80~100毫升，加糖适量，不拘时间服，少量多饮。

■**功效主治** 适用于新生儿梗阻性黄疸。

马齿苋汤

■**方剂** 马齿苋15克，白糖5克。

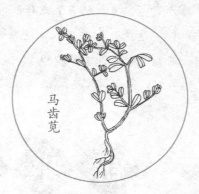

马齿苋

■**制用法** 将鲜马齿切碎加水150毫升，煎煮后取汤60毫升，每日1剂，加糖后分2次服完。

■**功效主治** 适用于新生儿黄疸。

茵陈红枣汤

■**方剂** 红枣5枚，茵陈6克。

■**制用法** 用水煎，随时服之，每日1剂，连服1周左右，直到黄疸消退。

■**功效主治** 治疗新生儿黄疸。

栀子大黄汤

方剂 茵陈 12 克，栀了 10 克，大黄、甘草各 3 克。

制用法 水煎，1 日 1 剂，分 3 ~ 5 次服用。

功效主治 清热利湿，利胆退黄。

实用验方

茯苓大黄饮

方剂 茵陈、栀子、大黄、茯苓、苍术各 3 ~ 5 克，甘草 1 ~ 3 克。

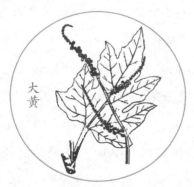

大黄

制用法 上药加水 100 毫升，文火煎至 40 ~ 50 毫升。若小儿较小，应煎至 20 ~ 30 毫升。每日 1 剂，分 3 次服用。若小儿不能吸吮，可用滴管（此方剂量根据日龄适当加减）。

功效主治 主治新生儿黄疸。

验证 于某，女，20 天。1 周来呕吐、拒乳，反应差，小便黄，大便干，发病 3 日后出现双目黄染。继之全身不同程度黄染。实验室检查：谷丙转氨酶 360U，其余几项均在正常范围。此属肝胆湿热郁阻，脾胃纳运失常，导致邪气蕴久化热，湿热熏蒸，胆汁外溢形成黄疸。治以清热化湿为主。连服 3 剂。吸吮次数增多，黄疸渐退，大小便如常。后复查肝功能，各项指标正常。

茵陈赤芍汤

方剂 茵陈 15 克，生麦芽、丹参、金钱草各 9 克，赤芍、穿肠草各 6 克，通草、黄柏各 3 克。

制用法 每日 1 剂，水煎 1 次 15 分钟，取汁 90 ~ 120 毫升，分 3 ~ 5 次服。

功效主治 退黄疸，活血凉血。主治婴幼儿黄疸。

验证 治疗能治性乳儿黄疸 18 例，痊愈 14 例，好转 4 例，有效率为

100%。

郁金香附汤

方剂 茵陈、香附各15～30克，栀子6～9克，黄连3克，郁金12～15克，白蔻6克，苏梗9克，金银草、满天星、花斑竹各30克。

制用法 将诸药浸泡5～10分钟后用文火煎10分钟，取汁。视小儿年龄给药，每日服4次，4小时服1次。

功效主治 清热除湿，利胆祛瘀。主治婴幼儿黄疸。

验证 韦某，男，2个月。患儿出生后7天全身发黄、腹部隆起，小便黄少。经某省人民医院检查，诊断为胆管阻塞性黄疸。经住院治疗后，未见好转。初诊时全身发黄，腹胀如鼓，纳呆烦躁，溲黄赤少，舌苔白腻，纹紫淡红。诊断为婴幼儿黄疸。辨证：湿热郁结，夹气滞血瘀。治则：清热除湿，利疸祛瘀。处方：予此方加滑石15克，鸡内金10克，鲜车前草30克。服3剂，1日1剂。经服上方后，黄色退去大半，小便增多、微黄，烦躁减轻，腹胀消退。再进上方加炒二芽各30克，姜黄6克，服9剂，1日1剂。精神好转，饮食增加。经有关医院复查，患儿基本恢复正常。

茵陈甘草汤

方剂 茵陈、丹参各15克，车前子6克，甘草3克。

制用法 每日1剂，水煎服，取汁80～100毫升，分3～5次口服。

功效主治 清热祛湿利胆、活血化瘀退黄。主治新生儿迁延性黄疸。

验证 高某，女，26天。生后3天出现皮肤及白睛发黄，10天后加重，伴嗜睡、呕吐、吃奶少。体重不增，尿深黄而染尿布，大便干，色浅黄。查体：发育营养一般，精神差，全身皮肤及巩膜重度黄染。临床诊断为胆汁淤积综合征。服用此方治疗，服药15天黄疸消失，诸症状逐渐好转，肝肿大消失，复查血清胆红素恢复正常。随访，小儿发育营养良好。

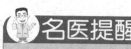

1 孕期的准妈妈会因遭受到湿热的侵袭，最后累及胎儿，导致胎儿出生后出现胎黄。因此，在妊娠期间，孕母一定要特别注意饮食，不要食用生冷的食物，忌酒和辛热之品，防止损伤脾胃。

2 婴儿出生后，要特别注意观察其黄疸的情况，发现黄疸要及早治疗，另外，要观察黄疸色泽变化，全面了解黄疸的进退。

儿童多动症

小儿多动症，又名"轻微脑功能障碍综合征"。其发病原因医学界迄今尚无定论，有人认为与患者出生前后的轻微脑损伤、多种基因遗传以及代谢障碍等有关。本病的发生多数为学龄儿童，男性较多于女性。临床症状主要是频繁活动，注意力不集中，学习不专心，容易冲动，比较任性。这样势必影响学习的正常进行，以致成绩下降，家长们常常为此感到烦恼。

名医效方

柴胡黄芩竹叶汤

方剂 柴胡 12 克，黄芩、淡竹叶各 10 克，象牙丝、党参、女贞子各 15 克，黄芪 30 克。

制用法 将上药以水煎煮，取药汁。每日 1 剂，分 2 次服用。

功效主治 补肾疏肝。适用于小儿多动症。

完风安神汤

方剂 蝉蜕、僵蚕、石菖蒲各 10 克，钩藤、菊花、白芍、天竺黄、郁金各 12 克，茯苓 15 克，龙齿 20 克，甘草 6 克。

制用法 将上药以水煎煮，取药汁。每日 1 剂，分 2 次服用。

功效主治 定风安神。适用于小儿多动症。

地黄白芍萸肉汤

方剂 熟地黄、生白芍、山萸肉、茯神、枸杞子、炙远志各 10 克，五味子、炙甘草各 5 克，生龙骨（先煎）、生牡蛎（先煎）各 20 克，红枣 5 枚，淮小麦 100 克（煎汤代水）。

制用法 将上药以水煎煮，取药汁。每日 1 剂，分 2 次服用。

功效主治 补肾，安神。适用于儿童多动症。

枣仁地黄粥

方剂 粳米 50 克，酸枣仁、熟

地黄各 10 克。

制用法 把酸枣仁微炒捣碎，与熟地黄共置锅内，用水煎取浓汁，兑入煮熟的粳米粥内，再煮一两沸，候温，调入适量蜂蜜即成。每日 1 剂，2 次分服。

功效主治 养阴益肝，补心安神。适用心神不宁型小儿多动症。

柏子仁粥

方剂 粳米 50 克，柏子仁 10 ~ 15 克，蜂蜜适量。

制用法 把柏子仁去净皮壳杂质，捣碎，加入八成熟的粳米粥内，再煮至粥熟，候温，调入蜂蜜即成。每日 1 剂，2 次分服。

功效主治 润肠通便，养心安神。适用心神不宁型小儿多动症。

实用验方

白芍天麻大枣汤

方剂 白芍、天麻、珍珠母（先煎）各 10 克，枸杞子、女贞子、夜交藤、柏子仁、生牡蛎（先煎）各 15

克，大枣 5 枚。

制用法 将上药水煎 3 次后合并药液，分早、中、晚 3 次口服，每日 1 剂。10 剂为 1 个疗程，直至痊愈为止。

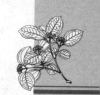

■**功效主治** 主治儿童多动症。

■**加减** 若疲倦乏力、纳少便溏者，加白术、茯苓、党参各 10 克；若阴血不足、面色萎黄者，加鸡血藤、全当归、熟地各 10 克；若夜寐不安者，加远志、炒枣仁各 10 克。

■**验证** 用此方治疗儿童多动症患者 80 例，均获痊愈。其中用药 1 个疗程治愈 25 例，2 个疗程治愈 32 例，3 个疗程治愈 23 例。

熟地黄芪汤

■**方剂** 熟地黄、黄芪各 15 克，白芍 12 克，龙骨（先煎）20 克，五味子、远志、石菖蒲各 6 克。

■**制用法** 每日 1 剂，水煎服，分 2 次服。治疗时间最短者 1 个月，最长者 6 个月。

■**功效主治** 滋肾健脾，平肝潜阳，宁神益智，标本兼治。主治小儿多动不安，性情执拗，冲动任性，做事有头无尾，言语冒失，注意力涣散，伴形体消瘦、面色少华、食欲不振、遗尿。

■**验证** 用此方治疗 18 例小儿多动症，均获得了良好疗效。

鹿角粉熟地

■**方剂** 鹿角粉（冲服）、益智仁各 6 克，熟地 20 克，砂仁 4.5 克，生龙骨 30 克，炙龟板、丹参各 15 克，石菖蒲、枸杞子各 9 克，炙远志 3 克。

■**制用法** 每日 1 剂，水煎。连服 2 个月为 1 个疗程。

■**功效主治** 培补精血，调整阴阳，开窍益智。主治小儿多动症。

■**验证** 用此方治疗小儿多动症 20 例，其中显效 11 例，有效 6 例，无效 3 例，有效率为 85%。

生牡蛎珍珠母汤

■**方剂** 生牡蛎（先煎）、珍珠母（先煎）、女贞子各 15 克，白芍、枸杞子、夜交藤各 10 克。

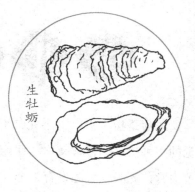

生牡蛎

■**制用法** 将上药加水浸泡 1 小

时，煎 2 次，每次 20 分钟。将 2 次煎出药液混合，每日 1 剂，分 3 次服。

加减 若见阴血不足，头目眩晕，面色苍白，舌红而干者，加熟地黄 10 克；脾虚唇淡，舌胖嫩者，加茯苓 15 克，白术 6 克；心血不足，精神不振，睡眠多梦者，加炒酸枣仁 15 克。

功效主治 平肝潜镇，养肾健脾。主治小儿抽动症，症见挤眼、眨眼、耸肩、摇头、手足多动等。

验证 汤某，男，8 岁。4 年来不断眨眼、咧嘴、挺胸、伸颈、仰头、腹肌抽动。多次求医，服镇静药物未效。近月加重，不能上课学习，烦躁易怒，夜寐不实，多梦、纳差，睡间遗尿，舌红，苔白腻，脉弦滑。本方加减，服用 3 剂后挺胸、耸肩、咧嘴、腹肌抽动停止，夜眠安，继以加减连服数剂，诸症皆愈。随访痊愈。

名医提醒

1 不吃含水杨酸盐类多的食物。市场上有很多食物，如番茄、苹果、橘子和杏子，这些食物中都含甲基水杨酸盐类，因此不要给多动症患儿吃。

2 要限用一些调味品。研究发现，患儿食用胡椒油等调味品就会出现多动症。因此，家长一定要注意，不让患儿食用加胡椒油等调味品的食物。

小 儿 遗 尿 症

遗尿症是指 3 岁以上小儿，不能自主控制排尿，经常入睡后遗尿，醒后方觉的一种病症。日常又称"尿床"，为儿科临床所常见。本病多为神经系统调节失常、先天性大脑发育不全、泌尿道炎症等所致。多见于 10 岁以下的儿童，男孩多于女孩。

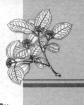

鸡肠饼

方剂 面粉 250 克，公鸡肠 1 具，油、精盐各少许。

制用法 把鸡肠剪开，洗净，焙干，用面杖擀碎，和面粉混拌，加水适量和成面团，可稍用油盐调味，如常法烙成饼。1 次或分次食用。

功效主治 用治小儿遗尿。

蒸鸡蛋

方剂 白胡椒 7 粒，鸡蛋 1 个。

制用法 将鸡蛋一端敲破一小孔，放进白胡椒，然后用纸糊堵小孔，蒸熟即可用。每日吃 1 个。

功效主治 暖肠胃，除寒湿。治小儿遗尿，对妇女白带症也有疗效。

心遗方

方剂 桑螵蛸、金樱子、芡实、益智仁、乌药、石菖蒲各 12 克，怀山 30 克。

制用法 将上药以水煎煮，取药汁。每日 1 剂，分 2 次服用。

功效主治 培元补肾，健脾益

气，敛肺缩尿，醒脑开窍。适用于小儿遗尿。

葱白硫黄汁

方剂 葱白 7~8 根，硫黄 50 克。

制用法 共捣出汁。睡前敷于肚脐上，连续敷 3 夜。

功效主治 补阳，助火。适用于小儿遗尿。

参蛸汤

方剂 人参、莲米各 10 克，桑螵蛸 30 克，覆盆子、红枣各 20 克，益智仁、山茱萸、怀山、杜仲各 15 克。

制用法 将上药以水煎煮，取药汁。

功效主治 益气温阳，固摄止遗。适用于原发性遗尿症。

韭菜子柿蒂汤

方剂 韭菜子 12 克，柿蒂 6 克，白果仁 3 克，大枣 15 克。

制用法 水煎服，每日 1 剂，2 次分服。

功效主治 培元益气，固涩小

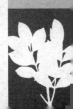

便。适用于脾肺气虚型小儿遗尿。

炒核桃肉

方剂 核桃肉 100 克，蜂蜜 15 克。

制用法 将核桃肉放在锅内干炒发焦，取出晾干，调蜂蜜吃。

功效主治 补肾温肺，定喘润肠。用治小儿久咳引起的遗尿气喘、面眼微肿。

洋参蒸猪腰

方剂 西洋参、龙眼干各 15 克，猪腰 1 对。

制用法 以上 3 味蒸熟食用。一般 1 次即好。

功效主治 适用于小儿遗尿。

遗尿方

方剂 党参、菟丝子各 12 克，蚕茧 10 只，补骨脂、金樱子、覆盆子各 9 克，炙甘草 4.5 克，桑螵蛸、黄芪各 15 克。

制用法 上药制成浓缩煎剂加糖浆适量，每次服 20 毫升。具益气补肾固涩之功效。

加减 睡眠深加生麻黄 9 克或石菖蒲 9 克，炙远志 4.5 克；兼阴虚加当归 9 克，五味子 4.5 克；舌质淡有阳虚加肉桂 3～4.5 克。

功效主治 益气，补肾，固涩。适用于小儿遗尿症。

遗尿散

方剂 覆盆子、金樱子、菟丝子、五味子、仙茅、山萸肉、补骨脂、桑螵蛸各 60 克，丁香、肉桂各 30 克。

制用法 上药共研细末，密封备用。用时取药粉，填满脐孔，滴上 1～2 滴酒精或白酒后，再贴上烘热的暖脐膏（中药房有售），再用薄层的棉花纱布覆盖好。每 3 天换药 1 次。部分病人可同时口服此药粉，每天早、晚各 1 次，3～10 岁，每次口服 3～5 克，10 岁以上每次口服 5～6 克。用白糖水送服。

功效主治 补肾缩泉。适用于小儿遗尿症。

大枇杷树皮汤

方剂 大枇杷树皮 30 克，灯台树皮 27 克，板蓝根 18 克，野胡椒树根 18 克，猪尿泡 1 个。

制用法 前 4 味取鲜品洗净切断，混匀煎水，倒出药水煮猪尿泡食，每日食 2 次。

 功效主治 适用于遗尿。

白果肉汤

方剂 白果肉 30 粒（去衣壳），

大红枣 10 枚。

制用法 共煎取汁，睡前服，可加白糖以矫味。

功效主治 适用于小儿遗尿。

实用验方

麻黄杏仁饮

方剂 麻黄 6 克，生石膏（先煎）12 克，杏仁 9 克，甘草 3 克。

制用法 每日 1 剂，水煎服。

功效主治 适用于小儿肺热郁结型遗尿症。

验证 杜某，男，14 岁，患者遗尿 12 年，近 2 年每夜遗尿 4～5 次；并经常咳嗽、气喘、吐稠痰，舌红苔黄白，脉滑数。此痰热郁肺伤阴。治以宣肺清热，养阴祛痰。处方：麻黄、桔梗各 6 克，麦冬、杏仁各 9 克，生石膏（先煎）18 克，甘草 3 克，沙参 12 克。随症加减，前后服药 11 剂，遗尿已愈，唯咳喘尚微。

生枣仁牡蛎汤

方剂 生枣仁、牡蛎（先煎）各 15～30 克，甘草 6～10 克。

制用法 每日 1 剂，水煎服。

功效主治 补中益气，收敛固涩。主治小儿遗尿症。

验证 用此方治疗小儿遗尿症，均获满意疗效。

党参菟丝子饮

方剂 党参、菟丝子各 12 克，蚕茧 10 只，补骨脂、金樱子、覆盆子各 9 克，桑螵蛸、黄芪各 15 克，炙甘草 4.5 克。

制用法 每日 1 剂，水煎服。

功效主治 适用于小儿遗尿症。

验证 治疗小儿遗尿症 44 例，治愈 24 例，显效 7 例，好转 5 例，无效 8 例。

金樱子防风汤

方剂 金樱子、补骨脂、防风、

藁本、浮萍、石菖蒲各 10 克，甘草 5 克。

制用法 每日 1 剂，水煎，分 2 次服。

功效主治 适用于小儿遗尿症。

症见 3 岁以上小儿夜间或白天睡眠时小便自遗，醒后方觉。

验证 用此方治疗小儿遗尿症 21 例，治愈 16 例，好转 3 例，无效 2 例，有效率为 90.47%。

名医提醒

1 忌食辛辣、刺激性的食物。由于小儿神经系统的发育不够成熟，非常容易兴奋，如果食用这类食物，孩子大脑皮质功能容易失调，就会发生遗尿。所以，在饮食中一定不要吃辛辣、刺激性食物。

2 要有一个合理的生活制度。培养孩子按时睡眠的习惯，在睡前家长最好不要逗孩子，不能够让孩子太兴奋。另外，也不要让孩子剧烈活动。

3 晚餐后，最好少吃甜食以及高蛋白的饮料。不要太咸，避免引起口渴。晚饭后尽量少喝水。

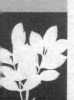

传统秘验效方精华

第四章 ▽

五官科疾病

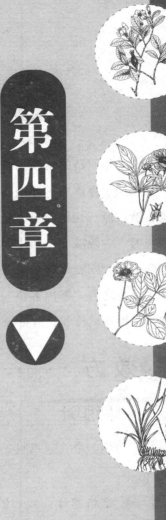

结膜炎

结膜炎是指眼睛的结膜感染上病毒或细菌而发炎，是一种传染性很强的疾病。经常用手擦眼睛，经细菌感染便会引发此病，此外，亦可能因各种病毒感染，造成流行性结膜炎。夏天，游泳池往往是此类病毒的温床。患流行性结膜炎时，一般需 1~2 星期才可痊愈。

本病一般无剧烈疼痛，仅有异物感、烧灼感，还可能有不同程度的畏光流泪。中医称之为"暴风客热""天行赤眼"等，认为多因风热毒邪侵犯白睛所致。治以疏解外邪、清热解毒为主。

名医效方

猪胆汁

方剂 猪胆 1 个（或鸡胆 2 个），白糖 50 克。

制用法 将猪胆汁（或鸡胆汁）倒进碗内，上火蒸热，加入白糖饮服。

功效主治 泻肝清热。治上焦火盛所引起的眼痛，症见红肿流泪、刺痛、怕光、眼屎多。

羊胆汁

方剂 鲜羊胆 1 个。

制用法 鲜羊胆 1 个，洗净，用碗盛之，加蜜糖 1 匙，隔水炖 1 小时，用小刀把羊胆刺破，使胆汁流出，饮其胆汁，3 日服 1 次，可服 3 次，无毒副作用。

功效主治 清肝明目。适用于学龄儿童结膜炎和反复发作者。

当归菊花汤

方剂 当归、明矾各 6 克，花椒 9 克，川军 15 克，菊花、芒硝各 10 克。

制用法 用水煎 2 次，入碗后，以毛巾将碗围之以保温，患者睁目俯碗上，趁热熏洗双目，每次不少于半小时，多则更好。不热可加温，每日洗 3 次。

功效主治 清热散风，消肿止痛。适用急慢性结膜炎。

合欢花蒸猪肝

方剂 合欢花 10 克，猪肝 150 克，盐少许。

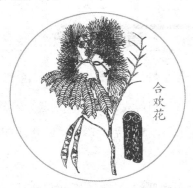

合欢花

制用法 将合欢花用水浸泡半日，再把猪肝切片，同放入碗中，加盐，盖上盖，隔水蒸熟。吃猪肝。

功效主治 消风明目，舒郁理气，养肝安神。适用于结膜炎、失眠。

大黄贴

方剂 生大黄 3 片。

制用法 将生大黄泡软后，取 1 片贴于患处，贴后自觉患处发凉，至凉感消失后去掉，再换 1 片贴，每日

数次。

功效主治 凉血泻火。适用于急性结膜炎目赤红肿者。

黄连冰片液

方剂 黄连 3 片，冰片 1 克，鸡蛋清 5 个。

制用法 将黄连洗净，水泡 1 夜，切片与冰片同放在蛋清内调匀，去面上泡沫，密封保存，每用少许点眼。

功效主治 清热，泻火，解毒。用于急性结膜炎。

蒲公英饮

方剂 鲜蒲公英 500 克。

制用法 水煎取水 500 毫升，250 毫升作为内服，余下局部热敷。

功效主治 清热，祛风，解毒。适用于流行性急性结膜炎。

马齿苋黄花菜汤

方剂 马齿苋、黄花菜各 30 克。

制用法 将马齿苋、黄花菜洗净，放入砂锅内，加水煎汤服食。每日 1 剂，2 次分服，连服 4～5 剂。

功效主治 清热解毒。用治急性结膜炎。

实用验方

柴木消赤汤

方剂 柴胡、木通、紫草、大青叶、菊花、川芎、赤芍、荆芥、大黄各10克，薄荷、甘草各6克，石膏30克。

制用法 每日1剂，分2次水煎服，并同时视耐受度以热药液熏眼至凉后服用。

功效主治 清热解毒，凉血活血。主治病毒性结膜炎。

验证 治疗50例，全部痊愈。

蒲公英治结膜炎

方剂 蒲公英、板蓝根各9克，野菊花6克，黄连3克。

制用法 煎水，熏洗，每日3～4次。

功效主治 主治传染性结膜炎。

验证 用此方治疗9例病人，治愈7人，好转2人，总有效率为100%。

黄柏菊花汤

方剂 黄柏30克，菊花15克。

制用法 加开水500毫升，浸泡

2小时，用纱布过滤，外敷或洗涤患眼。每日2次，每次10分钟。

功效主治 清热解毒，泻火明目。主治结膜炎。

验证 治疗126例，结果治愈116例（92%），好转8例，无效2例。治愈时间1～2天。

黄连珍珠散

方剂 飞浮石500克，黄连22克，月石16克，轻粉15克，朱砂6克，梅片50克，珍珠3克，胡椒1粒。

制用法 上药分别研极细末，然后混合再研，以齿上无声、色泽均匀为度，装入瓷瓶备用。以细玻璃棒1根，一端用冷开水打湿，蘸药末少许，点于内眼角内，闭目数分钟，每日3～5次。

功效主治 主治急、慢性结膜炎，症见流泪、睑缘赤烂等。

验证 经临床统计，对急性结膜炎疗效100%，慢性结膜炎疗效93%以上。

银翘菊花饮

■**方剂** 金银花 15 克，菊花、连翘、蒺藜、赤芍各 12 克，红花、薄荷、蝉蜕各 9 克，蒲公英 24 克，酒大黄 3 克。

■**制用法** 每日 1 剂，分 2 次水煎服，同时可用药汽熏眼。

■**功效主治** 清热疏风，活血退赤。主治细菌性结膜炎。

■**验证** 治疗 80 例，全部治愈。

名医提醒

❶要注意卫生，养成勤洗手的好习惯，不要用脏手去揉眼睛，尤其要勤剪指甲。对于急性结膜炎患者，需要进行隔离，以避免传染。

❷严格消毒。对于患者用过的洗脸用具、手帕以及其他的医疗器皿，要及时地进行消毒，以免发生交叉感染。

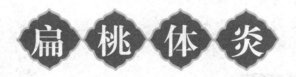

扁桃体炎

　　扁桃体炎为腭扁桃体的非特异性炎症，有急、慢性之分。急性扁桃体炎多见于 10～30 岁之间的青年人，好发于春秋季节，通常与急性咽炎同时发生，主要由细菌感染而引起，常见致病菌为溶血性链球菌、葡萄球菌和肺炎双球菌。细菌通过空气飞沫、食物或直接接触而传染。慢性扁桃体炎多由扁桃体炎的急性反复发作或隐窝引流不畅，细菌在隐窝内繁殖而导致，也可继发于某些急性传染病，如猩红热、麻疹、白喉等。

　　扁桃体炎中医上称为"乳蛾""喉蛾"，中医认为外感风热毒邪是本病发生的主要原因。本病急性者多为风火热毒之症，慢性者多属阴亏燥热之候。治疗当以清火、滋阴、润燥为基本法则。

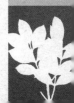

黑木耳散

方剂 黑木耳 10 克。

制用法 将木耳焙干，研成细面。用小细管向喉内吹木耳末，数次即愈。

功效主治 凉血止血，润燥生肌。适用于扁桃体炎。

金莲花茶

方剂 金莲花 10 克。

制用法 将金莲花放入杯内，用沸水冲泡，代茶饮用。每日 1~2 剂。

功效主治 清热解毒。适用于急性扁桃体炎。

蒲公英汤

方剂 蒲公英 30 克（鲜品加倍）。

制用法 用米泔水或清水煎服。

功效主治 适用于急性扁桃体炎。

吹口药

方剂 西月石 5 克，顶腰黄 3克，煅人中白、白芷末各 0.5~1克，百寿老梅片、薄荷末各 0.1 克。

制用法 上药研极细末，使药物和匀，研至药粉反出亮光为佳。

功效主治 清热解毒，消肿利咽。用治急慢性扁桃体炎、急慢性咽喉炎等。

板蓝根生地煎剂

方剂 板蓝根 45 克，生地、麦冬各 30 克，玄参 24 克，黄芩、白芍、丹皮、蝉衣、山豆根、牛蒡子、浙贝各 15 克，桔梗 9 克，薄荷、甘草各6 克。

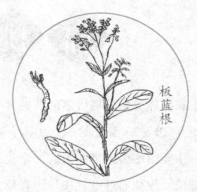

板蓝根

制用法 水煎 2 次分服，每日 1剂，病重者可日服 2 剂。急性扁桃体炎、咽炎等一般 1~3 剂即愈。小儿或年老体弱者酌减剂量。

功效主治 养阴清热，泻火解毒，

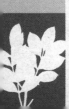

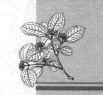

消肿止痛。主治扁桃体炎、急性咽炎。

冬瓜豆楂汤

方剂 冬瓜瓤 100 克，土豆 5 克，山楂 20 克。

制用法 将上 3 味共洗净切碎，加水煎服。每日 1 剂，2 次分服。

功效主治 清热解毒，利水消肿，活血止痛。用治急性扁桃体炎，症见咽部疼痛、吞咽不适、吞咽或咳嗽时疼痛加剧。

硼砂雄黄散

方剂 硼砂 15 克，明雄黄 3 克，赤石脂 6 克（夏暑天用 9 克），朱砂 3 克，儿茶 1.5 克，血竭花 1.5 克，冰片 0.4 克，薄荷霜 0.1 克。

制用法 先将前 6 味研细，再加冰片、薄荷霜，共研极细面，装入瓶内备用。每日吹撒患处 3 ~ 4 次。

功效主治 清热解毒，通络散结，消肿止痛，化腐生肌。用治咽、喉、扁桃体、齿龈等部位红肿疼痛（急性咽扁桃体炎等）。

清咽解毒汤

方剂 生石膏（先煎）、鲜苇根各 30 克，僵蚕、龙胆草各 9 克，薄荷 5 克，金银花 20 克，连翘、板蓝根各 15 克，知母 10 克，滑石（包煎）12 克，人工牛黄（冲服）1 克。

制用法 每日 1 剂，水煎服。

功效主治 清肃上焦，泻热解毒。用治急性扁桃体炎，症见恶寒，发热，头痛，吞咽困难，口渴，口臭，便结，扁桃体明显红肿，表面有白脓点，颌下淋巴结肿大，脉象滑数。

实用验方

玄参麦冬饮

方剂 玄参、络石藤各 30 克，麦冬 15 克，僵蚕、重楼、赤芍、牛蒡子各 12 克，桔梗 10 克，山豆根 5 克。

制用法 水煎 2 次，饭后顿服，每日 1 剂，连服 3 剂。

功效主治 清热解毒，利咽消肿。用治急性扁桃腺炎和咽炎。

验证 用此方治疗急性扁桃腺炎 39 例，用药 3 天后，痊愈 28 例，好转

9 例，无效 2 例。有效率为 94.9%。

白桦叶柴胡汤

方剂 白桦叶、老鹳草各 30 克，柴胡、板蓝根、山豆根各 20 克，黄芩、黄连、野菊花、蒲公英各 15 克，甘草 10 克。

制用法 每日 1 剂，水煎取汁 500 毫升，分 4 次服。

功效主治 清热解毒，利咽消肿止痛。主治急性扁桃体炎。

验证 治疗 30 例，痊愈 27 例（90%），无效 3 例（10%）。

参须板蓝根饮

方剂 参须 15 克，板蓝根 50 克，牛蒡子 19 克，寸冬、芦根各 10 克，条芩 7 克，川贝、甘草各 5 克。

制用法 水煎服。每日 1 剂，分 3 次服用，连服 4 日。

功效主治 益气养阴，清热解毒。主治急性扁桃体炎。

验证 治疗 102 例，全部治愈。

柴胡升麻饮

方剂 柴胡 18 克，升麻、葛根、独活、羌活、白芍、党参各 15 克，炙甘草、防风各 10 克，生甘草 5 克。

制用法 每日 1 剂，水煎 2 次，均分 5～7 份，日服 3 次。

功效主治 升阳散火。主治扁桃体炎。

验证 屡用屡效。

名医提醒

1 加强锻炼，增强身体的抵抗力。尤其是在感冒流行的季节，如果出现了脸色发红、轻微咳嗽等症状，可以用板蓝根冲剂当茶饮，具有一定的预防作用。

2 对于本来就有扁桃体肥大的患者，最好能够早、晚用淡盐水漱口，以口腔感到微咸为宜。

3 每天早、晚都要刷牙，饭后用清水漱口，避免食物残渣留在口腔中。要按时就餐，多喝水，多吃水果，不能偏食肉类。

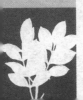

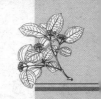

夜盲症

顾名思义，夜盲就是在暗环境下或夜晚视力很差甚至完全看不见东西。我们了解了暗适应的生理过程，对夜盲也就不难理解了。造成夜盲的根本原因是视网膜杆状细胞缺乏合成视紫红质的原料或柱状细胞本身的病变。

名医效方

谷精草蒸鸡肝

方剂 鸡肝1副（连肫同用），谷精草15克，夜明砂10克。

制用法 将鸡肝洗净，与谷精草、夜明砂同放碗内，加水适量，上笼蒸熟，吃肝饮汤。每日1剂。

功效主治 清热润燥，养血明目。用治夜盲症、眼部干燥。

鸡肝大米粥

方剂 鸡肝2具，大米100克，盐少许。

制用法 按常法煮粥服食。每日1剂，2次分服。

功效主治 补肝，养血，明目。用治夜盲症、双目昏花。

决明茅术散

方剂 决明子（炒煅）15克，茅术片（盐水拌，晒干）、车前子各5～10克，猪肝150克（不落水）。

制用法 先将上药共研细末，把猪肝切一条缝，纳入上药，用线扎住，放饭锅上煮熟。用时先令患者双目趁热熏之，然后食猪肝。通常情况下，轻症1剂即可见效，重者3剂即可见效。以上系成人剂量，儿童酌减。

功效主治 决明子养肝明目；茅术片、车前子利水除湿且有明目之功；猪肝富含维生素A，是缓解夜盲症的专用药材，所以本方能养阴明目。适用于夜盲症。

猪肝桑叶汤

方剂 猪肝 100 克，桑叶 15 克，盐少许。

制用法 将桑叶洗净，猪肝洗净切片，一同放入砂锅内，加水煮熟，去桑叶，加盐调服。每日 1 剂，2 次分服。

功效主治 疏风清热，养肝明目。适用于结膜炎、夜盲症等。

实用验方

胡萝卜汤

方剂 胡萝卜（选用紫红色胡萝卜更佳）、牛脑各适量。

制用法 煮汤。可加调料服食。

功效主治 养肝明目。防治夜盲症。

验证 治疗 10 例，9 例痊愈，1 例好转。

红番薯叶羊肝汤

方剂 红番薯叶 150 ~ 200 克，羊肝 200 克。

制用法 薯叶洗净，切碎，羊肝切片，加水同煮。食肝饮汤，连服 3 日，每日 1 次。

功效主治 补肝养血，清热明目。用治夜盲。

验证 代某，男，38 岁，患夜盲，经用上方治愈。

猪肝夜明汤

方剂 猪肝 100 克，夜明砂 6 克（中药店有售）。

制用法 将猪肝切成条状，锅内放入 1 碗水，同夜明砂以小火共煮。吃肝饮汤，每日服 2 次。

功效主治 补肝养血，消积明目。用治小儿出麻疹后角膜软化，贫血引起的眼矇、夜盲、内外障翳、视力减退。

验证 屡试有效。

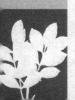

名医提醒

①要补充足够的维生素A，或胡萝卜素提取物。其中β-胡萝卜素能够有效转化为维生素A，而且没有副作用。因此，要多吃鸡蛋、动物肝脏等。

②要有一个科学的饮食安排，特别是对婴儿以及发育时期的青少年。要多提倡食品的多样化，除了主食外，副食方面也要多样化，乳品和动物内脏以及新鲜的蔬菜都要有。

白内障

眼睛的晶状体混浊称为白内障。老化、遗传、代谢异常、外伤、辐射、中毒和局部营养不良等均可引起晶状体囊膜损伤，使其渗透性增加，丧失屏障作用，或导致晶状体代谢紊乱，使晶状体蛋白发生变性，形成混浊。中医认为，本病系因年老体弱、肝肾亏虚、肝肾精气不能上荣于目，引起晶状体代谢障碍而致。

名医效方

桂枝茯苓汤

方剂 桂枝、茯苓、牡丹皮、赤芍、泽兰各9克。

制用法 将上药以水煎煮，取药汁。每日1剂，分早、晚2次服用。

功效主治 活血化瘀，健脾利湿。适用于老年性白内障术后黄斑囊样水肿。

朱砂磁石汤

方剂 磁石60克，琥珀末、生蒲黄各15克，神曲120克，朱砂30克。

制用法 共研细末，炼蜜为丸。

每日早、中、晚各服9克。

功效主治 补益肝肾，活血明目。治白内障。

桑叶黑芝麻

方剂 桑叶、黑芝麻各60克，青葙子15克。

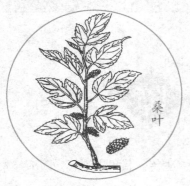

桑叶

制用法 共为细末，每次服6克，每日2次。

功效主治 主治白内障，亦治玻璃体混浊。

决明枸杞汤

方剂 石决明30克，草决明、枸杞子、女贞子各20克，白芍15克。

制用法 上药水煎，每日1剂，分2次服。

功效主治 养阴平肝，蠲翳明目。适用于老年白内障，晶体混浊，

视力减退，头晕，口干，舌红苔少。

熟地首乌汤

方剂 熟地15克，制首乌、黄精、枸杞子各9克，玄参12克，灵磁石30克（先煎）。

制用法 水煎服，每日1剂，日服2次。

功效主治 补肝肾，益精血，明眼目。主治老年性白内障。

羊肝菊花汤

方剂 谷精草、菊花各10克，羊肝60克。

制用法 将羊肝洗净切片，谷精草、白菊花用纱布包好，一同放入锅，加水煮汤，去药袋，加盐调服。每日1剂，分2次服。

功效主治 清热明目，滋阴补血。适用于白内障。

薄荷液

方剂 薄荷脑25克。

制用法 每次取薄荷脑少许，放入小酒杯中，以温开水溶化为液体，备用。用脱脂药棉蘸薄荷脑药液涂擦印堂穴和双侧太阳穴，然后将棉球放

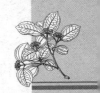

在鼻孔下嗅其气，每日 3 次。

功效主治 通窍明目。适用于白内障。

冰片龙衣粉

方剂 龙衣 1 条，冰片 0.6 克，银珠 0.3 克。

制用法 将龙衣烧灰存性后，和其他药共研细末。每日 3 次，每次以少许点入眼内。

功效主治 适用于白内障。

实用验方

生熟地茯苓汤

方剂 生地、熟地、茯苓、山药各 12 克，泽泻 6 克，石决明 24 克，珍珠母 20 克，山萸肉、枸杞子各 10 克。

制用法 水煎服，每日 2 次。

功效主治 补益肝肾。适用于老年性白内障。

验证 据《陕西中医》杂志介绍，使用本方治疗老年性白内障，疗效确切，值得推广。

参术汤

方剂 决明子 12 克，太子参、白术、牛膝、车前子、泽泻、丹参、路路通各 10 克。

制用法 将以上诸药置于锅中，水煎，每日 1 剂，分早、晚 2 次口服。

功效主治 补肝益肾，利水祛湿，通络明目，化痰软坚。

验证 本方治疗糖尿病白内障术后反应 20 例，痊愈 8 例（40%），显效 8 例（40%），好转 3 例（15%），无效 1 例（5%）。

珍珠末方

方剂 珍珠末 1 克。

制用法 口服珍珠末每次 1 克，每日 3 次，2 周为 1 个疗程。视力提高再服 2 周，以后改为每次 1 克，每日 1 次，维持半年。

功效主治 主治老年性白内障。

验证 张某，男，65 岁。双眼渐进性视物模糊 1 年，视力右 0.4，左 0.5，用 1%的新福林散瞳检查，双眼晶体赤道部轮辐混浊伸向瞳孔区，眼底双眼视网膜小动脉轻度硬化，无其他异常。给予珍珠末1克，每日服3次。2周后查视力右0.7，左0.8。继续再服2周后，视力右1.0，左1.0。以后改为1克，每日1次。追踪半年，视力仍维持1.0。

石决明细辛丸

方剂 石决明100克，细辛20克，山药、茺蔚子、人参、车前子、柏子仁各50克。

制用法 上药共研为细末，炼蜜为丸重15克，每次服1丸，每日2次。

功效主治 清热平肝。适用于口苦、咽干、尿黄之白内障。

验证 关某某，52岁，患老年性白内障4个月，经服用本方后痊愈。

名医提醒

1 要特别注意精神的调摄。遇到事要泰然处之，保持良好的心情，培养对养花、养鸟、养金鱼的兴趣，以此来陶冶情操。

2 加强用眼卫生，平时最好不要用手揉眼，也不要使用不洁的手帕、毛巾擦眼。日常生活中，用眼过度后要进行放松，举目远眺，或做眼保健操。另外，要有足够的睡眠，及时缓解眼睛的疲劳。

3 积极防治慢性病，包括眼部的疾患以及全身性疾病，特别是糖尿病，非常容易引起白内障。要适当地控制血糖，防止病情的进一步扩展。

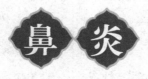

鼻 炎

鼻炎是以鼻塞不通、流涕，甚至闻不出香臭为特征的鼻部疾患，可分为急性鼻炎、慢性鼻炎和过敏性鼻炎。

急性鼻炎是常见的鼻腔黏膜急性感染性炎症，往往为上呼吸道感染的一部分。临床主要表现为鼻塞、流涕伴有嗅觉减退、闭塞性鼻音，中医称之为"伤风鼻塞"。基本病机为风寒或风热之邪入侵，上犯鼻窍，导致宣降失常，清窍不利。

慢性鼻炎为鼻腔黏膜或黏膜下层的慢性非特异性炎症。临床主要表现为长期反复流涕，伴嗅觉减退、闭塞性鼻音。中医称之为"鼻窒"。基本病机为肺脾气虚，邪滞鼻窍，久则气滞血瘀。

过敏性鼻炎是发生于鼻部的Ⅰ型变态反应。临床特征为反复发作性鼻痒、喷嚏，流大量清涕，以及发作时鼻黏膜苍白，呈季节性或长期性发作。可发生于任何年龄，但以青少年多见，发病率高，中医称本病为"鼻鼽"。基本病机为肺脾肾虚，正气不足，卫外无力，风寒外凑，导致营卫失和，正邪交争，津液失固。

名医效方

淡苍耳子银花汤

方剂 淡苍耳子、连翘各 12 克，白芷、薄荷各 6 克，炒山栀、辛夷花、黄芩、炒杏仁、桔梗、野菊花各 10 克，银花 20 克，葱白带须 3 个。

制用法 水煎服，每日 1 剂。

功效主治 清肺、消炎、通窍。用治急、慢性鼻炎。

苍耳子麻油液

方剂 苍耳子 50 克。

制用法 将苍耳子轻轻捶破，放入小铝杯中，加入麻油 50 克，用小火煮沸，去苍耳子。待油冷后，装入干燥清洁的玻璃瓶内备用。用时取消毒小棉签蘸油少许，涂于鼻腔内，每日 2~3 次，2 周为 1 个疗程。

功效主治 适用于慢性鼻炎。

桔梗辛夷花汤

方剂 桔梗 12 克，辛夷花、白芷、苍耳子、广藿香各 10 克，怀山、黄芪、薏仁各 24 克，白术、党参、云苓各 15 克，石菖蒲 9 克。

制用法 将上药以水煎煮，取药

汁。每日1剂，分2次服用。

功效主治 润肺健脾。适用于慢性鼻炎。

大蒜膏

方剂 香附、荜拨各等份，大蒜适量。

制用法 将上药捣成饼，备用。贴囟门，并用艾条隔药悬灸。

功效主治 散寒，理气，拔毒。主治老人鼻流清涕。

苍耳黄芩汤

方剂 苍耳子、黄芩、菊花、桑白皮、金银花、赤芍各15克，栀子8克，辛夷花、浙贝、路路通、枸杞子各12克，天花粉、桔梗各10克。

制用法 水煎煮，取药汁。每日1剂，分2次服用。

功效主治 适用于慢性鼻炎。

菖蒲散

方剂 石菖蒲、皂角刺各等份。

制用法 上药共研细末，装瓶备用。每用药少许，以药棉薄裹如球状，塞入患侧鼻孔中。每日3次。

功效主治 润肺化痰，通窍止涕。主治过敏性鼻炎。

苍耳白芷散

方剂 苍耳子30克，白芷15克，冰片0.3克。

制用法 上药共研细末。用时取少许布包好塞入鼻孔内，不可塞得太紧，以不影响呼吸为度。

功效主治 适用于过敏性鼻炎、慢性鼻炎。

丝瓜藤饮

方剂 丝瓜藤15克，荷蒂5枚，金莲花6克，龙井茶1.5克。

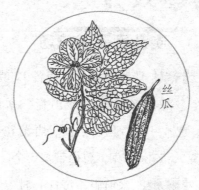

丝瓜

制用法 每日1剂，水煎服。

功效主治 清气理鼻。用治慢性单纯性鼻炎，或儿童鼻炎，症见病程已久，时愈时发，或夏秋好转、冬春转差，重时气塞难通，常觉头昏，感风加重，黏涕较多。

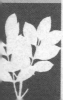

苍芷辛栀液

方剂 苍耳子（砸裂）、白芷、辛夷、栀子、冰片各30克，薄荷霜3克，芝麻油250毫升，液状石蜡500毫升。

制用法 将前4味药同时放入芝麻油内，浸泡24小时，然后加热炸药，待药呈褐色时熄火去渣，下冰片、薄荷霜、石蜡油，搅匀，冷却，过滤。分10毫升滴瓶内备用。仰头滴鼻，每次1~2滴，每日2~3次。

功效主治 用治伤风鼻塞、鼻窒。

实用验方

芪参升阳方

方剂 黄芪50克，党参、山药各30克，白术、桂枝各20克，甘草10克，杏仁、菟丝子、巴戟天各15克，大枣5枚，生姜3片。

制用法 每日1剂，水煎分3次服用。

功效主治 调补肺脾，温肾通阳。主治过敏性鼻炎。

验证 治疗60例，显效50例（83.3%），有效10例（16.7%）。

苍耳子白芷汤

方剂 白芷20克，葛根、黄芩各15克，麦冬5克，苍耳子、藁本、薄荷各10克。

制用法 水煎服，每日1剂，日服2次。

功效主治 祛风清热，通利鼻窍。主治慢性单纯性鼻炎。

验证 治疗41例，结果痊愈18例，显效6例，好转4例，无效13例。一般用药4天后见效。

苍耳油

方剂 苍耳子15~20粒，豆油50克。

制用法 将苍耳子炒后，再将豆油沸腾无沫后放苍耳子，至苍耳子煎至黑色焦状为止，再用纱布过滤。将过滤后的药油浸泡纱布条（约1厘米×4厘米）备用。取油纱条放置在双下鼻甲上，隔日或1日涂药1次，也

可用此药油滴鼻，1日1次。

功效主治 祛风，消炎，通窍。适用于慢性单纯性鼻炎、过敏性鼻炎及肥厚性鼻炎。

验证 治疗51例，显效29例，好转16例，无效6例，总有效率为88.23%，但对肥厚性鼻炎效果一般。

生姜苏叶葱白

方剂 苏叶、葱白、生姜各10克。

制用法 水煎服，每日3次。

功效主治 祛风，散寒，通窍。适用于慢性鼻炎。

验证 屡用效佳。

名医提醒

❶要特别注意忌食刺激性食物。对于鼻炎患者来说，最好不要食用辛辣刺激的食物，平时要吃点温和养人的食物。对于海鲜、辣椒、油炸食品等，都不应该食用。

❷要多样化饮食。这是生活中我们要特别注意的，蔬菜水果要结合起来，最好能够形成一个营养健康的食谱。饮食一定要高蛋白、多样化，多吃营养全面的食物。

❸要保持好的心情，不要总是想着烦恼之事。每天起居有规律，不要太多疲劳，注意休息，不要熬夜。

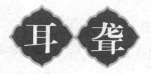

耳　聋

耳聋症是指由药物、某些化学制剂或其他原因所致的听力暂时性或永久性丧失的一种病症。临床常见的有药物性耳聋、突发性耳聋及先天或疾病所致耳聋等几种。药物性耳聋一般均有近期的用药（如氨基糖苷类抗生素等）史或化学制剂接触史，临床上以耳鸣、耳聋、眩晕、共济失调，并可伴有肢

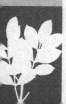

端麻木等为特征；而突发性耳聋则可能与病毒感染、情绪波动或圆窗膜破裂有关，临床上以突然出现的耳聋，伴耳鸣、眩晕等为特征。中医称本病症亦为"耳聋"。其基本病机为脏腑气血阴阳失调，兼夹血脉瘀阻。

名医效方

桃仁赤芍汤

方剂 桃仁（研泥）、红花、鲜姜（切碎）各9克，赤芍药、川芎各3克，红枣（去核）7枚，老葱白（切碎）3根，麝香0.15克（绢包用2次），黄酒250克。

制用法 将前7味药煎至1盅，去渣，然后将麝香入酒内，再煎2沸，晚间睡眠前服。每日早晨再服通气散1次。

功效主治 适用于年久耳聋。

柴胡地黄汤

方剂 柴胡、川芎、石菖蒲各12克，制香附、骨碎补各9克，六味地黄丸（包煎）30克。

制用法 先把上药用水浸泡30分钟再放火上煎煮，开后15分钟即可。每剂煎2次，将2次煎出的药液混合。每日1剂，日服2次。

功效主治 适用于肾虚耳聋。

泽泻天麻汤

方剂 泽泻30克，天麻10克，陈皮12克，半夏9克。

制用法 水煎服，每日2次。

功效主治 清肝，理气，化痰。适用于痰火郁结，耳内堵塞，头昏、胸闷、咳嗽、痰多之耳聋耳鸣。

核桃肉补肾汤

方剂 核桃肉适量。

制用法 水煎服。每日3次，每次30克。

功效主治 补肾益精。适用于肾精亏损，耳鸣声细，夜间加重，腰膝酸软者。

熟地山药丸

方剂 熟地240克，山药、山茱萸各120克，泽泻、茯苓、丹皮各90克。

制用法 上药为细末，炼蜜为丸，如绿豆大，每次服9克，每日3次。

功效主治 滋阴补肾。适用于肝肾不足，耳鸣声细，伴有腰膝酸软者。

石菖蒲鸡蛋

方剂 石菖蒲250克，鸡蛋3枚，甜酒适量。

制用法 石菖蒲先煎，去渣，将所煎之水煮鸡蛋对甜酒服，每日1剂。

功效主治 主治骤然耳聋。

细辛白芷汤

方剂 当归、细辛、川黄、防风、附子、白芷各15克。

制用法 上药共研为末，以鲤鱼脑髓30克加水合煎3次。取3汁混合浓缩至膏状，备用。滴耳中，并以棉塞耳。每日1次。

功效主治 祛风散瘀，通窍止

鸣。主治耳鸣耳聋。

甘遂甘草粉

方剂 甘遂、甘草各0.6克。

制用法 各研极细粉末，各用脱脂棉缠成条状，左耳塞甘遂，右耳塞甘草，晚上放入，天亮取出。以愈为期。

功效主治 主治耳聋。

黄芪丸

方剂 黄芪50克，羌活、白蒺藜（去刺）各25克，黑附子（大者）1枚，羯羊肾1对。

制用法 将羯羊肾焙干，白蒺藜瓦上炒，共研为细末，酒糊为丸，如梧桐子大。每服30~40丸，空腹，煨葱盐汤送下。

功效主治 治肾虚耳鸣，夜间睡着，如打战鼓，觉耳内风吹，更四肢抽掣疼痛。

实用验方

香附石菖蒲汤

方剂 香附20克，石菖蒲15克，火炭母、夏枯草各30克。

制用法 水煎服，每日2次。

功效主治 清肝，理气，化痰。适用于耳鸣如闻机器声，耳内有堵塞感，且伴有头昏沉重者。

验证 本方疗效显著，一般患者坚持使用均可收到满意效果。

仙鹤草葛根

方剂 仙鹤草80～100克，葛根50～60克，泽泻、五味子各12～15克，骨碎补30～50克。

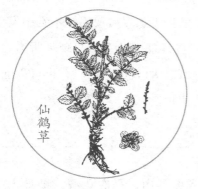

仙鹤草

制用法 水煎服，每日1剂。

功效主治 活血，补肾，强骨。主治药物中毒性耳聋。

验证 临床屡用，均收到较好的疗效。

蔓荆子柴胡汤

方剂 蔓荆子、软柴胡、大川芎、桃仁泥、红花、赤芍各10克，粉葛根、黄芪、丹参各30克，青葱管5支。

制用法 水煎服，每日1剂，日服2次。超过1个月症状未见改善为无效。

功效主治 升阳通窍，益气活血。主治突发性耳聋。

验证 治疗34例，治疗1周症状消失者15例，2周症状消失者12例，1个月症状消失者4例，症状减轻者2例，无效1例。总有效率为97.06%。

名医提醒

❶要经常食用有活血作用的食物，改善血液黏稠度，这样能够有利于保持耳部小血管的正常微循环。

❷最好能够减少脂肪的摄入。大量摄入脂类食物，非常容易导致血脂增高，血液黏稠度会增大，引起动脉硬化。内耳对供血障碍最敏感，当血液循环出现障碍时，会导致听神经营养缺乏，从而产生耳聋。

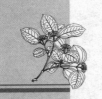

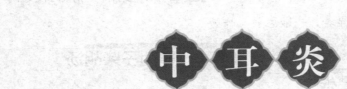

中耳炎

中耳炎是由溶血性链球菌等化脓性细菌侵入中耳引起的一种常见病。中耳炎常发生于8岁以下儿童,其他年龄段的人群也有发生,其经常是普通感冒或咽喉感染等上呼吸道感染所引发的疼痛并发症。中耳炎以耳内闷胀感或堵塞感、听力减退及耳鸣为最常见症状,常发生于感冒后或不知不觉中发生,有时头位变动可觉听力改善,部分患者有轻度耳痛。儿童常表现为听力迟钝或注意力不集中。当孩子有中耳炎症状时,应及时就医。同时,也可以通过学习下面这些方剂来缓解中耳炎引起的不适症状。

名医效方

海螵蛸散

方剂 海螵蛸1.5克,冰片0.3克。

制用法 将上2味研细末。洗净耳内脓液后,吹入药末,每日1~2次。

功效主治 清热解毒,收敛止痛。适用于中耳炎。

韭菜汁

方剂 韭菜汁50克,白矾少许。

制用法 将白矾加入韭菜汁中。

滴入患耳内,每次2滴,每日3次,连用3~4日。

功效主治 适用于中耳炎。

蒲公英汤

方剂 蒲公英30克。

制用法 水煎服,每日1剂,连服4~5日。

功效主治 主治急性化脓性中耳炎初起未流脓者。

菊花叶散

方剂 鲜菊花叶适量,冰片少许。

制用法 将鲜菊叶洗净，晾去水气，捣烂取汁，加冰片少许研末，调匀滴入耳内。

功效主治 清热解毒。适用于急性中耳炎。

耳灵散

方剂 朱砂0.3克，玄明粉、硼砂、冰片各1克。

制用法 上药各研极细末，混合均匀，装瓶备用。先用棉签将患耳中的脓液擦干，如耳中脓液较多者，则用过氧化氢溶液（双氧水）洗耳，然后用喷粉器将"耳灵散"药粉少许均匀地喷撒入耳腔，在鼓膜上涂薄薄一层淡赭色粉末为度。

功效主治 清热，消肿，止痛。主治急性和慢性化脓性中耳炎。

滴耳半夏汤

方剂 生半夏50克，白酒150克。

制用法 将以上前1味研成细粉，置容器中，加入白酒浸泡24小时，取上清液即成。先将患耳洗净，滴入药酒数滴，每日1~2次。

功效主治 消疔肿。适用于急、慢性中耳炎。

黄柏紫草散

方剂 川黄连粉3克，黄柏粉1.5克，紫草粉1.8克，氯霉素1克，四环素0.75克。

制用法 将以上各药粉混合，过80目筛后装瓶备用。用前先把患耳用3%的双氧水洗拭，再用细棉棒将耳擦干，然后把治耳灵粉少许吹入耳腔中，每天用药1次。

功效主治 治化脓性中耳炎。

陈皮炭橄榄液

方剂 炒黑陈皮炭3克，青橄榄（瓦上煅透）2枚，石榴花（瓦上焙枯）1.5克，梅片0.6克。

制用法 上药（除梅片外）共研细末，再入梅片同研和匀，贮瓶备用，勿泄气。先用药棉卷去脓水，另以药棉蘸药，掺入耳底自干，每日换药1次。

功效主治 行散郁热，燥湿止痛疗疮。适用于慢性化脓性中耳炎。

实用验方 ·········

丝瓜络银珠散

方剂 丝瓜络（烧炭存性）3克，银珠1克，硼砂、石菖蒲各1.5克，冰片1克。

制用法 共研细末。每用少许吹耳，每日3次。

功效主治 清热消肿，通经止痛。适用于化脓性中耳炎。

验证 高某某，男，8岁，患化脓性中耳炎，经人介绍使用该方后痊愈。

瓦焙蛇蜕

方剂 蛇蜕30克，冰片0.5克。

制用法 将蛇蜕放在瓦片上焙黄，研细面，加冰片吹患耳。

功效主治 清热解毒，消肿止痛。适用于急性中耳炎。

验证 屡用效佳。

冰麝散

方剂 冰片、枯矾各9克，麝香0.5克，樟丹12克，龙骨15克。

制用法 将以上诸药共研极细末，装瓷瓶内密封备用。同时先取双氧水洗净患耳脓汁，拭干后吹上冰麝散少许，每日用药1次。

功效主治 祛脓消炎，通络开窍。主治急、慢性化脓性中耳炎。

验证 赵某，男，24岁。患者右耳从12岁开始患脓耳。用上方治疗，共用药12次，已痊愈，随访3年，未见复发。

硼砂散

方剂 硼砂、梅片、玄明粉各15克，朱砂10克。

制用法 将以上诸药分别研极细末，混匀后备用。先用棉花将耳内脓液拭净，然后用喷粉器将药粉均匀地喷入中耳腔。每日喷药1次。

功效主治 清热解毒。主治化脓性中耳炎。

验证 用此方治疗100例（其中急性40例，慢性60例）。治后痊愈59例，湿润感23例，好转15例，总有效率达97%。效果最好的仅喷药1次即愈，最多为12天，平均4～5天，多数2～7天。

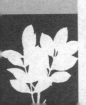

硼砂川黄连散

■方剂 硼砂、川黄连、冰片各1克。

■制用法 共研细末，开水调和滴耳。

■功效主治 清热，消肿，止痛。适用于化脓性中耳炎。

■验证 临床疗效确切，一般2～7天即可好转，1个月内基本痊愈。

名医提醒

1要保证休息时间，有一个良好的睡眠。注意室内的空气流通，特别是要保持鼻腔的通畅。

2对于中耳炎患者，要积极治疗，擤鼻涕的时候不能用力，也不可以同时压闭两只鼻孔，应交叉单侧擤鼻涕。

3洗澡或者是游泳的时候，假如耳朵内进水，非常容易滋生细菌，因此，要用棉棒清洁干净。患慢性中耳炎者最好不要游泳。

4注意加强营养，锻炼身体，以增强体质。工作、生活、学习环境不宜温度过高。

牙周炎

牙周炎是侵犯牙龈和牙周组织的慢性炎症，是一种破坏性疾病，其主要特征为牙周袋的形成及袋壁的炎症，牙槽骨吸收和牙齿逐渐松动，它是导致成年人牙齿脱落的主要原因。本病多因菌斑、牙石、食物嵌塞、不良修复体、咬创伤等引起牙龈发炎肿胀，同时使菌斑堆积加重，并由龈上向龈下扩延。由于龈下微生态环境的特点，龈下菌斑中滋生着大量毒力较大的牙周致病菌，如牙龈类杆菌、中间类杆菌、螺旋体等，使牙龈的炎症加重并扩延，导致牙周袋形成和牙槽骨吸收，造成牙周炎。中医认为，牙周炎与全身疾病有关，分为胃经实火型、肾虚胃热型和脾肾两虚型。

名医效方

乌贼骨粉儿茶散

方剂 乌贼骨粉 50 克，槐花炭、地榆炭、儿茶各 5 克，薄荷脑 0.6 克。

制用法 以上 5 味药兑匀，装瓷瓶备用，每用时取少许刷牙，每日 3 次。

功效主治 适用于牙周病。

瓦松白矾汤

方剂 瓦松、白矾各适量。

制用法 等份水煎，徐徐漱之。

功效主治 适用于牙周病。

滑石甘草粉

方剂 滑石粉 18 克，甘草粉 6 克，朱砂面 3 克，雄黄、冰片各 1.5 克。

制用法 共研为细面，早、晚刷牙后撒患处；或以 25 克药面对 60 克生蜜之比，调和后早、晚涂患处。

功效主治 清热解毒，消肿止痛，化腐生肌，收敛止血。主治慢性牙周炎。

生地连翘汤

方剂 生地、连翘各 12 克，丹皮、升麻、当归、大黄各 10 克，黄连、竹叶各 6 克，生石膏 30 克（先下），天花粉 15 克。

制用法 每日 1 剂，水煎，分 2 次服。

功效主治 清热止痛。主治急性牙周炎。

清胃汁

方剂 生地黄、天花粉各 20 克，丹皮、连翘、当归各 15 克，升麻、黄连、竹叶、大黄、虎杖各 10 克，生石膏 30 克。

制用法 将上药以水煎煮，取药汁。每日 1 剂，分 2~3 次服用。

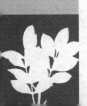

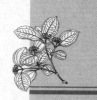

功效主治 适用于牙周炎之牙龈红肿热痛。

桃柳树皮清热方

方剂 桃树皮、柳树皮各 4 克，白酒适量。

制用法 白酒放入砂锅，以小火煎煮桃柳树皮，趁热含酒液漱口。当酒液含在口中凉后即吐出，每日漱数次。

功效主治 清热止痛，祛风散

肿。主治风火牙痛和牙周发炎。

白酒鸡蛋方

方剂 白酒 100 毫升，鸡蛋 1 个。

制用法 将白酒 100 毫升倒入瓷碗内，用火点燃后，立即将鸡蛋打入酒中，不搅动，不放任何调料，待火熄蛋熟，晾凉后 1 次服下，每日 2 次。

功效主治 清热止痛。主治牙周炎。

实用验方

地黄枸杞饮

方剂 生地黄、枸杞子、知母、牛膝、麦门冬各 20 克，山萸肉 15 克，生石膏 40 克，牡丹皮 30 克。

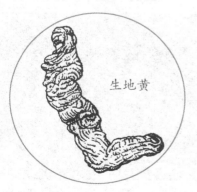

生地黄

制用法 每日 1 剂，水煎分早、中、晚 3 次口服。15 日为 1 个疗程。

功效主治 滋肾阴，清胃热。主治牙周炎。

验证 本方治疗肾虚胃热型牙周炎 60 例，痊愈的有 32 例（53.3%），显效的有 15 例（25%），有效 3 例（5%），无效 10 例（16.7%）。总有效率为 83.3%。

石膏生地饮

方剂 生石膏 30 克，生地、天花粉各 20 克，丹皮、连翘、当归各 15 克，升麻、黄连、竹叶、大黄、虎杖各 10 克。

制用法 水煎服，每日 1 剂，分

2～3 次内服，连续用药至症状消失止。

功效主治 清利湿热。主治急性牙周炎。

验证 采用此方治疗急性牙周炎 50 例，其中痊愈 28 例，显效 17 例，有效 4 例，无效 1 例。有效率为 98%。

 大黄苦参煎液

方剂 大黄、细辛、黄芩、薄荷各 15 克，苦参、冰片各 20 克，百部、花椒各 10 克。

制用法 将上药加水煎成 300 毫升，取滤液。反复冲洗冠周盲袋后，再分别放置本品、碘甘油棉球，20 分钟后取出。每日 1 次，5 日为 1 个疗程。

功效主治 适用于智齿冠周炎。

验证 共治疗 96 例，治愈 81 例，好转 12 例，无效 3 例，总有效率为 96.9%。

 冰蟾酊

方剂 生川乌、生草乌、生大黄、细辛、冰片各 20 克，樟脑 30 克，蟾酥 5 克，95% 的乙醇 1000 毫升。

制用法 将上药浸泡 10 日后过滤去渣。取棉球蘸本品后塞于患处。

功效主治 适用于牙痛、龋齿、牙周炎、冠周炎。

验证 共治疗 250 例，特效 145 例，显效 64 例，有效 34 例，无效 7 例。龋齿止痛率为 75%。

 名医提醒

1 要特别注意口腔卫生，最好用有效正确的刷牙方法，坚持早、晚都刷牙，在餐后漱口，剔除嵌塞在牙齿中的食物。

2 多吃对牙齿有益的食品。比如高纤维食品，蔬菜、粗粮、水果等，这些对牙齿健康都非常的有利。另外，还有肉、蛋、牛奶都可以多食用，但是，一定要注意避免食入过多的甜食。

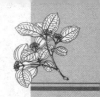

青 光 眼

青光眼是一种发病迅速、危害性大、随时可能导致失明的常见疑难眼病。青光眼患者会因眼内压间断或持续性升高的水平超过眼球所能耐受的程度而给眼球各部分组织和视功能带来损害，导致视神经萎缩、视野缩小、视力减退直至失明，在急性发作期 24 ~ 48 小时即可完全失明。青光眼属双眼性病变，可双眼同时发病或一眼起病，继发双眼失明。

中医学称青光眼为"绿风内障"，中医认为该病起于肝肺痨热、痰湿功伤、因水毒引起的眼球疾患。青光眼的症状为眼内痛涩、眼胀，经常会头晕、头痛，晚上看光觉得有红彩光圈笼罩，有时会因剧烈的头痛而呕吐。中医认为青光眼治疗的方法主要在平肝热利肺气，健补肝肺痨损，以消除水毒。

名医效方

 槟榔汤

方剂 槟榔 9 ~ 18 克。

制用法 水煎服。服药后有腹痛、呕吐、恶心及轻泻等反应均属正常现象。若无轻泻应稍增加剂量。

功效主治 下气破积，清热明目。用治青光眼。

 牛奶冲鸡蛋

方剂 牛奶 200 毫升，鸡蛋 1 个，炒核桃仁 10 克，蜂蜜 20 毫升。

制用法 将炒核桃仁捣烂；鸡蛋打碎，冲入牛奶，放入核桃仁粉和蜂蜜，煮熟食用。分 1 ~ 2 次服，宜常服。

功效主治 适用于原发性青光眼。

黄连羊肝丸

方剂 白羊肝 1 具（竹刀切片），黄连 30 克，熟地黄 60 克。

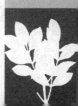

制用法 将黄连、熟地黄研末，与白羊肝同捣为丸。茶水送服 50～70 丸，日服 3 次。

功效主治 用治青光眼，症见望之如好眼，自觉视物不见。

归龙致新汤

方剂 当归、地龙、黑地榆各 12 克，黑栀子 13 克，红花 10 克，川芎、桃仁、鸡内金、僵蚕各 6 克。

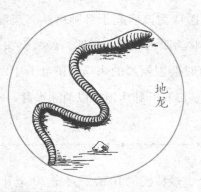

地龙

制用法 每日 1 剂，水煎服。

功效主治 养血活血，化瘀通络，清热息风。适用于青风内障（原发性青光眼）。

生熟地汤

方剂 生地、熟地各 12 克，女贞子、夏枯草、黄芩各 9 克，珍珠、生牡蛎各 30 克。

制用法 水煎服。每日 1 剂，2

次分服。

功效主治 用治慢性青光眼。

五味女贞子汤

方剂 女贞子、茺蔚子各 10 克，五味子 8 克，夏枯草 12 克，茯苓 15 克。

制用法 水煎服，每日 1 剂，分 2 次服。

功效主治 补益肝肾，利水明目。用治青光眼，伴头晕耳鸣、腰膝酸软、精神倦怠等。

平肝疏肝方

方剂 荆芥、防风、当归、葶苈子、牛膝、半夏各 10 克，羌活、柴胡、丹参、黄芪各 15 克，制附子 6 克，决明子、牡蛎、珍珠母各 30 克，全蝎 8 克。

制用法 将上药以水煎煮，取药汁。每日 1 剂，分早、晚 2 次服用。

功效主治 平肝疏肝，活血利湿。适用于原发性青光眼。

龙胆草车前子饮

方剂 龙胆草 5 克，车前子 15 克，蜂蜜 20 克。

传统秘验效方精华

制用法 将龙胆草、车前子用冷水浸泡 20 分钟，入锅，加适量水，煎煮 20 分钟，取汁，待药汁转温后调入蜂蜜即成。每日 1 剂，分早、晚 2 次服用。

功效主治 清肝泻火，降低眼压。适用于急性充血性青光眼，对头痛、眼睛胀痛、眼压增高者尤为适宜。

实用验方

黄芪防风饮

方剂 黄芪 15 克，防风、羌活、白术、川乌、钩藤（后下）、白附子、姜半夏、郁李仁各 10 克，全蝎 6 克，羚羊角 0.5 克（研末冲服）。

制用法 水煎服，每日 1 剂，日服 2 次。

功效主治 清热明目，行气活血。主治原发性青光眼。

验证 治疗 25 例 32 眼，症状基本消除，视力恢复 28 眼，无效 4 眼。

黄芪生地汤

方剂 黄芪、生地、茯苓各 30 克，车前子、地龙各 20 克，红花、赤芍各 10 克，甘草 5 克。

制用法 水煎，每日 1 剂，分早、晚 2 次口服。

功效主治 益气活血利水。主治青光眼术后。

验证 本方用于青光眼术后，防止患者视力下降，共治疗 166 只眼，显效 11 只眼（6.6%），有效 142 只眼（85.6%），无效 13 只眼（7.8%）。总有效率为 92.2%。

生地熟地

方剂 生地、熟地各 18 克，丹皮、泽泻、茯苓、怀山药各 15 克，山萸肉、茺蔚子、菊花、当归、赤芍、知母各 12 克，荆芥穗 9 克。

制用法 水煎服，重者每日 2 剂，缓解症状后每日 1 剂。

功效主治 滋补肝肾。治阴虚火旺型青光眼。

验证 多年临床验证，收效颇丰。

木贼草菊明汤

方剂 木贼草 12 克，牡蛎、石

决明各 15 克，菊花 30 克，夜明砂 10 克。

制用法 先把药用水浸泡 30 分钟，再放火上煎 30 分钟，每剂煎 2 次，将 2 次煎出的药液混合。每日 1 剂，早、晚分服。

功效主治 清热明目。主治青光眼、高血压。

验证 胡某，女，74 岁。8 个月前开始头痛、眼痛、乏力，某院诊为青光眼，右眼已失明，连服上方 6 剂，诸症均减。又服 36 剂，头痛、目痛消失。

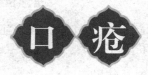

名医提醒

1 要忌烟，忌酒，忌喝浓茶。过量吸烟的话，其中的尼古丁作用能够让视网膜血管痉挛，而氰化物可引起中毒性弱视，危害视功能。大量饮酒，容易造成眼球毛细血管扩张，眼睛充血加重，最终引发青光眼急性发作。常喝浓茶，虽有利尿的功效，但过度兴奋，影响睡眠，引起眼压升高。

2 保持心情舒畅，不要让情绪太过激动。青光眼最主要的诱发因素实际上就是长期不良的精神刺激。

口 疮

复发性口疮亦称阿弗他溃疡，乃系口腔黏膜溃疡反复发生的一种口腔黏膜疾病。其病因，迄今尚未完全清楚，可能与自体免疫性有关。由于体内细胞内存在自体抗原，相应抗体不能与其直接结合，一旦吸附于细胞上病毒或酶使其二者结合，形成可溶性复合物，而作用于肥大细胞，每当感触激震，释放出活性物质遂产生炎症，如此循环反复。临床表现，主要为口腔黏膜反复出现溃疡，有单发、多发，任何部位均可发生。

名医效方

苹果胡萝卜汁

 方剂 苹果250克，胡萝卜200克。

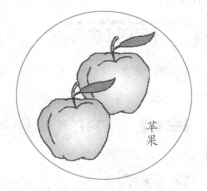

苹果

 制用法 洗净，绞汁，混合均匀。分2~3次服。

 功效主治 适用于口腔溃疡、口腔炎。症见热病初起，口舌生疮，口腔糜烂。

茶叶外贴方

 方剂 茶叶1小袋。

 制用法 将煮沸的茶叶水冷却后，涂在嘴唇的疱疹处，或者将1小袋茶叶放在水中煮沸然后取出冷却，贴附在嘴唇疱疹处。4~5天后，炎症即可消退。

 功效主治 消炎止痛。适用于疱疹病毒引起的口唇疱疹。

蛋黄油

 方剂 鸡蛋1个。

 制用法 将鸡蛋煮熟，再取蛋黄放在火上炼油，用蛋黄油搽患处。

 功效主治 适用于口疮。

西瓜汁

 方剂 西瓜半个。

 制用法 挖出西瓜瓤挤取汁液。含瓜汁于口中，约2分钟后咽下，再含新瓜汁，反复多次全部用完。

 功效主治 清热解毒。适用于口舌生疮，对高血压也有一定疗效。

二石青黛散

 方剂 青黛4克，硼砂、玄明粉各1.4克，人中白、煅炉甘石、煅石膏各1克，雄黄0.6克，冰片0.4克。

 制用法 上药共研极细末，装瓶

备用。先用茶水漱口，取药粉撒敷患处疮面，每日1～2次。

功效主治 清热解毒，敛疮止痛。主治口疮、口糜。

辛蜜膏

方剂 细辛适量。

制用法 将上药研为极细末，加入蜂蜜适量，调成糊状备用。用时先将脐部用温水清洗，取药糊约10克，涂在7厘米×7厘米的纱布上，敷贴于神阙穴，外用胶布固定，每日1次。

功效主治 适用于口疮。

石膏灶心土液

方剂 生石膏、灶心土各30克，

新鲜车前草50克。

制用法 先将前2味药捣烂，用淘米水浸泡，过滤去渣，再将车前草洗净、绞汁，与淘米水混合洗口。

功效主治 清湿热，泻胃火。用于口腔溃疡数目较多，周围红肿，心烦口渴者。

硼砂红枣煎剂

方剂 硼砂9克，红枣15克，葱头（连须）3克，冰片1克。

制用法 前3味药煎水、去渣，加冰片，搽口腔溃疡处。

功效主治 健脾清热，消肿止痛。用于慢性口腔溃疡。

实用验方

外敷膏

方剂 吴茱萸、胆南星、生大黄（按4：1：2比例配方）。

制用法 上药共研细末，与陈醋适量调成糊状，备用。侯患儿睡熟后，涂敷于两足心（涌泉穴），外加

纱布包扎，12小时去之。可根据病情次晚再用1次。用量应按患儿年龄、病势而酌情变更。

功效主治 导热下行。适用于口腔。

验证 治疗98例，均获痊愈。小儿年龄越小，其效越捷。

五倍青黛散

方剂 五倍子5克，青黛、冰片各7.5克，月石10克，人中白12.5克。

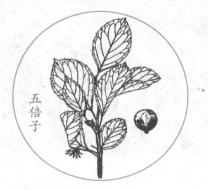

五倍子

制用法 上药共研细末，贮存备用。局部（患部）外敷，每日2～3次。

功效主治 清热，消肿，止痛。适用于口腔炎、齿龈炎。

验证 治疗口腔炎24例，齿龈炎8例，阿弗他性口腔炎24例，经外敷3～5次后治愈。

青砂散

方剂 青黛、硼砂、人中白、孩儿茶各30克，龙脑、薄荷末、玄明粉、马勃各15克，冰片6克。

制用法 上药共研极细末过细筛，装瓶备用，勿泄气。用冷盐开水含嗽后，取药粉撒敷患处，每日3次，口腔内不易撒布之患处，可用芦管吹之。

功效主治 清热解毒，生肌止痛。主治口腔溃疡。

验证 治疗百余例，全部治愈。轻者1天，重者2～5天即愈。

口炎散

方剂 山豆根、大黄各30克，人中白2克，青黛20克，砂仁10克，孩儿茶、枯矾、没药、黄连各15克，冰片3克。

制用法 上药共研细末，过100目筛，装瓶消毒备用。口腔消毒，用2%的龙胆紫调敷患处。

功效主治 消炎止痛。

验证 治疗患者37例，全部治愈。

三花甘草方

方剂 野蔷薇20克，野菊花20克，金银花20克，生甘草6克。

制用法 将上药以水煎煮成药汁150毫升左右，贮存备用。用时以棉签蘸此液轻轻擦拭口腔溃破处，也可将药水含在口中，5～6分钟后再吐去，每天3～4次，1周左右口疮即可痊愈。

功效主治 清热解毒，消肿止痛。

验证 屡用屡效。

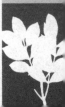

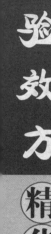

传统秘验效方精华

 名医提醒

1进行恰当的生活调养。一定要保证充足的睡眠，避免劳累、紧张、用脑过度；另外，要保持口腔的清洁，所用的牙刷梳毛不要太硬。坚持用浓绿茶漱口，这样可以有效促进口腔溃疡面的愈合。

2进行合理的饮食调养。多食，多饮水，做到有规律的饮食，细嚼慢咽。适量进行维生素和各种人体所需的微量元素的补充。多食用一些蔬菜水果，多食含蛋白质丰富的食品，避免刺激性饮食。发病时，最好不要吸烟或饮酒。

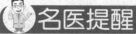

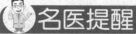

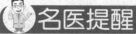

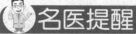

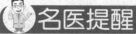

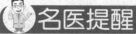

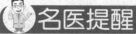

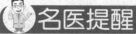

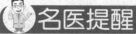

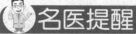

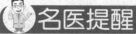

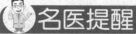

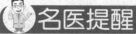

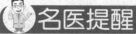

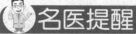

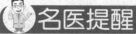

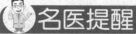

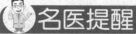

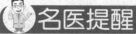

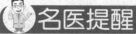

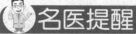

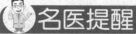

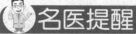

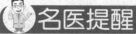

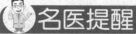

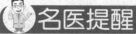

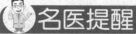

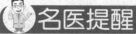

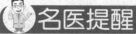

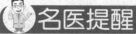

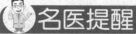

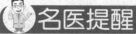

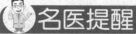

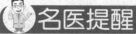

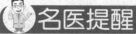

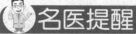

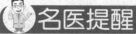

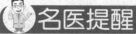

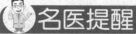

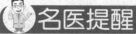

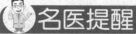

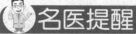

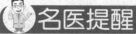

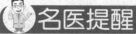

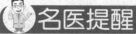

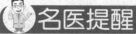

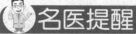

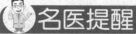

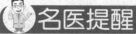

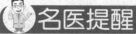

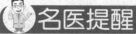

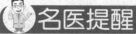

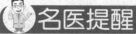

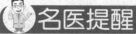

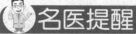

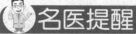

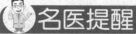

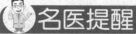

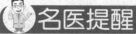

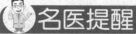

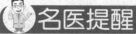

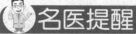

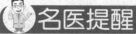

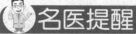

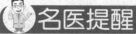

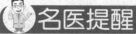

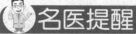

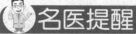

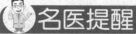

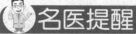

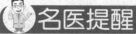

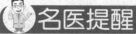

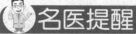

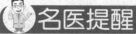

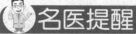

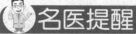

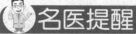

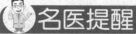

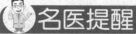

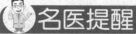

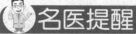

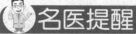

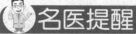

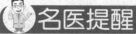

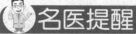

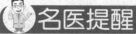

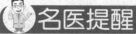

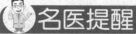

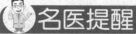

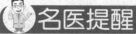

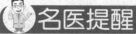

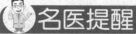

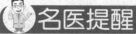

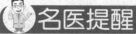

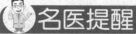

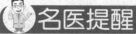

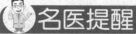

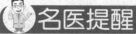

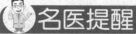

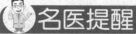

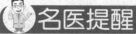

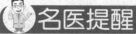

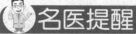

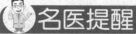

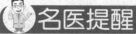

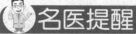

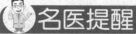

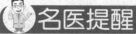

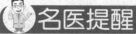

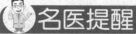

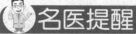

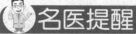

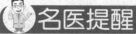

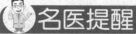

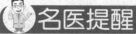

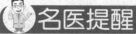

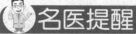

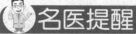

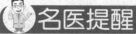

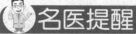

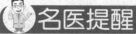

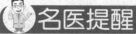

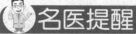

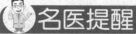

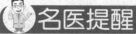

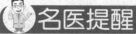

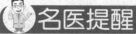

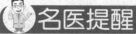

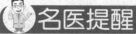

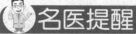

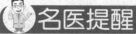

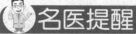

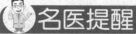

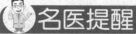

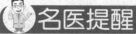

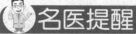

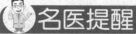

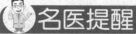

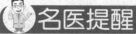

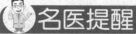

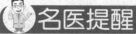

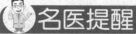

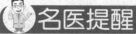

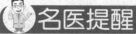

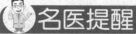

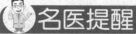

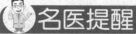

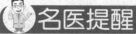

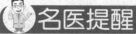

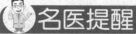

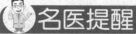

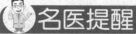

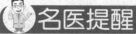

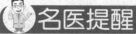

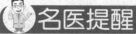

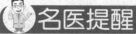

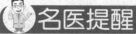

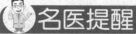

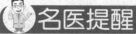

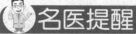

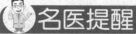

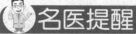

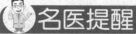

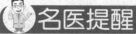

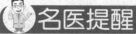

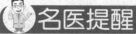

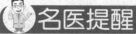

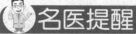

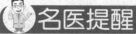

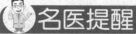

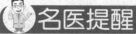

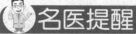

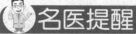

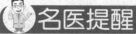

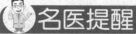

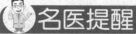

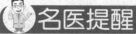

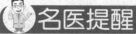

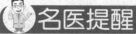

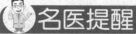

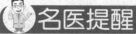

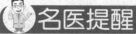

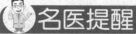

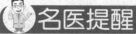

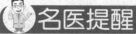

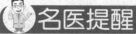

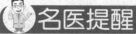

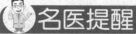

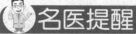

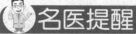

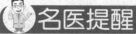

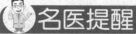

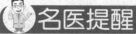

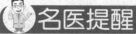

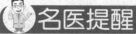

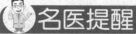

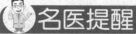

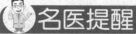

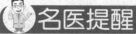

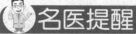

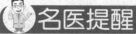

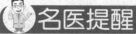

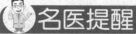

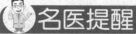

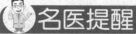

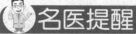

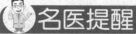

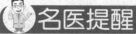

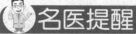

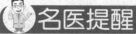

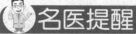

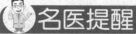

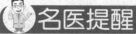

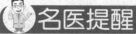

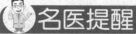

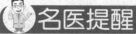

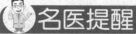

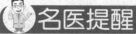

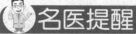

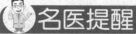

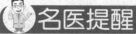

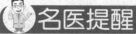

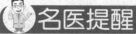

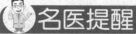

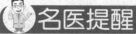

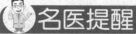

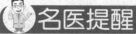

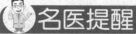

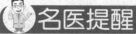

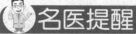

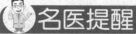

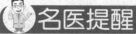

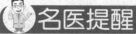

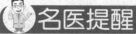

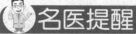

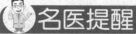

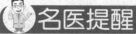

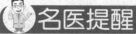

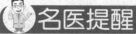

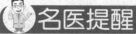

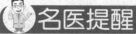

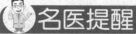

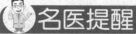

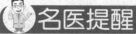

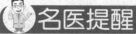

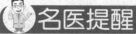

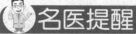

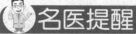

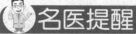

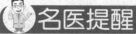

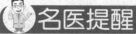

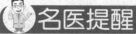

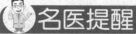

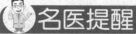

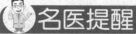

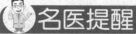

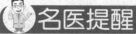

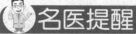

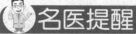

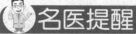

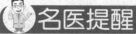

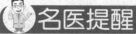

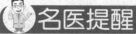

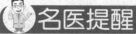

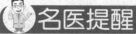

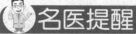

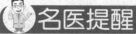

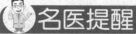

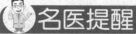

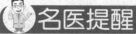

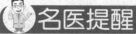

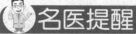

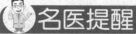

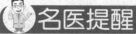

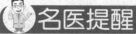

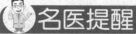

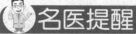

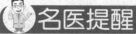

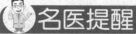

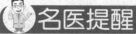

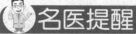

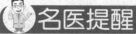

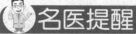

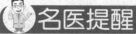

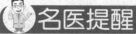

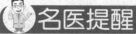

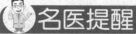

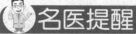

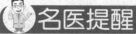

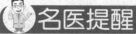

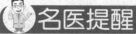

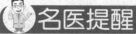

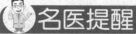

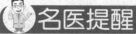

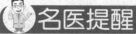

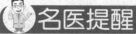

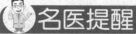

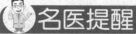

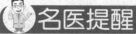

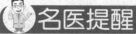

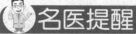

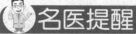

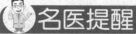

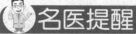

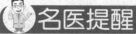

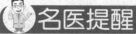

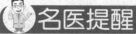

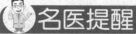

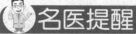

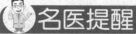

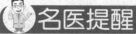

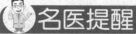

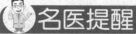

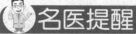

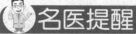

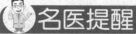

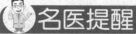

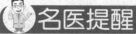

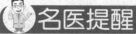

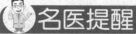

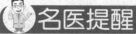

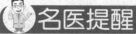

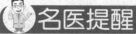

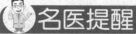

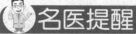

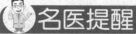

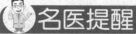

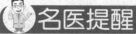

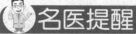

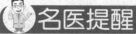

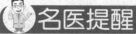

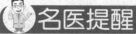

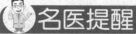

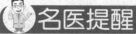

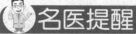

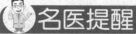

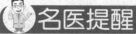

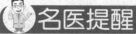

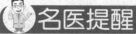

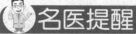

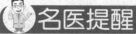

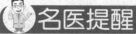

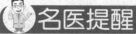

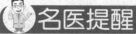

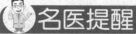

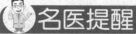

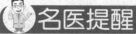

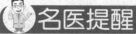

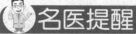

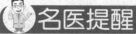

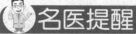

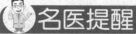

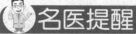

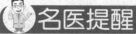

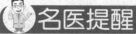

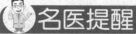

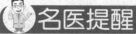

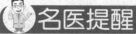

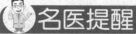

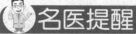

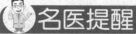

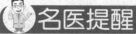

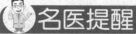

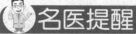

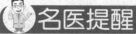

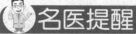

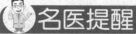

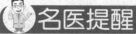

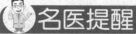

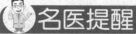

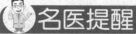

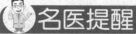

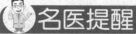

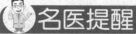

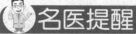

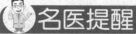

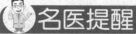

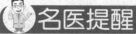

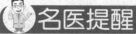

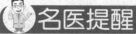

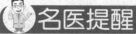

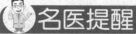

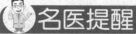

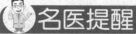

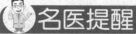

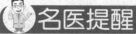

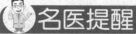

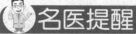

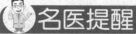

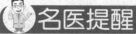

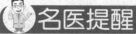

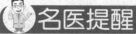

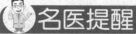

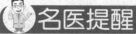

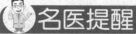

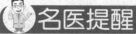

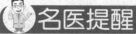

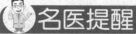

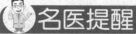

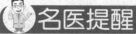

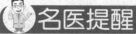

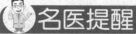

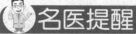

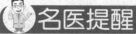

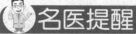

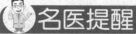

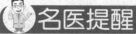

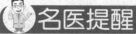

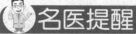

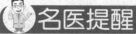

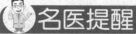

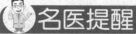

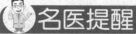

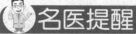

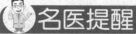

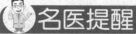

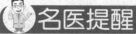

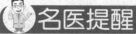

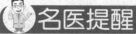

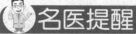

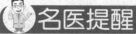

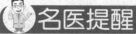

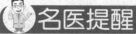

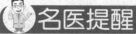

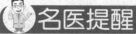

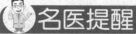

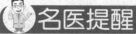

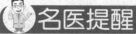

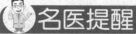

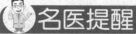

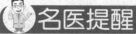

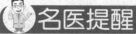

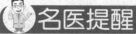

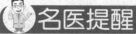

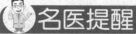

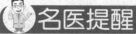

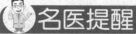

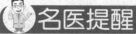

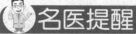

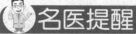

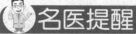

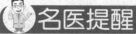

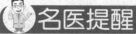

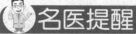

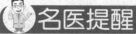

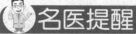

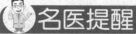

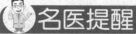

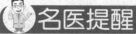

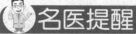

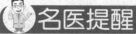

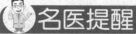

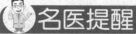

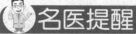

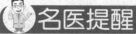

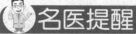

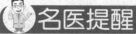

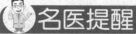

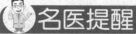

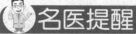

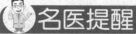

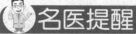

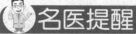

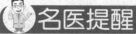

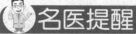

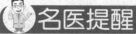

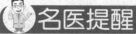

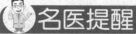

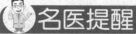

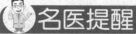

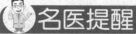

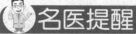

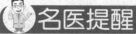

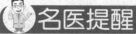

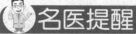

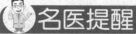

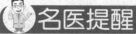

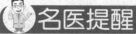

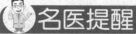

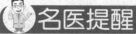

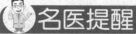

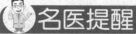

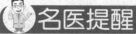

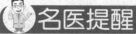

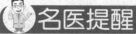

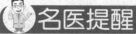

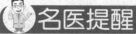

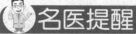

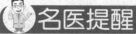

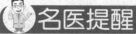

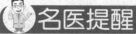

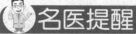

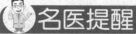

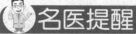

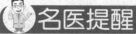

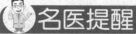

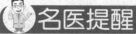

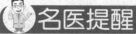

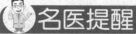

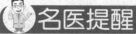

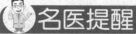

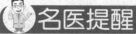

二三〇

传统秘验效方精华

第五章 ▼

男科疾病

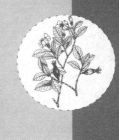
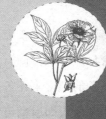
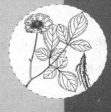
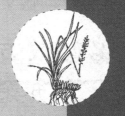

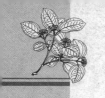

早泄

早泄是射精障碍中最常见的疾病，发病率占成人男性的 35%～50%。尽管早泄的定义尚有争议，但通常以男性的射精潜伏期或女性在性交中到达性高潮的频度来评价。男性在性交时失去控制射精的能力，阴茎插入阴道之前或刚插入即射精可定义为早泄；女性在性交中到达性高潮的频度少于 50% 时，也可定义为早泄。由于男性的射精潜伏期受禁欲时间长短的影响，女性性高潮的发生频度受身体状态、情感变化、周围环境等因素的影响，可以说这种定义尚未完善。多数学者认为，男女双方中某一方对射精潜伏期过短而不能获得满意的性生活，或男性不能达到足够长的射精潜伏期而不能获得满意的性生活，均可定义为早泄。

名医效方

九子回春汤

方剂 菟丝子、覆盆子、仙灵脾、枸杞子各 25 克，金樱子、韭菜子、石莲子各 15 克，蛇床子、五味子、补骨脂各 5 克，熟地黄、怀山各 50 克。

制用法 将上药加水 600 克，煎煮至 200 克，滤渣取汁。二煎复如上法。合并 2 次煎汁，贮于净器中。早、晚各服 200 克。

功效主治 温阳益肾，固精止泄。适用于肾虚精亏、命门火衰之早泄、阳痿、勃起功能障碍。

蜂房白芷散

方剂 露蜂房、白芷各 10 克。

制用法 将 2 味药烘干发脆，共研细末，醋调成面团状，临睡前敷肚脐（神阙穴）上，外用纱布盖上，橡皮膏固定，每天敷 1 次，或隔天 1 次，连续 3～5 次。

功效主治 适用于早泄。

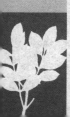

蚯蚓韭菜饮

方剂 大蚯蚓（最好是韭菜地里的）10 条，韭菜 250 克。

制用法 将蚯蚓剖开，洗净捣成蓉；韭菜洗净切碎，绞汁。同装于大茶盅中，冲入滚开水，盖闷温浸 10 分钟。1 次温服。

功效主治 壮阳，固精，补肾。适用于早泄。

菱白猪肉汤

方剂 菱白 200 克，瘦猪肉 100 克，调料适量。

制用法 按常法煮汤食用。每日 1 剂。

功效主治 清热利湿，滋阴养血。适用于湿热下注型早泄，症状为早泄，性欲亢进，头晕目眩，烦躁易怒，胁痛纳呆，阴痒尿痛，小便黄赤或淋沥等。

凉拌黄瓜

方剂 黄瓜 300 ~ 500 克，蒜泥、姜末、精盐、味精、香油各适量。

制用法 将黄瓜洗净切丝，放入盘内，加调料拌匀食用。每日 1 剂。

功效主治 清热解毒，利水消肿，

补脾止泻。适用于湿热下注型早泄。

猪肾核桃汤

方剂 猪肾 1 对，核桃仁 30 克，调料适量。

制用法 将猪肾洗净剖开，剔去筋膜臊腺，切块，与核桃仁共置锅内，加水炖熟，调味食用。每日 1 剂，2 次分服。

功效主治 壮阳补肾，固精。

杞枣煮鸡蛋

方剂 枸杞子 20 克，南枣 8 枚，鸡蛋 2 只。

制用法 将上 3 味洗净，共置锅内，加水同煮，鸡蛋熟后去壳再入锅煮 15 ~ 20 分钟即成，每日 1 剂。

功效主治 滋阴补肾，益气养心。

清肾汤

方剂 焦黄柏、生地黄、天门冬、茯苓各 10 克，煅牡蛎（先煎）20 克，炒怀山 15 克。

制用法 将上药以水煎煮，取药汁。每日 1 剂，分 2 次服用。

功效主治 清热泻火，滋肾养阴。适用于早泄。

实用验方

黄芪党参汤

方剂 黄芪、党参、龙眼肉、酸枣仁各20克，白术、当归各10克，茯神、龙骨、牡蛎各15克，木香、远志、甘草各6克，桑螵蛸12克，黄连1.5克，肉桂3克。

制用法 水煎，每日1剂，早、晚分服。暂节欲，远房帷。

功效主治 补益心脾，宁心摄肾。主治早泄。

验证 用此方治疗早泄患者10余例，有效率为90%以上。

生地黄连饮

方剂 生地、黄连、栀子、芡实、车前子各10克，龙胆草、柴胡各6克，龙骨、牡蛎、莲子肉、刺蒺藜各15克，茯神30克。

制用法 水煎服，每日1剂。

功效主治 清心火，定心神，泻肝热，疏肝气。主治早泄。

验证 此方治疗早泄，效果甚佳。

五倍子煎液

方剂 五倍子20～30克。

制用法 将上药用小火水煎30分钟，再加入适量温开水，趁热熏蒸龟头，待水温降至40℃左右，可将龟头浸入其中5～10分钟。每晚1次，半个月为1个疗程。治疗期间忌房事。

功效主治 主治早泄。

验证 用本方治疗早泄患者21例，经用药1～2个疗程后，治愈者18例；显效者3例。

五倍子白芷散

方剂 五倍子15克，白芷10克。

制用法 将上药共研为细末，用醋及水各等份，调成面团状，临睡前敷肚脐（神阙穴），外用纱布盖上，胶布固定，每日1次，连敷3～5日。

功效主治 治疗早泄。

验证 用本方治疗早泄患者39例，经用药2～6日后，均获痊愈。

名医提醒

1 建立一个美满、健康、和谐的家庭环境。日常生活中要特别注意夫妻之间的相互体贴、配合。如果出现了早泄的情况，不要相互责备、埋怨，而是要找出原因，共同配合治疗。

2 注意婚前的性教育以及性指导，掌握必要的性生活知识，了解正常的性交方法和性反应过程。另外，要注意不要过度节制性生活，由于性生活次数太少，非常不利雄性激素的释放。

3 注意生活的规律。加强体育锻炼。比如打太极拳、散步、气功等，都能够帮助自我心身健康和精神调节。

前 列 腺 炎

前列腺炎是指前列腺特异性和非特异感染所致的急慢性炎症，可出现全身或局部症状。按照病程分，可分为急性前列腺炎和慢性前列腺炎。其中急性前列腺炎是由细菌感染而引起的急性前列腺炎症。

急性前列腺炎可有恶寒、发热、乏力等全身症状；局部症状是会阴或耻骨上区域有重压感，久坐或排便时加重，且向腰部、下腹、背部及大腿等处放射，若有小脓肿形成，疼痛加剧而不能排便；尿道症状为排尿时有烧灼感、尿急、尿频，可伴有排尿终末血尿或尿道脓性分泌物；直肠症状为直肠胀满、便急和排便感，大便时尿道口可流出白色分泌物。

慢性前列腺炎分为细菌性前列腺炎和前列腺病。慢性细菌性前列腺炎常由急性前列腺炎转变而来；前列腺病常由病毒感染、泌尿系结石、前列腺慢性充血等引起。性交中断、性生活频繁、慢性便秘均是前列腺充血的原因。

朴硝野菊花液

方剂 朴硝、野菊花、蒲公英各30克，虎杖、大黄各15克。

制用法 布包煎液，待温坐浴，每日1次，每次15分钟。

功效主治 主治急性前列腺炎。

大黄陈皮甘草煎液

方剂 大黄、陈皮、甘草各5克，黄柏、五倍子、姜黄、白芷、南星各10克，穿山甲、天花粉各20克。

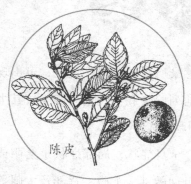

陈皮

制用法 小火水煎2遍，共取药液200毫升，微温（约40℃）做保留灌肠，每日1次，药液保留4小时以上，保留时间长者佳。

功效主治 行气活血，软坚散结。主治慢性前列腺炎。

二子汤

方剂 牵牛子、小茴香各12克，川楝子、山甲珠各6克。

制用法 水煎服。每日1剂。

功效主治 泻湿热，利二便。主治急、慢性前列腺炎。

向日葵根汤

方剂 向日葵根30克。

制用法 水煎服。每日1剂。

功效主治 理气除湿，消肿。主治慢性前列腺炎。

丹参泽兰化瘀汤

方剂 丹参、泽兰、乳香、赤芍、王不留行、川楝子各9克，桃仁6克，败酱草15克，蒲公英30克。

制用法 每日1剂，水煎，内服。1个月为1个疗程。

功效主治 活血化瘀，清热解毒，化湿利浊。适用于慢性前列腺炎。

丹参桃仁汤

方剂 丹参、泽兰、赤芍、桃仁

泥、红花、王不留行、青皮、白芷、川楝子、小茴香、制乳香、制没药各9克，败酱草15克，蒲公英30克。

制用法 将上药以水煎煮，取药汁。每日1剂，分2次服用。待病情有所缓解时可改隔日1剂。

功效主治 化瘀导滞。适用于血瘀型慢性前列腺炎，病程较久，以局部疼痛为主，前列腺腺体硬韧或缩小、不规则，前列腺液不易取出，或镜检脓细胞成堆。

肉桂茴香红枣汤

方剂 肉桂（后下）、小茴香、当归、制香附、茯苓、枸杞子、川栀子、橘核、生姜各10克，沉香5克（后下），荔枝核15克，红枣10枚。

制用法 将上药以水煎煮，取药汁。每日1剂，分2次服用。

功效主治 暖肝散寒。适用于寒滞肝经型急性前列腺炎。

实用验方

桃仁赤芍汁

方剂 桃仁、赤芍、牛膝各20克，土茯苓、车前子（布包）、黄柏、白芍各15克，橘核、生甘草各10克，桂枝、制大黄各5克。

制用法 上药水煎取汁200毫升，日服2次，每次100毫升。

功效主治 通瘀散结，清热利湿。主治慢性前列腺炎。

验证 用此方治疗患者50例，痊愈32例，好转14例，无效4例。有效率为92%。

吴茱萸方

方剂 吴茱萸适量，酒、醋各适量。

制用法 用吴茱萸内服及外敷合用方法。外敷：吴茱萸60克，研末，用酒、醋各半，调制成糊状。外敷中极穴、会阴穴。胶布固定，每日1次。内服分2种情况：年老体弱，无明显热象者，每日用吴茱萸15～20克，加水100毫升煎40分钟成60毫升，日分2次服；体质强壮或有热象者，每日用吴茱萸10～12克，竹叶8

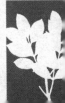

克，加水 100 毫升，煎成 90 毫升，日分 3 次服。上方 10 天为 1 个疗程，一般 1 个疗程见效。

功效主治 主治慢性前列腺炎。

验证 用此方治疗慢性前列腺炎患者 46 例，痊愈 29 例，显效 10 例，有效 5 例，无效 2 例，总有效率为 95%。

参芪枸杞粥

方剂 党参、黄芪各 30 克，枸杞子 10 克，粳米 100 克。

制用法 将前 3 味加水煎取浓汁，兑入粳米粥内，再煮沸即成。每日 1 剂，分 2 次服。

功效主治 健脾补肾。适用于脾肾亏虚型前列腺炎，症见小便有余沥、量少而不畅、排尿乏力、神疲、纳呆、腰膝酸凉等。

验证 用此方治疗前列腺炎 50 例，均获痊愈。

黄柏知母汤

方剂 黄柏、知母、大黄各 15 克，牛膝 20 克，丹参 30 克，益母草 50 克。

制用法 水煎服，每日 1 剂。

功效主治 清热活血。适用于湿热蕴滞型慢性前列腺炎。

验证 用此方治疗患者 100 例，治愈 24 例，显效 20 例，好转 51 例，无效 5 例。有效率为 95%。

名医提醒

1 在食物的选择上，最好食用一些清凉、清补的食品。不要食用煎炒油炸、辛辣燥热之物，尤其是咖啡、可可、烈酒等饮料，都不要食用。

2 长期饮酒对于前列腺炎的治疗有很大的阻碍，即使治愈也非常容易复发。尤其是白酒，这是因为人体吸收酒精后，前列腺就会很快充血。假如和辛热的葱、姜、蒜、辣椒、韭菜等一起食用的话，后果会更加严重。

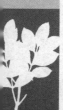

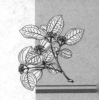

遗精

遗精又名"失精""精失自下"，是指不因性交而精液自行外泄的一种男性性功能障碍。如果有梦而遗精者称为"梦遗"；无梦而遗精者，甚至清醒的时候精液自行流出称为"滑精"。发育成熟的男子，每月偶有 1～2 次遗精，且次日无任何不适者，属正常生理现象，不是病态，不需任何治疗。假若遗精比较频繁，每周达 2 次以上，且影响学习和工作者，则需治疗，才不至于影响身体健康。中医认为，肾藏精，宜封固不宜外泄。凡劳心太过、郁怒伤肝、恣情纵欲、嗜食醇酒厚味，均可影响肾的封藏而遗精。对遗精的调治不可偏求于固肾涩精的药物。

名医效方

党参黄芪芡实饮

方剂 党参、黄芪、金樱子、覆盆子、锁阳、莲须、芡实、白蒺藜、枸杞子等。

制用法 每日 1 剂，水煎服。10 天为 1 个疗程。

功效主治 适用于遗精。

龙胆泽泻汤

方剂 龙胆草、生军各 9 克，生山栀、泽泻各 10 克，木通 6 克，大生地、六一散（包）各 15 克。

制用法 水煎服，每日 1 剂。

功效主治 适用于遗精。

三白丸

方剂 煅龙骨、牡蛎粉各 30 克，鹿角霜 60 克。

制用法 上药研为细末，滴水为丸，如梧桐子大，以滑石为衣。1 次 10 丸，渐加至 15 丸，空腹时用盐水服下，每日 3 次。

功效主治 适用于遗精。

斩梦丹

方剂 知母、黄柏（去皮）各30克，滑石90克。

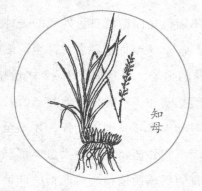

知母

制用法 上药研为末，白水和丸。1次10克，空腹时温酒送下，1日3次。

功效主治 适用于梦遗滑精。

石莲散

方剂 石莲肉、益智仁、龙骨各30克。

制用法 上药研为细末。1次6克，空腹时用米饮调服，1日3次。

功效主治 适用于梦遗滑精，小便白浊。

荷叶散

方剂 荷叶50克（鲜品加倍）。

制用法 研末。每服5克，每日早、晚各1次，热米汤送服。轻者1或2剂，重者3剂可愈。

功效主治 清热止血，升发清阳。用治梦遗滑精。

龙骨粥

方剂 煅龙骨（中药）30克，糯米100克，红糖适量。

制用法 将龙骨捣碎，入砂锅内加水200克，煎1小时去渣取汁，入糯米再加水600克，红糖适量，煮至米烂粥稠。早、晚空腹热食，5天为1个疗程，2~3个疗程奏效。

功效主治 镇惊潜阳，收敛固涩。用治遗精、产后虚汗不止等。

核桃仁蒸蚕蛹

方剂 核桃仁、蚕蛹各50克。

制用法 将核桃仁捣碎，蚕蛹洗净，共置碗内，加水少许，上笼蒸熟食用。每日1剂。

功效主治 补气益血，滋肾涩精。主治遗精。

元参猬皮水

方剂 元参、刺猬皮各30克，

五倍子 15 克。

制用法 上药加水 1000 毫升，煎沸 10 分钟后，将药液倒入脚盆内，待温浸泡两足 30 分钟，冷则加温。每日浸泡 1 次，10 天为 1 个疗程。

功效主治 主治遗精（热扰精室）。

实用验方

黄连麦冬饮

方剂 黄连 6 克，麦冬 12 克，甘草 10 克，煅龙骨 25 克，珍珠母、煅牡蛎各 20 克，五味子、玄参、地龙、车前子各 15 克。

制用法 水煎服，每日 1 剂，7 日为 1 个疗程，共服 2 个疗程。

功效主治 清心镇静，安神涩精。主治遗精。

验证 治疗 15 例，均获痊愈。

熟地锁阳汤

方剂 熟地黄、芡实、仙茅、覆盆子、菟丝子各 15 克，山茱萸、生龙骨、生牡蛎、锁阳各 30 克，肉苁蓉、枸杞子、桑螵蛸、沙苑子各 20 克，韭菜子 10 克，金樱子 12 克。

制用法 将以上诸药置于锅中，水煎服，每日 1 剂。

功效主治 主治遗精。

验证 用此方治疗遗精患者 26 例，全部获得治愈。

白果鸡蛋羹

方剂 白果仁 2 枚，鸡蛋 1 只，精盐适量。

制用法 将白果仁研为细末，放入碗内，打入鸡蛋，加精盐及清水少许，调匀后上笼蒸熟食用。每日早、晚各 1 剂。

功效主治 滋阴补肾，涩精。适用于阴虚火旺型遗精。

验证 用此方治疗 14 例因阴虚火旺而引起的遗精，均获治愈。

二参汤

方剂 玄参、沙参各 30 克，寸冬、锁阳各 15 克。

制用法 水煎服，每日 1 剂。

功效主治 涩精止遗。主治遗精日久，阴精亏损。

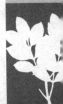

验证 屡验屡效。

固精丹

方剂 密陀僧、五倍子各 3 克，海螵蛸 4 克。

制用法 上药共研极细末，筛去粗末备用。每晚临睡前，用少许撒龟头上，即用凡士林少许擦龟头上，微润后，再撒药末，其夜精不遗。

功效主治 补肾固精。主治遗精。

验证 许某，男，21 岁，未婚。1 年以来经常遗精，中西药迭进无效。用上方治疗，经用数次，效果良好。

名医提醒

1要多食用高蛋白、营养丰富的食物。忌食温热辛燥的食物，比如辣椒、桂皮、生姜、羊肉等。最好多食用一些清淡的食物，如水果和蔬菜等。不要酗酒，不饮浓茶、咖啡等。另外，不要妄服温阳补肾的保健品。

2注意精神调养，排除杂念。日常生活中，要丰富文体活动，尤其要参加体力劳动或运动。注意生活起居规律，节制性欲，戒除手淫。

不育症

　　男子不育是指由男性生殖器官的解剖和生精机能异常而致不育者。引起本病的原因很多，如性机能障碍可引起不育症，而性机能障碍常见的有阳痿、早泄、遗精、不射精等。又如精液异常可引起不育症，而精液异常又分无精子、精子稀少、精液不液化、死精子过多、精液量少等。此外，先天或后天生殖器官的器质性病变、精神因素、身体健康状况、性交习惯等，皆能引起男子不育症。

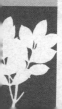

名医效方

黑豆芝麻散

方剂 黑豆500克，黑芝麻300克。

制用法 2味分别炒熟，共研粉。早、晚各服1次，每次50克，用红糖水送服。

功效主治 适用于男子精少、精子活动力弱所致不育症。

山药云茯苓糊

方剂 山药500克，云茯苓、黑芝麻各250克，白糖、调料各适量。

制用法 将前3味去除杂质，晒干，研成细末，加水煮成糊，拌入白糖。每次100克，加适量调料调服。

功效主治 主治男子肾虚不育症。

育精汤

方剂 制首乌15克，菟丝子10克，韭菜子、当归、熟地、覆盆子、仙灵脾、川牛膝各12克。

制用法 水煎服，每日1剂，日服2次，1个月为1个疗程。

功效主治 补肾育精。适用于肾阳（气）不足者。

增精汤

方剂 牛鞭100克，猪骨髓200克，枸杞子15克，鹿角胶、鱼鳔胶各30克，黑豆250克，盐、味精各适量。

制用法 先将牛鞭发胀，刮净表皮，洗净切段；骨髓剁成段；黑豆用温水浸软。将牛鞭、骨髓、黑豆、枸杞子、鹿角胶、鱼鳔胶一同放入砂锅内，加水炖烂，用盐、味精调味后食用。每日1剂，分2次服用。

功效主治 补肾填精。缓解精液稀少所致的不育症。

参芪七子汤

方剂 人参10克，车前子、覆盆子、菟丝子各50克，女贞子、五味子各40克，黄芪、枸杞子、巴戟天各30克，附子15克，补骨脂25克。

制用法 将上药水煎2次后合并药液，分早、晚空腹服，每日1剂，1个月为1个疗程。

加减 若性欲减退者，加仙茅、淫羊藿各15克；若阳痿者，加龟胶、

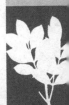

鹿角胶各 10 克，阳起石 15 克；若滑精或早泄者，去车前子，加黄芪至 60～80 克；若食欲不振者，加山楂、神曲、鸡内金各 15 克；若腰痛者，加川续断、杜仲、鸡血藤各 15 克；若失眠者，加远志、合欢花、酸枣仁各 10 克；若尿频、尿痛者，加川柏、竹叶、茯苓各 10 克；若大便秘结者，加川军（后下）10 克。

功效主治 治男子不育症。

回物羊肾汤

方剂 巴戟天 8 克，肉苁蓉 12 克，枸杞子、熟地黄各 10 克，羊肾 2 对。

制用法 将羊肾剖开去筋膜，洗净切块，与另 4 味药一同入锅，水煎 1 小时，加盐调味即成。吃肉喝汤。

每日 1 剂。

功效主治 补肾壮阳。可改善男子不育症。

冬蛤生精饮

方剂 麦冬、白芍、菖蒲、合欢皮、茯苓、羊藿叶各 15 克，枸杞子、知母各 20 克，淮山药 10 克，蛤蚧 1 对。

制用法 水煎服，每剂煎 2 次，每天分 2 次服，早饭与晚饭后服用 50 毫升。3 个月为 1 个疗程。

加减 若气血两虚可加冬虫夏草 10 克；肝经湿热下注加萆薢 10 克，灯芯草 3 克；心神惊恐加萱草、竹叶、远志各 10 克。

功效主治 益肾填精，助气安神。

实用验方

乌梅党参

方剂 党参、当归各 15 克，细辛 3 克，乌梅、干姜、附片、桂枝各 9 克，黄柏 10 克，黄连 6 克。

制用法 水煎，内服。

功效主治 温补肾阳，清热通络。主治男性不育症。

验证 用此方治疗男性不育症 16 例，取得满意疗效。

鹿茸黄柏

方剂 鹿茸、淫羊藿、人参、狗脊、丹参、熟地各 10 克，鸡血藤、

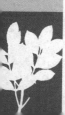

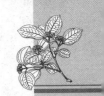

当归、覆盆子、菟丝子、黄柏各15克。

制用法 水煎，每日1剂，分2次服。

功效主治 补肝肾，益精血。

验证 屡用屡验，效果甚佳。

两生汤

方剂 生苡仁30克，麦冬15克，茯苓、生地、女贞子各10克，滑石20～30克，虎杖12克。

制用法 水煎服，每日1剂，日服2次。15日为1个疗程，服1～2个疗程可效。

功效主治 滋阴清热，健脾渗湿。主治精液不液化症。

验证 临床屡用，效果甚著。一般连服15剂左右即获痊愈。

熟地紫河车

方剂 熟地、紫河车各20克，枸杞子、淮山药、山萸肉、菟丝子、杜仲、肉苁蓉各10克，巴戟天、蛇床子、五味子各6克，鹿茸3克。

制用法 各药单味研末，混匀，收贮备用。每次服5克，每天3次，用兼症药汤送下。

功效主治 补肾生精。主治男子不育症。

验证 用此方治疗不育症29例，痊愈24例，进步3例，无效2例。

名医提醒

1 多食用一些含优质蛋白质的食物。优质蛋白质食物包括各种动物性食物，如鸡、鸭、鱼、瘦肉、蛋类，这些食物能够提供生成精子所需要的各种氨基酸。另外，有一些动物性食品本身就含有一些性激素，有助于提高性欲及精液、精子的生成。

2 适当地摄入脂肪。研究表明，长期素食，会导致雌激素分泌减少，性欲降低，而且会影响生殖能力。男性由于必需脂肪酸摄入减少，因此，其精子的生成也会受到限制，性欲下降，甚至不育。

第五章 男科疾病

一四五

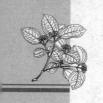

阳痿

男子阴茎不能勃起或虽能勃起但举而不坚，以致不能插入阴道进行性交，称为阳痿。明代著名的医学家张景岳在《景岳全书》一书中说："阳痿者，阳不举也。"但偶尔暂时生殖器官不能勃起者，不属于阳痿。阳痿分为原发性与继发性两类。从未进行过性交的为原发性阳痿；对原来可以进行正常性生活，后来阴茎痿而不举者，称为继发性阳痿。由于房事不节，恣情纵欲，或过于疲劳，劳逸不节，气血两虚；或七情过极，心肾受损，突受惊恐，伤气伤肾；或饮酒吸烟，酿湿助热；或情感抑郁，性情孤独；或罹患相关疾病或者药物中毒等都会出现阳痿。阳痿并不是无药可救，可以通过一些中药方剂和一些食疗方剂来防治。

名医效方

当归牛尾汤

方剂 当归 30 克，牛尾 1 条，调料各少许。

制用法 将牛尾巴去毛，切成小段，与当归同锅加水煮。后下调料。饮汤吃牛尾。

功效主治 补血，益肾，强筋骨。用治肾虚阳痿、腰痛、腰酸、腿软无力。

椰子鸡肉饭

方剂 椰子肉、鸡肉、糯米各适量。

制用法 将椰子肉切成小块，加鸡肉、糯米，置大碗内加水蒸熟。当主食食用，每日 1 次。

功效主治 补虚损，壮筋骨，益精髓。用于早泄、阳痿、四肢乏力、食欲不振、头晕困倦。

炖麻雀虾

方剂 麻雀5只，鲜虾50～100克，姜3片，精盐、酱油、味精、白酒各少许。

制用法 麻雀去毛，开膛去内脏，洗净。将麻雀、虾仁、姜片及调料等放入炖盅内，注入八成满开水，加盖，放到沸水锅内，隔水炖3小时左右，最后放入味精、白酒即成。食肉饮汤，隔3～4天食用1次，效佳。

功效主治 壮阳暖肾。凡肾阳不足而致阳痿、尿频、腰膝酸痛之患者，时加吃用，有较好的功效。常人食用强身补力。

麻雀壮阳汤

方剂 麻雀5只，陈皮3克，料酒、花椒、胡椒、精盐、味精各少许，水适量。

制用法 麻雀与料酒、陈皮、花椒、胡椒、盐等共入锅加水，用大火煮沸后改小火煨熟加入味精即成。食肉饮汤，每日1次，连服半个月为1个疗程。

功效主治 益气，和胃，壮阳。适于阳痿、早泄。阴虚火旺者忌食。

核桃仁汤

方剂 核桃仁15克，韭菜子10克。

制用法 核桃仁捣成小颗粒，加水250毫升，与韭菜子同煮熟，去渣滤汁，加黄酒少许冲服。

功效主治 壮阳强腰，固精。适用于肾虚阳痿、遗精、早泄。

麻雀蛋

方剂 麻雀蛋6个，盐末适量。

制用法 将雀蛋蒸熟剥皮蘸盐末吃。每次吃3个，每日2次，可连吃3～5天。

功效主治 补肾，壮阳，强身。适用于肾虚阳痿不举、举而不坚及早泄。

鹿茸酒

方剂 鹿茸（去皮切片）、干山药（为末）各30克。

制用法 上药以生薄绢裹，用好酒500毫升，浸7日后，开瓶饮酒。1次10毫升，每日3次，酒尽再浸。

功效主治 适用于阳痿。

菟丝地黄汤

方剂 菟丝子、熟地各30克，

山茱萸、巴戟天各 15 克。

■制用法 用水煎服，每日 1 剂。

■功效主治 适用于阳痿、早泄。

肉苁蓉粥

■方剂 肉苁蓉（酒浸 1 宿，刮去皱皮，细切）60 克，鹿角胶（捣碎、炒黄、为末）15 克，羊肉（细切）120 克，粳米 100 克。

■制用法 煮苁蓉、羊肉、粳米做粥，临熟下鹿角胶末，以盐、酱调味。分 2 次服，每日 1 剂。

■功效主治 适用于阳痿。

实用验方

山药桂圆炖甲鱼

■方剂 怀山药、桂圆肉各 15 ~ 20 克，甲鱼（鳖、团鱼）1 只。

■制用法 先用沸水冲烫甲鱼，使其将尿排出，然后切开去掉内脏，洗净，再分切成小块。将甲鱼肉、甲壳、山药、桂圆肉放入炖盅内加水适量，隔水炖熟。喝汤吃肉，每周 1 剂。

■功效主治 补肾益脾，固精扶阳。

■验证 本方经《卫生报》推荐应用，效果确切。

灵芝草汤

■方剂 灵芝草、冰糖各适量，鸡蛋 1 枚。

■制用法 每日 6 克，切片，文火久煎成浓汁，每次饮服 100 ~ 150 毫升。加少许冰糖或 1 枚鸡蛋同服。晨起空腹服或午饭前 1 小时饮服尤佳。15 天为 1 个疗程，可连服 1 ~ 2 个疗程。

■功效主治 益气补虚，养心安神。主治阳痿。

■验证 用此方治疗阳痿 66 例，临床治愈 15 例，显效 28 例，有效 19 例，无效 4 例，总有效率为 93.9%。

柴胡枳壳汤

■方剂 柴胡、枳壳、炒白芍、桑螵蛸各 9 克，制香附 6 克，制首乌、阳起石、淫羊藿各 15 克，菟丝子、怀牛膝各 12 克。

■制用法 将以上诸药置于锅中，水煎服，每日 1 剂，14 剂为 1 个疗程，连续治疗 1 ~ 4 个疗程（2 ~ 8 周）。

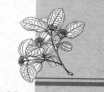

功效主治 疏肝理气，益肾壮阳。主治阳痿。

验证 本方治疗 49 例，近期治愈 15 例，显效 16 例，有效 11 例，无效 7 例。总有效率为 85.7%。

生薏苡仁汤

方剂 生薏苡仁 30 克，白蔻仁、菖蒲、蚕砂、柴胡、牛膝各 10 克，白芷、蛇床子、萆薢、虎杖各 15 克，甘草梢 6 克。

制用法 将以上诸药置于锅中，水煎服，每日 1 剂。14 日为 1 个疗程。连续用药至症状消失止。

功效主治 主治阳痿。

验证 用此方治疗阳痿患者 129 例，治愈 89 例，改善 27 例，无效 13 例，总有效率为 89.92%。

雀蛋羊肉汤

方剂 麻雀蛋 2 个，羊肉 250 克，盐少许。

制用法 先煮羊肉至八成熟，后打入雀蛋再煮，用时加盐。分 2 次吃完。

功效主治 补肾温脾，壮阳填精。用治脾肾阳虚之阳痿、腰膝冷痛、饮食不振等。

验证 据《食疗保健》介绍，此方疗效理想。

名医提醒

1 消除心理因素。对性知识最好要有充分的了解，尤其要认识精神因素对性功能的影响，能够保证正确对待"性欲"，不要看作是见不得人的事，而出现厌恶和恐惧的心理。

2 要能够有效节制房事。长期房事过度，沉浸于色情，都会导致精神疲乏，这是导致阳痿的原因之一。

3 提高身体素质。身体虚弱或者过度疲劳，以及睡眠不足等都会引发阳痿。要积极从事体育锻炼，增强体质，特别要注意休息，防止过劳，调整中枢神经系统的功能失衡。

不 射 精 症

男子有正常的性欲，在性交过程中没有精液排出，称为不射精症。常表现为久交不泄，阴茎勃起时间较长，但当达到一定时间或移出体外后，阴茎即软缩。有些人手淫时可以射精，但性交时不能射精；有些人原来性交时可以射精，以后性交时则不能射精，这些均属病态。泌尿生殖系统先天异常、脊髓损伤以及精神因素均可导致不射精。中医理论认为，房事不节、淫欲过度所致之肾阴亏损、七情失调、肾阳不足、化源不足、精少不泄等均可导致不能射精。

名医效方

当归生地汤

方剂 当归 12 克，赤芍、桃仁、牛膝、枳壳各 10 克，川芎、橘梗各 6 克，生地 15 克。

制用法 随症加味，每日 1 剂，水煎服。

功效主治 适用于不射精、阳痿、不育症、前列腺肥大等男性病。

参芪菟丝子煎液

方剂 黄芪、党参各 30 克，菟丝子、覆盆子、韭菜子、枸杞子、山

萸肉、淫羊藿、熟地黄、山药、白花蛇舌草各 15 克，路路通、补骨脂、牛膝、石斛、仙茅各 10 克，马钱子 0.5 克，蜈蚣 2 条。

制用法 将上药水煎 3 次后合并药液，分 2～3 次口服，每日 1 剂，15 剂为 1 个疗程。

功效主治 适用于不射精症。

巴戟仙灵萸肉汤

方剂 巴戟天、仙灵脾各 20 克，山萸肉、枸杞子、菟丝子、桑葚子、生地各 12 克，远志、炙甘草各 10 克。

制用法 将上药水煎，每日1剂，分2～3次口服，20日为1个疗程。

功效主治 适用于不射精症，肾阳虚衰型。症见性交过程中无精液射出，腰膝酸软，全身倦怠，畏寒怕冷，小腹隐痛，舌质淡，苔薄白。

莲子山药粥

方剂 莲子、山药各30克，粳米100克。

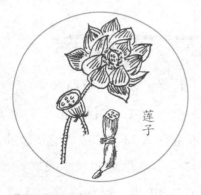

莲子

制用法 按常法煮粥食用。每日1剂。

功效主治 补脾益肾。主治不射精症属脾虚精亏者。症见性交不射精，面色无华，纳差，便溏，腰膝酸软等。

粉丹皮方

方剂 粉丹皮、全当归、赤白芍各12克，生山栀、水紫胡、薄荷叶、土白术、云茯苓、夏枯草、车前子（包）、炒枳壳、广郁金各10克，飞滑石15克（包煎），大生地20克，生甘草6克。

制用法 每日1剂，水煎服。

功效主治 主治不射精症。

田鸡粥

方剂 青蛙肉100克，粳米150克，生姜9克，大蒜6克，猪油、精盐各适量。

制用法 按常法煮粥食用。每日1剂。

功效主治 益肾填精，补虚健体。主治精液不液化证属肾阳虚衰者。症见阴部冰凉，形寒肢冷，腰膝酸软，阳事不举或举而不坚等。

枸杞子黄精散

方剂 枸杞子360克，制黄精、菟丝子、肉苁蓉各180克，黑狗肾1具，食盐15克。

制用法 上药焙干研细末，和匀备用。1剂为1个疗程，分12天服完。早、晚空腹各服1次。服药期间节制房事，忌食蒜，戒烟酒。

功效主治 壮肾阳，益肾精。主治少精症。

淫羊藿蛇床子煎液

方剂 淫羊藿、蛇床子、覆盆子、黄精、炙鳖甲各 30 克，全当归、穿山甲、党参、枸杞子各 20 克，柴胡、枳实、郁金、王不留行各 10 克，石菖蒲、麻黄各 8 克，蜈蚣 4 条。

制用法 将上药水煎，每日 1 剂，20 天为 1 个疗程。1 个疗程结束后，隔 5 天行下 1 个疗程。

功效主治 治肾阳虚衰型不射精症。

验证 用本方治疗不射精症患者 88 例，经用药 2～4 个疗程，其中痊愈者 75 例；显效者 6 例；好转者 4 例；无效者 3 例。

枸杞菟丝子

方剂 枸杞子、菟丝子、山茱萸各 25 克，紫河车 2 克（冲服），鹿茸 1 克（冲服），锁阳、龟板、何首乌、全当归各 10 克，川续断、桑寄生、补骨脂各 15 克。

制用法 将上药共水煎，每日 1

剂，分 2～3 次口服。20 天为 1 个疗程。

功效主治 适用于不射精所致不育症。

验证 用本方治疗不射精患者 28 例，经用药 1～2 个疗程，治愈 26 例，无效 2 例。病例：李××，35 岁，患不射精症 1 年余，后经人介绍服用本方 1 个疗程后好转，再服 1 个疗程后痊愈。

柴胡当归方

方剂 柴胡、当归各 9 克，郁金、赤芍各 12 克，穿山甲、地龙、王不留行各 20 克，石菖蒲、女贞子各 15 克，路路通 30 克，炙麻黄、车前子各 10 克，蜈蚣 3 条（研末冲服）。

制用法 1 日 1 剂，水煎服。18 天为 1 疗程。

功效主治 适用于不射精症。

验证 于某，男，40 岁。结婚十余年未育。因此方治疗 2 周后，性交时射精成功。

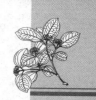

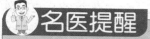 名医提醒

1 调节情志，男女双方都要能够互相理解、关心、体贴。最好避免不良精神刺激，保持一个好的心情。学习科学的性知识，掌握性技巧。

2 性生活中，双方要密切配合，不能互相责怪。要避免性交中的精神过度紧张，避免过频的性生活和手淫。积极治疗原发疾病，对于阴茎异常者可尽早行手术治疗。

性欲低下症

性欲低下症是指在性刺激下，没有进行性交的欲望，对性交意念冷淡，而且阴茎也难以勃起的一种性功能障碍。引起性欲低下的原因复杂。可以是器质性，又可以是功能性。年龄增长、身体多病虚弱、缺乏劳动锻炼、大脑皮层功能紊乱、睾丸酮水平降低或某些内分泌功能障碍的疾病、男性生殖系统疾病均可使性欲低下。性欲低下的原因较多。随着年龄增长，40 岁以后常感性欲、性频度、阴茎勃起坚硬程度与以前相比略减低，到 50~60 岁更趋明显。这种随年龄增加而性欲逐步减退的现象，不能认为是病态，而是男性性反应的生理变化。身体患有全身性疾病，营养状况不良，体质虚弱，大脑皮层功能紊乱，性欲也冷淡。

名医效方

杜仲炖猪肾

方剂 杜仲 30 克，猪肾 1 只，调料适量。

制用法 将猪肾剖开，剔去筋膜腺腺，洗净，切成长条，入沸水锅中烫至颜色变白，立即捞出，再将猪肾条与杜仲、调料共置砂锅内，加火炖40分钟，拣出杜仲，吃肉喝汤。每日1剂。

功效主治 补益肝肾，强壮筋骨。适用于房事后腰酸、耳鸣、头晕症状。

黄芪茱萸当归饮

方剂 黄芪、山茱萸各30克，当归、知母各12克，乳香、丹参、琥珀各9克，酸枣仁15克。

制用法 将上药以水煎煮，取药汁。每日1剂，分2次服用。

功效主治 益肝补肾。适用于性欲低下症。

参芪茯苓汤

方剂 黄芪、党参、茯苓各20克，白术、酸枣仁、当归、桂圆肉各15克，远志、芡实、木香、肉桂各5克，龙骨（先煎）10克，甘草3克。

制用法 将上药以水煎煮，取药汁。每日1剂，分2次服用。

功效主治 补益心脾，益气固精。适用于性欲减退症。

海狗肾人参散

方剂 海狗肾2具，人参、黄芪、玉竹、白术、白茯苓各9克，陈皮6克，沉香3克。

制用法 将上药共研细末。每次服6~12克，每日2次，温开水或白酒送服。

功效主治 治疗气虚、体弱、阳痿。

枸杞茶

方剂 枸杞子15克，绿茶3克。

制用法 将上2味放入杯中，用沸水冲泡，代茶饮用。每日1剂。

功效主治 补肾益精，养肝明目。适用于肾阳虚所致的性欲低下。

香附合欢皮汤

方剂 香附、合欢皮、苏罗子、路路通各9克，广郁金、焦白术、炒乌药、陈皮、炒枳壳各3克。

制用法 每日1剂，水煎，早、晚分服。

功效主治 适用于情志抑郁、肝气不舒所致之性欲低下症。

牛鞭菟丝子丸

方剂 牛鞭1根，韭菜子25克，淫羊藿、菟丝子各15克，蜂蜜适量。

制用法 将上药焙干为末，炼蜜

为丸，黄酒冲服。

功效主治 补火助阳。适用于性欲低下、阳痿诸症。

麻雀蛇床子膏

方剂 麻雀50只，蛇床子150克。

制用法 先将麻雀杀死去毛及内脏，煮烂去骨，然后与蛇床子煎熬成膏，炼蜜为丸，每丸9克，1日2次，每次服1~2丸，温开水送服或酒送服。

功效主治 补肾，助阳，益气。适用于因肾阳虚衰、性欲减退之阳痿。

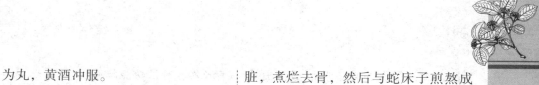

实用验方

人参柴胡饮

方剂 人参、焦白术、当归、白芍、杜仲、菟丝子、淫羊藿各15克，炙黄芪60克，升麻5克，柴胡10克，陈皮3克，炙甘草6克，大枣6枚。

制用法 水煎，食前服。

功效主治 治精神不振，少气懒言，食欲不佳，腰膝酸软，性欲淡漠，性功能减退。

验证 用此方治疗性欲冷淡患者15例，均取得良好疗效。

知母黄柏饮

方剂 知母、黄柏、王不留行、石菖蒲各9克，肉桂3克（后下），生熟地各12克，淮山药30克，仙灵脾、茯苓各15克，琥珀1.2克（吞服），远志4.5克。

制用法 每日1剂，水煎，早、晚分服。

功效主治 温肾壮阳，清降相火。主治性欲低下症。症见性欲冷淡，无性要求，阴部拘紧，畏寒怕冷，小便黄，舌质红，苔黄，脉沉细。

验证 用此方治疗肾阳不足、相火亢盛、性欲低下患者，有较好的效果。

鹿茸僵蚕胶囊

方剂 鹿茸、僵蚕、制附子、柏仁各60克。

制用法 共研细末后，装入一号空心胶囊内，紫外线常规消毒备用。

1日3次，每次5粒。黄酒或温开水送下。

功效主治 主治性冷淡、阳痿、早泄各各种性功能障碍症。

验证 用此方治疗性功能障碍患者66例，均获痊愈，有效率为100%。

名医提醒

1 在进行性生活的时候，要消除顾虑，如果出现性欲低下，并不意味着完全消失，只要能够正确认识和理解这种生理变化，那么就能消除顾虑。

2 消除压力，集中精力。努力提高自身和对方对性生活的认识，积极寻找并消除性欲低下的原因。

3 拥有一个良好的心态，不要表现出畏惧、愤怒、悲痛、焦虑的情绪。

传统秘验效方精华

第六章 ▼

妇产科疾病

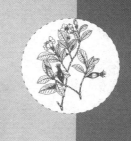

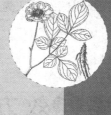
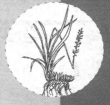

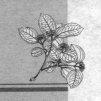

闭 经

女子年逾 18 岁，月经还未来潮或来而中断达 3 个月以上者称为闭经。前者为原发性闭经，后者为继发性闭经。原发性闭经多数由于染色体、性腺、性器官发育异常所致，往往非药物所能奏效。临床治疗病例，主要为继发性闭经。

祖国医学认为，闭经主要分虚、实两类。虚证有气虚、血虚、心脾气虚、肾虚之分，治疗上以补虚，佐以通经。实证有气滞血瘀，治以活血化瘀，化痰祛湿。

名医效方

当归猪肉汤

方剂 当归 20 克，瘦猪肉 200 克，黄花菜根 15 克，盐少许。

制用法 先煮肉至半熟，下其他各味共煮。吃肉饮汤。

功效主治 补血活血，调经止痛。用治血虚经闭、身体虚弱。

红花丹参粥

方剂 红花、当归各 10 克，丹参 15 克，糯米 250 克。

制用法 先将前 3 味水煎去渣，再入糯米煮粥，空腹食用。每日 1 剂，2 次分食。

功效主治 理气化瘀，活血通经。用治气滞血瘀型闭经，症见烦躁易怒，胸胁胀满，小腹刺痛或胀痛，腹部拒按，舌质紫绛，苔白，脉沉涩或细弦。

生地当归汤

方剂 当归、生地、桃仁、赤芍、五灵脂、丹皮、大黄、茜草、木通各 15 克。

制用法 上药加水 1500 毫升，共煎，除渣取汤，候温淋脐下，1 天 1 次，每次 30 分钟，7 天为 1 个疗程。

功效主治 治热结血闭的实证闭经。

丝瓜炖乌鸡

方剂 乌鸡肉 200 克，丝瓜 100 克，鸡内金 15 克。

制用法 共煮至烂，服时加盐少许。

功效主治 健脾消食，养阴补血。用治因体弱血虚引起的经闭、月经量少。

通经汤

方剂 当归 15 克，益母草 25 克，黄芪 12 克，香附 9 克。

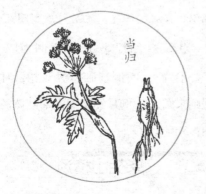

当归

制用法 每日 1 剂，水煎服。

加减 气血虚者，加党参、阿

胶；气滞血瘀者，加枳壳、川芎；寒湿凝滞者，加附子、茯苓、白术。

功效主治 适用于继发性闭经。

桃仁墨斗鱼汤

方剂 墨斗鱼 200 克，桃仁 10 克，油、盐各适量。

制用法 墨斗鱼洗净切片，加水与桃仁共煮，用油、盐调味。食鱼饮汤。

功效主治 活血祛瘀，滋阴养血。用治血滞经闭。

老母鸡木耳

方剂 老母鸡 1 只，木耳 50 克，红枣 10 枚。

制用法 鸡去毛、内脏，合木耳、红枣，加水煮烂吃。

功效主治 适用于体虚闭经。

向日葵梗猪爪汤

方剂 向日葵梗 9 克，猪爪（猪蹄壳）250 克。

制用法 先将猪爪洗净，刮去污垢，用河沙在锅中炒炮，再淘洗干净后放入砂锅内，加清水用小火煨炖至烂熟。猪爪煨烂后，加入向日葵梗，

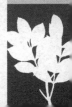

煮几沸熬成浓汁，去渣，饮汁。每日2～3次，每次20～30毫升。

功效主治 适用于伴有胸胁胀满、易怒心烦的气滞血瘀之闭经。

实用验方

当归四逆汤

方剂 当归、白芍、桂枝各12克，大枣7枚，细辛3克，木通、炙甘草各6克。

制用法 水煎，每日1剂，分早、晚2次服。

功效主治 温经散寒，利湿通经。主治闭经。

验证 本方治疗寒湿凝滞型闭经者77例，临床治愈42例（54.5%），好转27例（35.1%），无效8例（10.4%）。总有效率为89.6%。

麻黄石楠叶汤

方剂 麻黄、桑白皮、桑叶、香附、牛膝各9克，白芥子、桔梗各6克，仙灵脾、石楠叶各30克，熟地黄、鹿角霜各12克，益母草15克。

制用法 将以上诸药置于锅中，水煎服，于月经干净后，每周服5日，每日1剂。3个月为1个疗程。

功效主治 主治青春期闭经。

加减 便秘者，加大黄、栝楼壳；阴虚者，加天冬、生地黄。

验证 治疗闭经30例，有效25例，显效5例。

六子活血汤

方剂 黄芪15克，白术、附子、桂枝、王不留行、菟丝子各9克。

制用法 将以上诸药置于锅中，水煎服，每日1剂，日服2次。

功效主治 补肾中阴阳，活血通经以振奋脏腑阳气。主治肾虚型闭经。

验证 治疗57例，49例为I度闭经。治疗后35例基础体温双相，月经规则来潮；17例月经来潮，基础体温单相；5例无效。

柴胡山楂汤

方剂 柴胡、木香各10克，北山楂30克，红糖2茶匙为引。

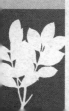

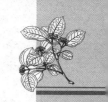

制用法 水煎服，每日 1 剂，连服 3~5 天。

功效主治 温补肝肾，益气养血。

治疗闭经。

验证 用此方治疗 30 例闭经患者，治愈 26 例，好转 2 例，无效 2 例。

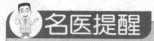

1 要忌食生冷的食物。尤其是冷饮、拌凉菜、寒性水果等。寒性食物会引起血管收缩，加重血液凝滞，能够使经血闭而不行，因此要忌食。

2 闭经属虚证者，适合多食用一些有滋补作用的食物，如羊肉、鸡肉、瘦猪肉、桂圆、核桃、枣、栗、莲子、枸杞子、山药等。对于闭经实证者，在饮食的时候适合选用清淡易于消化的食物，如山楂、油菜、墨鱼、橙子等。

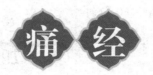

痛　经

　　痛经是指妇女在经期前后或是在行经期间出现的一系列身体不适状况，常以腹痛为主要表现。严重的将影响工作和给生活带来烦恼，是妇科较常见的病症，也是妇科急症之一。分为原发性与继发性，经过详细妇科临床检查未能发现盆腔器官有明显异常者，称原发性痛经，也称功能性痛经；继发性痛经则指生殖器官有明显病变者，常见有子宫内膜异位症、慢性盆腔炎、子宫内膜粘连、子宫腺肌瘤等。

　　中医学认为本病为经脉"不通则痛"，或冲任、胞脉失于濡养、不荣而痛，治疗以调理冲任气血为主，根据不同的证类，或行气活血，或散寒清热，或补虚泻实。经期调血止痛治标，平时辨证求因治本。

名医效方

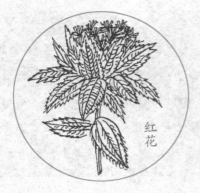

艾叶红花饮

方剂 红花5克，生艾叶10克。

红花

制用法 上药放入杯内，冲入开水300毫升，盖上杯盖，20~30分钟后服下。一般在经来前1天或经值时服用2剂。

功效主治 治痛经。

小茴香茶树汤

方剂 小茴香、茶树根各20克，凌霄花根30克，红糖12克。

制用法 水煎服。

功效主治 化瘀止痛。适用于各型痛经。

柑橘调经饮

方剂 干松、蚕砂各10克，荔枝核12克，山楂、清橘叶各6克。

制用法 本方宜水煎服，经前3天开始服用，每日1剂，连服5~7天。

功效主治 行气、舒肝，活血、调经。适用于气滞血瘀型痛经。

红糖山楂鲜姜汤

方剂 鲜姜、红糖各15克，焦山楂12克。

制用法 水煎服。

功效主治 散寒止痛。适用痛经较轻者。

加味少腹逐瘀汤

方剂 泽兰、当归、赤芍、延胡索、炒蒲黄、五灵脂各10克，川芎、炙没药各6克，小茴香、干姜、肉桂各3克，益母草30克。

制用法 水煎内服，忌食生冷。

功效主治 活血去瘀，温经止痛。适用于寒凝血瘀型痛经。

樱桃叶汤

方剂 红糖、樱桃鲜叶（干品均可）各20~30克。

制用法 用水煎取液 300～500 毫升，加入红糖溶化，1 次顿服，经前服 2 次，经后服 1 次。

功效主治 治痛经。

黄芪当归汤

方剂 黄芪 30 克，当归、白芍各 15 克，甘草、艾叶各 6 克。

制用法 水煎服。每日 1 剂，2 次分服。

功效主治 益气养血，活血调经。用治气血虚弱型痛经。

炒醋盐

方剂 陈醋 50 毫升，粗盐（或粗砂）250 克。

制用法 将粗盐（或粗砂）爆炒，再把陈醋慢慢地洒入，边洒边炒，洒完后再炒片刻，装入布袋，热熨腰骶部和腰。

功效主治 温经，理气，止痛。适宜经期小腹痛和腰痛者。

荔枝核酒

方剂 荔枝核 200 克，小茴香 10 克，苏木 100 克，白酒 1 瓶。

制用法 将荔枝核砸碎，连同核壳与小茴香、苏木泡入酒中，20 天后可用。每次饮 1 盅。

功效主治 散寒理气，行血祛瘀，调经止痛。用治经期腰痛、下腹胀痛

实用验方

丹参芍药汤

方剂 丹参、赤芍、乌药、香附、五灵脂、山楂、延胡索、木香、三棱、莪术各 10 克，吴茱萸 3 克，肉桂 5 克。

制用法 水煎，每日 1 剂，分 2 次服。

功效主治 适用于蜕膜样痛经。

验证 多年应用，效果甚佳，一般服 1～2 个周期可愈。

黄芪猪肝汤

方剂 猪肝 500 克，黄芪 60 克，姜、花椒、精盐、味精各适量。

制用法 黄芪（布包）水煎取

汁，猪肝洗净，放入锅内，加水烧开，撇去血沫，再加入调料煮至肝熟，调入味精即成。去黄芪，食猪肝喝汤。

功效主治 益气养血通经。适用于气血虚弱型闭经，症见月经逐渐后延，量少，经少淡而质薄，继而停闭不行或伴头晕眼花，或心悸气短、神疲肢软等。

验证 杨某，女，29岁。痛经久而不愈，腹痛痛于脐下小腹部，来潮第一天腹痛甚剧，及至发现膜样脱落前又见一阵剧痛，继而血块落下则痛减，舌质红，脉弦，确诊为热性痛经。于经行前以上方服7剂，服用2个月后，痛经减轻。服用3个月后，痛经痊愈。

益母草黑豆汤

方剂 益母草30克，黑豆60克，红糖适量，黄酒2汤匙。

制用法 益母草与黑豆加水3碗，煎至1碗。加红糖、黄酒冲饮。每天1次，连服7天。

功效主治 活血，祛瘀，调经。适用于闭经。

验证 用此方治疗痛经30例，近期治愈19例，好转9例，无效2例，总有效率为93%，对有效者随访6～12个月，复发者3例。

益母草月季花

方剂 川芎5克，当归、生地、延胡索、鸡血藤、益母草各9克，赤芍、月季花各6克。

制用法 每日1剂，水煎，早、晚分服。

功效主治 活血化瘀，清热解毒。主治月经失调、痛经、闭经、崩漏、月经前后诸症、绝经期前后诸症、慢性盆腔炎、不孕症等。

验证 用此方治疗患者119例，有效90例，好转21例，无效8例。

桂枝细辛汤

方剂 桂枝10克，细辛6～20克，香附10～20克，甘草、乳香、小茴香、川芎、白芍、泽兰、元胡各10克，益母草20克，当归12克。

制用法 水煎，分早、晚2次温服，每日1剂。于月经前7日开始服药，连服7日。

功效主治 理气活血，温经止痛。主治原发性痛经。

验证 本方治疗原发性痛经 60 例，治愈 51 例（85％），好转 7 例（1.17％），无效 2 例（3.33％）。总有效率为 96.67％。

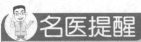 **名医提醒**

①少量饮酒。酒类可以起到温阳通脉、行气散寒的作用，因此，适当地喝些米酒、曲酒、酒酿、红酒等，可以有效扩张血管，起到缓解痛经的作用。

②尽量多补充富含维生素E的食品。维生素E具有维持生殖器官正常机能以及肌肉代谢的作用，可以食用谷胚、麦胚、蛋黄、豆、坚果、叶菜、香油等食物。

更 年 期 综 合 征

妇女在绝经前后出现的一系列植物神经功能失调为主的证候群，称为更年期综合征。表现有阵发性潮热，伴有胸闷、气短、心悸、眩晕，以及情绪不稳、紧张易激动、易疲乏等，多为卵巢功能衰退所致。

名医效方

白芍生地汤

方剂 白芍 20 克，仙灵脾、菟丝子、覆盆子、女贞子、生地、紫草、桑寄生、钩藤、制香附、生麦芽各 15 克，全当归、甘草各 10 克。

制用法 将上药水煎，每日 1 剂。

加减 若烦躁不安者，加大枣 5 枚，淮小麦、炙甘草、柏子仁、远志各 10 克；若神疲乏力、大便稀溏者，

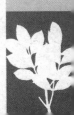

加怀山药、茯苓、党参、白术各 10 克；若头晕、耳鸣者，加女贞子、石决明、夏枯草、墨旱莲各 10 克；苦失眠、心悸者，加酸枣仁、制何首乌、麦门冬、北沙参、五味子各 10 克；若自汗、盗汗者，加北黄芪 30 克，浮小麦、糯稻根各 20 克。

功效主治 治经期、产后、更年期瘾病。

浮小麦甘草饮

方剂 浮小麦 30 克，大枣 5 枚，甘草 10 克。

制用法 用水煎服，每日 1 剂，1 日 2 次。

功效主治 适用于更年期综合征，或妊娠期、经期、产后、更年期瘾病。症状为心悸、怔忡不安、悲伤欲哭、自汗。

黑木耳大枣散

方剂 黑木耳、大枣、红糖各 120 克，姜 60 克。

制用法 上药共研成末，蒸熟，每次 15 克，1 日 2 次。

功效主治 适用于更年期综合征，或经期、妊娠期、产后、更年期瘾病。

百合粥

方剂 粳米 100 克，百合粉 30 克，冰糖适量。

制用法 粳米煮粥，沸后加百合，转小火熬至粥熟，放入冰糖。早、晚服食之。

功效主治 适用于更年期综合征，阴虚型。症见月经紊乱，潮热，盗汗。

更期饮

方剂 生地 15 克，紫石英、制首乌各 20 克，白蒺藜、无花果、绿萼梅各 6 克，仙灵脾、枸杞子、山萸肉、当归、白芍各 10 克。

制用法 每日 1 剂，水煎，分 2 次服。

功效主治 主治更年期综合征。

定经汤

方剂 菟丝子、白芍、当归各 30 克，熟地、山药各 15 克，茯苓、柴胡各 10 克，荆芥穗 6 克。

制用法 每日 1 剂，水煎，分 2 次服。

加减 头晕腰痛、经量多加女贞

传统秘验效方精华

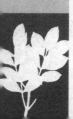

子、旱莲草；失眠多梦加枣仁、柏子仁；心烦易怒、舌红加栀子、珍珠母；面部潮红加生地、知母、黄柏。

功效主治 适用于更年期综合征，症见心悸、盗汗等。

紫草麦冬汤

方剂 紫草 30 克，巴戟天、白芍各 18 克，淫羊藿、麦冬、五味子各 15 克，当归、知母、竹叶各 10 克。

制用法 每日 1 剂，水煎服。10 天为 1 个疗程。

实用验方

何首乌丹皮饮

方剂 何首乌 15 克，怀山药、山萸肉、仙茅、益母草、生地黄、熟地各 12 克，茯苓、丹皮、炒当归、炙甘草各 10 克。

制用法 将上药水煎 3 次后合并药液，分 3 次日服，每日 1 剂。1 周为 1 个疗程。

功效主治 适用于更年期综合征。

验证 用本方治疗妇女更年期综合征患者 76 例，经用药 1~2 个疗程，其中，治愈者 73 例；好转者 2 例；无效者 1 例。

加减 若肝肾阴虚者加熟地、枸杞子；脾肾阳虚者加肉桂、熟附子。

功效主治 主治更年期综合征。

甘麦红枣汤

方剂 淮小麦、珍珠母各 30 克，炙甘草 5 克，枸杞子 12 克，红枣、石决明、紫草各 15 克，仙灵脾、当归各 10 克。

制用法 每日 1 剂，水煎服。

功效主治 主治更年期综合征。

连麦饮

方剂 黄连 3 克，枣仁、麦冬、白芍、白薇、丹参各 9 克，龙骨 15 克。

制用法 每日 1 剂，水煎 2 次，早、晚温服。连续服药 1 个月为 1 个疗程。

功效主治 清心，平肝。主治妇女更年期综合征。

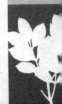

验证 屡用屡效。

归参汤

方剂 当归、丹参、山药、茯神、郁金各 15 克，香附、五味子、杜仲、枸杞子各 12 克，泽泻、淫羊藿各 9 克，甘草 6 克。

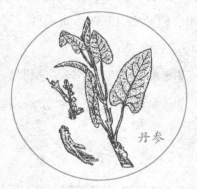

丹参

制用法 每日 1 剂，水煎 2 次，分 2 次服。

功效主治 补肾健脾宁心，活血化瘀。主治围绝经期综合征。

验证 治疗 95 例，有效 90 例，无效 5 例。

当归桑叶饮

方剂 黄芪、夜交藤各 30 克，当归、桑叶各 12 克，三七 6 克，胡桃肉 10 克。

制用法 每日 1 剂，水煎 2 次，分 2 次服。

功效主治 益气，活血，化瘀。主治更年期综合征。

加减 气血双虚型加熟地、白芍；肝肾阴虚型加枸杞子、丹皮；脾胃阳虚型加附子、山药、白术；心肾不交型加丹参、酸枣仁、黄柏。

验证 用此方治疗更年期综合征患者 70 例，其效果较好。

生黄芪木香汤

方剂 生黄芪、潞党参各 15 克，炒白术、当归、白茯苓、酸枣仁、远志、芫蔚子、鹿角胶或鹿角霜、八月札、龟甲胶或龟甲各 10 克，生龙、牡蛎各 20 克，木香、甘草各 6 克，磁石、沙苑子各 30 克。

制用法 每日 1 剂，水煎 3 次，分 3 次服。1 个月为 1 个疗程。

功效主治 养脾益肾，调神健脑。主治更年期综合征。

验证 治疗患者 15 例，治愈 10 例，好转 2 例，无效 3 例。

名医提醒

1 要忌食辛辣的食物。辛辣食物食后会使本已兴奋的神经系统进一步亢进，也会伤津耗液，加重烦躁的情绪，因此，不要食用辛辣食物。忌食煎炒之物，煎炒之物食后会损伤阴液，从而加重内热之症。

2 要积极提高自我保健的知识水平。日常生活中懂得自我保健，自我调节情绪，保持良好的心情。合理营养，养成一个良好的饮食习惯。多参加体育锻炼，维持和谐的性生活。

不 孕 症

凡生育年龄的妇女，婚后夫妇同居 2 年以上，配偶生殖功能正常。未避孕而未受孕者为不孕症。从未怀孕者为原发性不孕症，曾有生育或流产后无避孕而 2 年以上不孕者为继发性不孕症。其发病率为 5% ~ 10%，为妇科常见难治病之一。本症发生的原因较多，主要为生殖器病变，如排卵障碍、输卵管闭阻、子宫内膜异位等。若是先天性的生理缺陷如无子宫、无卵巢、无子宫内膜、实质性子宫和实质性输卵管等，则非药物所能解决。现代西医治疗本病无特殊药物。

名医效方

丹参酒

方剂 丹参、黄酒各适量。

制用法 前药研为细末，每日用黄酒送服6克。

功效主治 主治月经正常而不孕者。

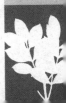

补肾活血胎孕汤

方剂 当归18克，肉苁蓉、蛇床子、益母草、枣皮、补骨脂、桑寄生、泽泻、覆盆子各15克，菟丝子25克，赤芍、泽兰各12克，川芎、红花、丹参各10克。

制用法 每日1剂，水煎，分3次口服。正值经期第1天开始服药，18天为1个疗程，一般服用2~3个疗程。

功效主治 适用于不孕症。

陈皮乌龙茶

方剂 陈皮6克，乌龙茶少许。

制用法 开水泡，代茶服用。

功效主治 主治不孕症。

陈皮鸡肉粥

方剂 陈皮20克，鸡肉、粳米各100克，盐适量。

制用法 先将陈皮水煎取汁，备用。鸡肉洗净，切成小块，与洗净的粳米同煮为粥，兑入药汁，再煮一两沸，加入食盐即成。每日1剂。

功效主治 理气健脾，补肾填精。用治肝郁型女子不孕症。

当归活血汤

方剂 当归、熟地、赤芍、丹皮、枳壳各15克，桃仁、红花、柴胡、桔梗、川芎、川牛膝各10克。

制用法 水煎服。每日1剂，2次分服。

功效主治 活血化瘀。用治血瘀型女子不孕症，症见月经延迟，经行不畅，色暗黑，有血块，小腹疼痛拒按，血块排下则痛减，舌质紫黯或有瘀点，脉细涩。

助孕汤

方剂 广木香、当归、羌活、益母草、芍药、柴胡、香附、紫河车各适量。

制用法 水煎服，每日1剂。

功效主治 治不孕症有效。

嗣子汤

方剂 鹿衔草60克，菟丝子、白蒺藜、槟榔各15克，细辛3克，辛荑、高良姜、香附、当归各10克。

制用法 水煎服，每日1剂。

功效主治 补肾益精，疏肝解郁，调理冲任，温暖胞宫。

实用验方

当归紫石英汤

方剂 当归、紫石英、菟丝子各15克，酒白芍、小茴香、熟地黄、女贞子、金樱子、覆盆子各10克，茺蔚子、白术各9克，柴胡6克。

制用法 加水煎沸15分钟，滤出药液，再加水煎20分钟，去渣，2煎药液对匀。分早、晚2次服，每月经后服3~5剂，每日1剂。

功效主治 清热养血，滋补肝肾。主治不孕症。

验证 临床验证，治验甚多。

香附粳米粥

方剂 香附30克，粳米60克，红糖40克。

制用法 将香附煎取浓汁，兑入粳米粥内，再煮一两沸，调入红糖即成。每日1剂。

功效主治 疏肝理气，补血调经。适用于肝郁型女子不孕症。

验证 用本方治疗继发性不孕症32例。治疗2个月内受孕者20例，3个月内受孕者6例，半年内受孕者2例，治疗半年未受孕者4例。

归蒲汤

方剂 当归、赤芍、炒蒲黄各10克，玄胡、荔枝核各15克，干姜、川芎各8克，官桂4.5克，炒茴香3克。

制用法 将以上诸药置于锅中，水煎服，每日1剂，日服2次。

功效主治 温经暖宫，活血理气。主治输卵管性不孕症。

验证 治疗37例输卵管阻塞患者，其中坚持治疗的32例已受孕25例，7例输卵管已畅通。

生地熟地饮

方剂 生地、熟地、制首乌各20克，山茱萸、丹皮、旱莲草、潼蒺藜各12克，生山药、女贞子、黄精、桑葚各15克。

制用法 水煎服，每日1剂。

功效主治 滋养肝肾，清热凉血。

验证 治疗不孕症患者16例，一般连服2~3个月，有效率达85%以上。

名医提醒

[1] 平时饮食要清淡、有营养，多食一些新鲜的蔬菜水果。一定要注意荤素搭配，少食酸辛辣苦的食物，尤其是毛笋、咸菜等。不孕育者临床须注意药、食兼用。

[2] 要特别注意讲究经期卫生。在月经来潮期间，不讲究卫生，非常容易得妇科疾病，如月经不调、痛经、外阴炎等，这些病症都会妨碍婚后的受孕。

阴 道 炎

阴道炎是阴道黏膜及黏膜下结缔组织的炎症，是妇科门诊常见的疾病。阴道炎临床上以白带的性状发生改变以及外阴瘙痒灼痛为主要临床特点，性交痛也常见。感染累及尿道时，可有尿痛、尿急等症状。常见的阴道炎有细菌性阴道炎、滴虫性阴道炎、真菌性阴道炎、老年性阴道炎。

中医认为，阴道炎多由于肝、脾、肾三脏亏虚及风、冷、湿、热之邪侵袭所致。西医则认为阴道的环境经常受到宿主的代谢产物、细菌本身的产物及外源性因素（性交、冲洗及其他干扰）不稳定引起炎症。

 名医效方

大蒜液

■方剂 大蒜50克。

■制用法 将大蒜去皮切片，加水浓煎，取汁冲洗外阴及阴道。每日1次，连用10日为1个疗程。

■功效主治 解毒杀虫。主治霉菌性阴道炎。症见以外阴瘙痒、灼痛为

传统秘验效方精华

主要症状，严重时坐卧不宁，白带量多，可伴有尿频、尿痛。

六味消炎粉

方剂 孩儿茶 3 克，黄柏、黄连各 30 克，炉甘石 15 克，青黛 9 克，冰片 1.5 克。

制用法 将以上药物研成细末混匀。用窥阴器撑开阴道，先用 0.02% 的呋喃西林液搽洗阴道后，用消毒棉签将药粉撒于整个阴道内，每日 1 次，每次用量 3~5 克。

功效主治 消炎杀菌，敛湿止痒止痛，防腐生肌。适用于已婚妇女之急性阴道炎。

黄柏雄黄膏

方剂 黄柏 15 克，枯矾、雄黄各 10 克，轻粉、冰片各 5 克。

制用法 上为细末，用凡士林 60 克调成软膏，备用。先用鲜大青叶 100 克，蛇床子、地骨皮、五灵脂各 50 克，煎水冲洗阴道后（每天早、晚各 1 次），再取此膏涂敷患处。每日 1 次。

功效主治 解毒，燥湿，杀虫。

生地柴胡汤

方剂 生地 12 克，龙胆草、栀子、黄芩、柴胡、木通、泽泻、黄柏、黄菊花各 9 克，甘草 3 克。

制用法 水煎服。每日 1 剂，2 次分服。

功效主治 清肝泻热，利湿杀虫。用治肝经湿热型滴虫性阴道炎。

地黄龙胆汤

方剂 生地黄 12 克，龙胆草、栀子、黄芩、柴胡、木通、泽泻、黄柏、黄菊花各 9 克，甘草 3 克。

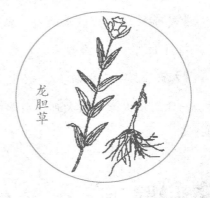

龙胆草

制用法 将上药以水煎煮，取药汁。每日 1 剂，分 2 次服用。

功效主治 清肝泻热，利湿杀虫。对肝经湿热型滴虫性阴道炎有一定疗效。

鲜桃树叶液

方剂 鲜桃树叶 30 克，灰藜 25 克。

制用法 用水 1000 毫升，将上述 2 味煮沸 20 分钟。待稍温，用此液冲洗阴道。每日 1～2 次，连续 1 周为 1 个疗程。

功效主治 杀滴虫，止阴痒。用治滴虫性阴道炎。

化痰汤

方剂 炒栀子、天花粉、柴胡各 9 克，白芍 12 克，甘草 6 克。

制用法 将上药以水煎煮，取药汁。每日 1 剂，分 2 次服用。

功效主治 清热解郁，散火止痒。用于阴虚火燥、内火郁结引起的阴道炎。

平痒散

方剂 五倍子 200 克，蛇床子 50 克，生黄柏 150 克，冰片 2.5 克。

制用法 共研细末备用。用淡盐水洗净阴道后，将药面 1 克涂抹于阴道内，连用 5 次，症状即可消失。

功效主治 适用于滴虫性阴道炎。

苦参栓

方剂 苦参适量。

制用法 取苦参，用 95% 的乙醇浸渍，渗漉，回收乙醇，得生药量约 10% 的浸膏。以甘油明胶为基质，制成每栓约相当生药 5 克的成品。每颗栓剂重约 3～3.5 克。每用 1 枚，塞往阴道后穹隆。

功效主治 杀虫止痒。适用于阴道滴虫病。

实用验方

五倍子石榴皮方

方剂 五倍子、石榴皮、蛇床子、白鲜皮、黄柏各 24 克，枯矾 6 克。

制用法 将以上诸药置于锅中，水煎，每日 1 剂。熏蒸、坐浴和冲洗外阴、阴道 15 分钟。每日 2 次，连用 6 天为 1 个疗程。

功效主治 主治滴虫性阴道炎。

验证 用此方治疗滴虫性阴道炎

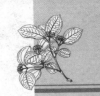

患者 48 例，痊愈 45 例，好转 3 例。均治疗 1 ~ 2 个疗程。

苦参百部外用方

方剂 苦参、百部、蛇床子各 30 克，明矾、土茯苓各 20 克，花椒 15 克。

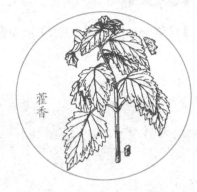

藿香

制用法 水煎煮沸 2 分钟，取药液先熏后坐浴 20 分钟，每日 1 剂，熏浴 2 ~ 3 次，10 日为 1 个疗程。局部溃破涂麻油，经期用本药液搽洗。

加减 分泌物多加黄柏 30 克，防风 20 克。

功效主治 解虫，除湿，杀虫。

验证 治疗滴虫性、霉菌性阴痒 200 例，治愈 170 例，有效 21 例，无效 9 例。

苦参地肤子方

方剂 苦参、生百部、蛇床子、地肤子、白鲜皮、紫槿皮各 30 克，龙胆草、川黄柏、川花椒、苍术、枯矾各 10 克。

制用法 将以上诸药置于锅中，加水 2000 ~ 2500 毫升，煎煮 10 ~ 15 分钟，先熏后洗，每日 1 剂，早、晚各 1 次。10 天为 1 个疗程。也可用核桃大小消毒棉球缚以长线、饱吸药液，于睡前坐浴后塞入阴道并于次晨取出。

功效主治 燥湿止痒，清热解毒。主治老年性阴道炎。

验证 用此方治疗老年性阴道炎患者 120 例，1 个疗程痊愈 105 例，好转 10 例，无效 5 例。

四味清洗剂

方剂 白鲜皮、地肤子、蛇床子、忍冬藤各 30 克，冰片 3 克（另包）。

制用法 将白鲜皮、地肤子、蛇床子、忍冬藤 4 味药用纱布或白布宽松地包扎好，加水 2500 ~ 3000 毫升，煎煮 30 分钟后，捞出药袋，滤净药汁，将药水倒进干净的盆内，将研为极细的冰片末溶化于药液，趁热先熏蒸，然后坐浴，每次 15 分钟左右，7 天为 1 个疗程。

功效主治 解毒杀菌。主治阴道炎。

验证 本组 70 例患者，用药治疗 1 个疗程后，阴痒阴痛症状消失，2 个疗程后，均获痊愈。

灭滴栓

方剂 雄黄 1 克，生烟 2 克，明矾少许，鲜猪肝 60 克。

制用法 先将雄黄等 3 药开研细末，再将猪肝切成三角形，在肝上用缝衣针扎些小孔，把药粉撒在小孔内。晚上塞入阴道里，早上取出，并用高锰酸钾溶液（1/5000）冲洗阴道。

功效主治 解毒，燥湿，杀虫。

验证 一般连用 4~7 天即可痊愈。

名医提醒

1 在饮食方面，一定要注意避免辛辣刺激性的食物，可以适当地摄取含乳酸的饮料，如酸奶等。在日常生活中，要特别注意外阴的清洁。

2 一般情况下，经过治疗，大多数阴道炎患者都能够治愈，然而，有的人依然会复发。为了避免阴道炎复发，平时最好穿宽松透气的衣裤。此外，选用的内裤最好是棉质的。

月经不调

　　月经不调是指月经周期、经期或经量出现异常。主要有月经先期、月经后期、月经先后不定期、月经过多、月经过少、经期过长等。其中月经提前 7 日以上，2 周以内称月经先期；月经错后 7 日以上，2 周以内称月经后期；月经周期或前或后没有规律称为月经先后无定期；月经周期正常，经量明显超过正常者称月经过多；月经周期正常，经量很少，甚或点滴即净，或经期缩短不足 2 日，经量也少者，称为月经过少；经期延长，淋沥不净者称为经期过长。

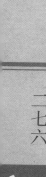

名医效方 ....

安经汤

方剂 当归身 4.5 克，川芎、艾叶、阿胶珠、甘草、黄柏、知母各 1.5 克，白芍、姜汁炒黄连各 2.4 克，生地黄、黄芩、香附各 3 克。

制用法 将上药以水煎煮，取药汁。每日 1 剂，分 2 次服用。空腹时服用。

功效主治 养阴清热，和血调经。适用于阴虚血热型月经先期。

苍术回物汤

方剂 川芎 3 克，当归、熟地黄、黄芩、白术、白芍（炒）各 6 克。

制用法 将上药以水煎煮，取药汁。每日 1 剂，分 2 次服用。

功效主治 清热凉血，养血调经。适用于阳盛血热型月经先期。

参芪白术散

方剂 党参、黄芪、白术各 12 克，干姜、甘草各 6 克。

制用法 上药共研细末敷脐中，外用纱布覆盖，胶布固定。3 日换药

1 次，敷至月经正常为止。

功效主治 适用于气虚型月经先期，量多，色淡红，质稀薄，肢体倦怠，舌质淡，脉弱无力。

牡丹甜糕

方剂 牡丹花 2 朵，鸡蛋 5 个，牛奶 250 克，白面 200 克，白糖 150 克，小苏打少许。

制用法 牡丹花洗净，将花瓣摘下切成丝。鸡蛋去壳打花，同牛奶、白面、白糖、小苏打混拌在一起，搅匀。倒一半在开了锅的湿屉布上，摊平，上面撒匀牡丹花丝，然后再倒入余下的一半混合料，摊平，盖好盖蒸 20 分钟，取出，扣在案板上，上面再撒牡丹花丝即成。食之。

功效主治 益气养血，清三焦虚火，调经活血止痛。用治各种虚弱、月经不调、行经腹痛。

七味调经膏

方剂 香附、鸡血藤各 20 克，白芍、木通、牛膝各 12 克，牡蛎、三棱各 10 克。

制用法 上药共研细末，加凡士林适量，调为膏糊状。取药膏适量，敷于双足心涌泉穴，上盖纱布，胶布固定。每日换药1次，5日为1个疗程。

功效主治 疏肝行气，活血养血。主治月经不调，或前或后，或脐腹疼痛，伴血块。

丹参散

方剂 丹参不拘多少。

制用法 为末，每服6克，酒调下。

功效主治 治妇人经脉不调，或前或后、或多或少，产前胎不安、产后恶血不下。

玫瑰花蕊汁

方剂 玫瑰花蕊300朵，初开，去心蒂。

制用法 在锅内煎成浓汁，去渣后加入红糖500克，熬成膏服用。

功效主治 适用于月经不调。

实用验方

葵花盘散

方剂 葵花盘1个（去子），黄酒适量。

制用法 将葵花盘晒干，用砂锅焙成炭，研为细面，过罗备用。每次3克，黄酒送服，日3次。

功效主治 清热解毒，达邪外出。用治崩漏。

验证 据《中医实用效方》介绍，此方曾治愈数十名患者，确有特效。

辣椒根鸡爪汤

方剂 辣椒根15克（鲜品加倍，以辛辣的较好），鸡爪2～4只。

制用法 洗净，共煎。每日服1剂，煎服2次血止后须继续服5～10剂，以巩固疗效。

功效主治 治功能失调性子宫出血。

验证 林某，29岁，不规则阴道出血12年。诊断为功能性子宫出血。每次均须刮宫治疗，此次阴道出血18

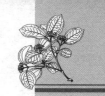

天，在门诊用黄体酮、麦角新碱、丙酸睾丸酮等治疗无效，乃收住院。开始仍用雌激素等治疗无效。第4天用辣椒根治疗，3天后阴道出血停止。再服2剂，观察5天痊愈出院。第2个月来月经后1次性交即受孕。通过31例的治疗追访观察，一般服用2～3剂能止血，治愈病例大都能恢复月经周期，其中2例已怀孕，仅2例复发。

太子参山药汤

方剂 太子参、山药、黄芪各15克，白术9克，枸杞子12克，川断、石莲各10克，乌贼骨20克。

制用法 先将药物用冷水适量浸泡，迄浸透后煎煮，始煎温度较高些，煎至沫少可用慢火煎半小时左右，经此法将两次所煎之药液混匀，量以1茶杯为宜。每日服1剂，每剂分2次服用，早饭前及晚饭后1个小时各温服1次。

功效主治 平补脾肾，调经固冲。适用于月经量多、月经先期、腹痛、气短、乏力、血色素偏低者。

验证 张某，32岁。月经失常已1年多，以上方为基础加阿胶珠12克，泽泻10克，覆盆子10克，生牡蛎20克，服数剂后症状缓解。

丝瓜络炭棕榈炭汤

方剂 丝瓜络炭、棕榈炭各15克。

制用法 煎汤。空腹服，每日2次。

功效主治 用治功能失调性子宫出血、直肠出血、内痔出血。

验证 据《中医效方精选》介绍：某妇患月经不调，1个月来潮3次，时常淋沥下血，服此方3次而愈。

名医提醒

1 要有一个良好的生活习惯。预防月经不调，在日常生活中就一定要做到不抽烟，不食用含酒精、咖啡因的饮料。因为酒精可能会加重情绪低潮、头痛及疲倦，并会引发吃甜食的冲动；而咖啡因则会促进乳房胀痛，让人感到焦虑及烦躁。

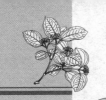

②经期要严禁洗头。这是由于月经期间的女性抵抗力很弱，非常容易感染风邪。如果洗头，一定要等到头发全干后再出门。

③经期要特别注意保温。经行的时候，要保证身体的温暖，切忌食用生冷的食物，如西瓜、椰子汁，及冰箱刚拿出来的食品或冷饮，不要食用酸醋、螃蟹、田螺等，以免引起月经骤止或者淋沥不净等病症。

妊 娠 呕 吐

孕妇在妊娠 6 周左右常有择食、食欲不振、轻度恶心呕吐、头晕、倦怠等症状，称为早孕反应。恶心呕吐多在清晨空腹时较重，对生活和工作影响不大，不需特殊治疗，多在妊娠 12 周前后自然消失。少数孕妇反应严重，持续恶心、呕吐频繁，不能进食，称为妊娠剧吐。严重的可引起失水和代谢障碍。

本病中医称之为"妊娠恶阻""妊娠呕吐"，认为由冲气上逆、胃失和降所致，治疗则以平冲降逆、和胃止呕为原则。

 名医效方 ·································

 苏叶陈皮方

■方剂 鲜芫荽 30 克，苏叶、藿香、陈皮各 15 克，砂仁 10 克。

■制用法 加水适量煮沸，患者坐在旁边用鼻吸闻药物之气味，每日早、晚各 1 次，每次 20～30 分钟。药

汁可温服。

■功效主治 适用于妊娠呕吐。

人参汤

■方剂 人参 12 克，炙厚朴、生姜、枳实（炙）、炙甘草各 6 克。

■制用法 将上药以水煎煮，取药

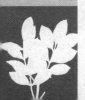

汁。每日 1 剂，分 3 次服用。

功效主治 本方益气养胃，用于脾胃虚弱引起的妊娠呕吐。

茵陈红枣粥

方剂 茵陈 10 克，青蒿、陈皮各 5 克，红枣 10 枚，粳米 100 克，白糖适量。

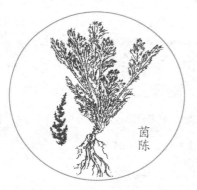
茵陈

制用法 将前 3 味水煎取汁，备用。红枣、粳米洗净，加水煮粥，快熟时加入药汁，再煮至粥熟，加糖调服。每日 1 剂，分 2 次服用。连服 3～5 剂。

功效主治 清热利湿，健脾和胃。常用于肝热气逆型妊娠呕吐，症见妊娠早期，呕吐苦水或酸水，胸胁胀满，苔微黄，脉弦滑。

芹菜鸡蛋汤

方剂 鲜芹菜根 10 克，甘草 15

克，鸡蛋 1 个。

制用法 菜根、甘草先煎汤，水沸后打入鸡蛋冲服。

功效主治 清热降逆止呕。用于胃热孕吐。

萝卜子汤

方剂 萝卜子、鲜姜、柚皮各 15 克。

制用法 水煎服。

功效主治 温中止呕。用于孕吐。

山药白芍汤

方剂 山药、白芍、法半夏各 12 克。

制用法 水煎服。

功效主治 健脾养胃，平肝降逆。用于妊娠呕吐者。

半夏茯苓汤

方剂 茯苓 6 克，杭菊、半夏各 9 克，川连 3 克。

制用法 每日 1 剂，水煎服。

功效主治 适用于妊娠呕吐。

干姜党参半夏汤

方剂 党参 10 克，干姜、半夏各 6 克。

制用法 每日 1 剂，水煎。服药时取生姜汁 10 滴于药中，频服。

功效主治 适用于妊娠呕吐。

实用验方

半夏干姜汤

方剂 半夏 12 克，干姜、黄芩、党参各 10 克，黄连、甘草各 6 克，大枣 4 枚。

制用法 每日 1 剂，水煎服，早、晚分服。

加减 火盛者，重用芩、连；痰涎多者，重用姜半夏；脾不虚者，去党参；剧吐伤阴者，党参易沙参。

功效主治 温胃止呕，补中益气。主治妊娠呕吐。

验证 用本方治疗 25 例，痊愈 18 例，有效 7 例。

白术甘草汤

方剂 炒白术 15 克，橘红、当归、炒香附、厚朴、竹茹、白参、沙参、石斛、生姜各 10 克，甘草、砂仁（后下）各 5 克。

制用法 水煎服，每日 1 剂。

功效主治 理气化痰，降逆止呕。主治妊娠呕吐。

验证 用此方治疗妊娠呕吐 67 例，服 3～5 剂痊愈 61 例，服 6 剂痊愈 6 例。

太子参汤

方剂 太子参、菟丝子各 9 克，远志、乌梅肉各 3 克，麦冬、姜竹茹各 10 克，炒杜仲 12 克，山萸肉、酸枣仁各 6 克，砂仁 15 克。

制用法 水煎服，每日 1 剂。

功效主治 益气养血，和胃降逆。主治妊娠呕吐。

验证 王某，女，24 岁，妊娠 2 个月余，呕吐较甚，饮食难进，吐出酸水或苦水，体弱，面色无华，口干，苔薄微黄，脉沉细滑。患者曾用过西药 1 周，毫无效果。用此方服药 2 剂后，呕吐即减轻，精神好转，唯有口干，舌质红，脉细滑数。于原方中取菟丝子、砂仁，加入炒黄芩、杭芍各 10 克，又进 3 剂，诸症皆除。

传统秘验效方精华

名医提醒

1 在食物的结构上，一定要选择清淡易消化的食物，比如新鲜的蔬菜、水果，以及米汤、稀粥、豆浆等。千万不要食用油腻、过甜的食物。过甜的食物可能使脾胃虚弱的人生湿生痰，最后导致恶心呕吐。

2 要有效减少诱发因素，比如烟、酒、厨房油烟等的刺激，在家里最好打扫得清洁、干静、舒适。另外要特别避免油漆、涂料、杀虫剂的使用。呕吐后要及时清理呕吐物，并尽快用温开水漱口，保持口腔的清洁。

3 在饮食方面，一定要保证干净卫生。饮食除了要注意选用一些易消化的食物之外，同时还需要避免进食不洁、腐败、过期的食物。

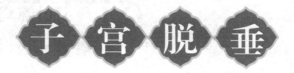

子宫脱垂

子宫脱垂是指子宫位置低于正常，轻者子宫颈仍在阴道内，重者子宫全部脱出阴道外的病症，主要原因是支托子宫的韧带、肌肉、筋膜松弛所致。例如产时宫口未开全而过早用力、产伤未及时修补、产后过早参加重劳动、老年性组织萎缩和长期腹腔压力增加（如慢性咳嗽等），都能引起子宫脱垂。

中医认为本病的发生主要是由于中气不足或肾气亏损，冲任不固，带脉失约所致。如《妇人良方大全》云："妇人阴挺下脱，或因胞络伤损，或因子脏寒虚冷，或因分娩用力所致。"此外，慢性咳嗽、便秘、年老体衰等，也易发生。

临床根据子宫脱垂程度，分为三度。第Ⅰ度：子宫颈下垂到坐骨棘水平以下，但不超越阴道口；第Ⅱ度：子宫及部分子宫体脱出于阴道口外；第Ⅲ度：整个子宫体脱出于阴道口外。

传统秘验效方精华

升陷汤

方剂 生黄芪18克，知母9克，柴胡、桔梗各4.5克，升麻3克。

制用法 水煎2次，取汁200毫升。每日1剂，分2次服用，每次100毫升。

功效主治 益气升阳。适用于子宫脱垂。

黄芪白术粥

方剂 黄芪30克，白术、柴胡各15克，粳米100克。

制用法 将前3味水煎取汁，兑入粳米粥内即成。每日1剂，分2次服。

功效主治 补中益气，升阳举陷。适用于气虚型子宫脱垂，症见子宫脱出，小腹下坠，精神疲倦，面色无华，心悸气短，白带量多，舌质淡。

乌梅汤

方剂 乌梅60克。

制用法 加水煎煮，去渣取汁。趁热熏洗局部，每日2~3次。

功效主治 适用于子宫脱垂。

荔枝泡酒

方剂 去壳鲜荔枝（连核）、陈米酒各1000毫升。

制用法 将荔枝浸于酒内1周即可。按各人酒量不同酌饮，每日早、晚各1次。

功效主治 本方适用于肾虚之子宫脱垂。

艾叶煮鸡蛋

方剂 陈艾叶15克，鸡蛋2个。

制用法 先用净水煮艾叶出味后，滤渣取汁，煮蛋，略加红糖。每隔3天空腹时服1次。

功效主治 温经止痛，散寒除湿。适用于子宫脱垂预后复发者。

升提膏

方剂 升麻、黄芪、柴胡、党参各10克，枳壳15克，麝香0.3克。

制用法 先将前5味药共研细末，以醋调和为膏状，备用。用时嘱患者平卧床上，取麝香0.1克纳入脐孔内，再用膏药敷之，外以纱布盖上，胶布固定。每3天换药1次，10次为1个疗程。

功效主治 益气疏肝，升提固脱。

子宫脱垂洗方

方剂 金银花、蒲公英、紫花地丁、蛇床子各30克，黄连6克，苦参15克，黄柏、枯矾各10克。

制用法 上药煎煮去渣备用。趁热熏洗坐浴。

功效主治 清热解毒，燥湿固脱。主治子宫脱垂伴有黄水淋沥，湿热下注者。

四子膏

方剂 五味子、菟丝子、韭菜子、蛇床子各10克，升麻5克，黄芪15克。

制用法 上药共研细末，装瓶备用。取药末适量，用米醋调为稀糊状，敷于肚脐处，上盖纱布，胶布固定。每日换药1次，

功效主治 温肾，益气，升提。主治子宫脱垂。

青山羊血方

方剂 青山羊血10余滴。

制用法 青山羊之耳尖消毒后取血，兑入少许温开水。1次服，每日1次。

功效主治 补中益气。用治子宫脱垂。

实用验方

白前山药汤

方剂 白前、土牛膝、山药、毛木香、桔梗、沙参、天花粉各30克，铁菱角60克，山茄、土大黄各15克。

制用法 每日1剂，水煎服，连服至治愈。

功效主治 适用于子宫脱垂。

验证 用此方治疗子宫脱垂41例，近期治愈38例。

升麻鸡蛋方

方剂 升麻4克，鸡蛋1个。

制用法 升麻研研细末，鸡蛋钻小孔，将药粉放入蛋内搅匀，蒸熟，早、晚各服1个，10天为1个疗程，

疗程间隔2天。

功效主治 适用于子宫脱垂。

验证 治疗子宫脱垂120例（其中Ⅰ度脱垂63例，Ⅱ度51例，Ⅲ度6例），经3个疗程，治愈104例，显效12例，无效4例。

升麻牡蛎散

方剂 升麻6克，牡蛎12克。

制用法 将上药共研细粉，每日分2~3次空腹服下。按子宫脱垂程度Ⅰ度、Ⅱ度、Ⅲ度，分别服药1个月、2个月、3个月为1个疗程，可连服3个疗程。少数患者于服药1周后出现下腹微痛，可不停药或减量。

功效主治 主治子宫脱垂。

验证 用此方治疗子宫脱垂723

例，痊愈529例，占73.16%；好转156例，占21.57%；无效38例，占5.25%；总有效率为94.74%。据观察，服药3个疗程的治愈率明显增高。

升提散

方剂 党参、黄芪、白术、升麻各5克，陈皮、柴胡各4.5克，生姜3片，红枣7枚，仙鹤草、熟地黄各8克，桑寄生、海螵蛸、金银花各6克。

制用法 每日1剂，水煎服。

功效主治 补中益气，滋补肝肾。主治子宫脱垂。

验证 用此方治疗34例，治疗效果较好。

名医提醒

1 中医认为，子宫脱垂大部分是由气虚、肾虚所引起的，而饮食疗法对于升提子宫有非常大的帮助。平时一定要积极增加营养，多食用能够补气、补肾的食物，比如鸡、鱼、蛋和肉类等。

2 不要长久站立或下蹲，也不要干重体力活，不提取重物。另外，要特别注意卧床休息的姿势，睡觉的时候最好垫高臀部或脚部。另外要保持大小便的通畅，对于慢性咳嗽、便秘、腹泻等疾病要及时治疗。

盆腔炎

盆腔炎的症状特点是：病急，病情重，可出现下腹疼痛、发热、寒战、头痛、食欲不振。检查时发现病人呈急性病容，体温高，心率快，下腹部有肌紧张、压痛及反跳痛。对盆腔检查后发现阴道有大量的脓性分泌物，穹隆有明显触痛，子宫及双附件有压痛、反跳痛，或一侧附件增厚。慢性盆腔炎的症状特点是：其病慢，病程长，全身症状多不明显，可有低热，易感疲乏，伴下腹坠腰痛等。检查时发现，子宫常呈后位，活动受限，或粘连固定等。

名医效方

茯苓复方消炎丸

方剂 土茯苓、丹参各 25 克，三棱、莪术各 15 克，当归 20 克，山药 30 克。

制用法 以上各药洗净，烘干，粉碎，炼蜜为丸，每丸重 10 克。每日 2～3 次，每次口服 1～2 丸。30 天为 1 个疗程。

功效主治 活血化瘀，祛瘀止痛，软坚散结。适用于慢性盆腔炎。中医辨证属热毒或湿浊邪气郁积胞宫和盆腔，以致经络闭阻，气血凝滞，影响冲任。

银花连翘汤

方剂 银花、连翘、丹参各 24 克，蒲公英、茯苓各 15 克，赤芍、黄芩、丹皮、车前子各 30 克，当归 12 克，甘草 3 克。

制用法 水煎服，每日 1 剂。

功效主治 清热解毒，化瘀利湿。适用于急性盆腔炎湿热瘀结型，症见发热，恶寒，小腹胀痛拒按，带下量

第六章 妇产科疾病

二八七

多，色黄，质稠，呈脓样有臭气，舌质红，苔稍黄或白腻，脉弦滑而数。

桂枝茯苓汤

方剂 桂枝、茯苓、丹皮、苡仁、丹参各 15 克，三棱、莪术、桃仁各 10 克，吴茱萸 6 克。

制用法 水煎服。每日 1 剂，2 次分服。

功效主治 温经散寒，化湿祛瘀。用治寒湿瘀结型慢性盆腔炎。

金樱子粥

方剂 粳米 100 克，金樱子 15 克。

制用法 把金樱子加水煎取浓汁，兑入煮熟的粳米粥内，再煮沸即成。每日 1 剂，2 次分服之。

功效主治 固精，补肾，止带。适用肾阳虚型盆腔炎。

绿豆芽茶

方剂 白糖 30～50 克，绿豆芽 500 克。

制用法 把绿豆芽洗净切碎，捣烂取汁，兑入白糖调匀，代茶饮之。每日 1 剂。

功效主治 清热解毒，利尿消肿。适用湿热型盆腔炎。

艾叶炮姜腹贴

方剂 艾叶、透骨草各 150 克，乳香、没药、红花各 30 克，水蛭、血竭各 20 克，炮姜、香附、苍术、独活、当归、川芎、防风、路路通各 50 克。

制用法 上药粉碎成麸皮状，先以青盐 250 克炒热，再加药物小火炒至灼手，装入 20 厘米×25 厘米棉布袋，于下腹部摩熨，由轻至重，每次约 30 分钟，每日 1 次，30 天为 1 个疗程，下次可蒸可炒。月经期停用。

功效主治 适用于急、慢性盆腔炎。

双黄膏

方剂 大黄、黄柏、侧柏叶各 60 克，薄荷、泽兰各 30 克。

制用法 上药共研细末，以水或蜜调成糊状备用。贴敷下腹部，外以纱布盖上，胶布固定。每日换药 1 次，敷至治愈为止。

功效主治 清热，燥湿，凉血，活血。适用于急性盆腔炎局部发热较甚者。

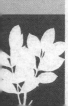

实用验方

黄芩虎杖汤

方剂 黄芩、黄连、黄柏各15克，虎杖30克。

制用法 每日1剂，水煎浓缩至100毫升。行保留灌肠，10次为1个疗程，经期停用。

功效主治 适用于盆腔炎。

加减 盆腔有肿块加丹参10克。

验证 治疗慢性盆腔炎128例，治愈95例，显效19例，进步9例，无效5例，总有效率为96.09%。

败酱夏枯草汤

方剂 败酱草、薏苡米、夏枯草各30克，丹参20克，赤芍、元胡各12克，木香10克。

制用法 以上药水煎为500毫升，每次服50毫升，每日服2次。

功效主治 活血化瘀，清热利湿解毒。主治慢性盆腔炎。症见腰酸，腹痛下坠感，带下量多，色赤或黄，苔黄腻；或见痛经，舌质暗等。

验证 用此方治疗慢性盆腔炎患者30例，治疗效果较好。

黄芪党参汤

方剂 黄芪、党参、白术、山药、天花粉、知母、三棱、莪术、鸡内金各适量。

制用法 每日1剂，水煎服。10日为1个疗程，观察3个疗程。

功效主治 主治慢性盆腔炎。

验证 治疗慢性盆腔炎89例，结果治愈75例，好转11例，无效3例，总有效率为96.7%。

蚤休地丁草汤

方剂 蚤休、紫花地丁草、虎杖各15克，当归、川楝子、延胡索各10克，川芎5克。

制用法 每日1剂，水煎服，早、晚分服。

加减 热毒重者，加金银花、连翘、蒲公英；血热者，加丹皮；湿热者，加黄柏；湿重者，加车前子、萆薢；瘀滞者，加山楂、桃仁、败酱草；有包块者，加生鸡内金、昆布、枳实、三棱、莪术；胀痛者，加枳壳、香附；刺痛者，加乳香、没药、失笑散；小腹痛者，加橘核；腰痛者，加川断、桑寄生。

功效主治 清热解毒，活血化瘀。主治盆腔炎。

验证 用此方治疗盆腔炎患者45例，结果治愈21例，显效11例，好转13例。

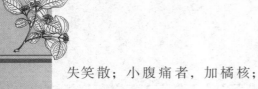

名医提醒

1 饮食上要注意食用清淡易消化的食品，比如绿豆、冬瓜、马齿苋等。还可以食用能够起到活血理气作用的食品，比如山楂、桃仁、金橘等。另外，要适当补充蛋白质，补充营养，多吃一些高热量、易消化的食物。

2 禁食生冷的食物，比如冷饮、瓜果等。不要食用辛辣温热、刺激性强的食物，如辣椒、羊肉、狗肉等。不要轻易吃肥腻、寒凉的食品，尤其是肥肉、蟹、田螺等。

3 要特别注意性生活的卫生。夫妻双方都应该清洗外阴，以防止把病菌、霉菌等带入阴道，进而引起盆腔炎。

习惯性流产

习惯性流产为自然流产连续3次以上者，每次流产往往发生在同一妊娠月份。中医称为"滑胎"。习惯性流产的原因大多为孕妇黄体功能不全、甲状腺功能低下、先天性子宫畸形、子宫发育异常、宫腔粘连、子宫肌瘤等。

习惯性流产应该以预防为主，在受孕前，男女双方都应到医院做仔细的检查，包括生殖器检查及必要的化验。中医认为本病多属肾气不足，冲任不固所致，宜在未孕之前补肾健脾，固气养血，进行调治。

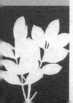

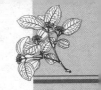

名医效方

山药紫菜汤

方剂 山药 20 克，紫菜、赤小豆、炒白术各 15 克。

制用法 水煎服。每日 1 剂，分 2 次服。

功效主治 益气健脾，固肾安胎。适用于习惯性流产。

山药糯米粥

方剂 鲜山药 90 克，杜仲 6 克，苎麻根 15 克，糯米 80 克。

制用法 先将杜仲、苎麻根水煎去渣，再入山药、糯米煮粥服食。每日 1 剂。

功效主治 补肾固胎。用治习惯性流产。

玉米嫩衣汤

方剂 玉米嫩衣（即紧贴米粒之嫩皮）。

制用法 怀孕后每天以 1 个玉米嫩衣煎汤。代茶饮，饮到上次流产期则用量加倍，一直服至分娩为止。

功效主治 固摄安胎。

猪肚杜仲汤

方剂 杜仲 50 克，猪肚 250 克。

制用法 将杜仲、猪肚洗净，切块，加水适量煲汤，用食盐调味。每日 1 次，饮汤吃猪肚。

功效主治 补肾安胎。适用于习惯性流产。

神效膏

方剂 当归、黄芩（酒炒）、益母草、龙骨、白醋各 50 克，生地黄 400 克，白术、续断各 30 克，甘草 15 克，白芍（酒炒）、黄芪、肉苁蓉各 25 克，黄酒 250 克，麻油 1000 毫升。

制用法 上药用麻油浸 7 天，熬成膏（炸焦去渣），加白醋，再熬三四沸，加黄酒再熬，再加入龙骨搅匀，以缎摊如碗口大备用。将其贴于丹田上，14 日换 1 次，贴过 8 个月为妙。

功效主治 本方适用于习惯性流产，屡用有效。

母鸡黄米粥

方剂 老母鸡（4 年以上）1 只，

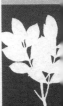

红壳小黄米 250 克。

制用法 将鸡宰杀，去毛及内脏，煮汤，用鸡汤煮粥。可连续服用。

功效主治 益气养血，安胎定志。用治习惯性流产。

菟丝子粥

方剂 菟丝子 60 克，鹿茸 8.4 克，粳米 100 克，白糖适量。

制用法 将菟丝子及鹿茸捣碎，加水煎取汁弃渣，加入粳米煮成粥，粥成时加白糖。不喜甜食者，可不加糖，而加入少许食盐。日常食用。

功效主治 适用于习惯性流产。

三味糯米粥

方剂 怀山 90 克，杜仲 6 克，苎麻根 15 克，糯米 80 克。

制用法 先将杜仲、苎麻根水煎去渣，再入怀山、糯米煮粥食用。每日 1 剂，分 2 次服用。

功效主治 补肝益肾固胎。适用于习惯性流产。

生地白术膏

方剂 生地 256 克，当归、炒黄芩、益母草各 32 克，白术、川续断各 18 克，酒芍、黄芪各 15 克，甘草 10 克。

制用法 上药用麻油 1000 克熬枯，去渣，下白蜡 32 克、黄丹 448 克收膏，入煅龙骨 32 克（研末）搅匀。摊膏备用。以缎摊贴。贴丹田，14 日 1 换。将产时 1 日 1 换。

功效主治 适用于习惯性流产。

实用验方

补肾调冲法

方剂 党参、枸杞子各 15 克，熟地黄、鹿角霜、菟丝子、巴戟天各 20 克，续断、杜仲各 10 克。

制用法 每日 1 剂，煎服。

功效主治 适用于习惯性流产。

验证 治疗习惯性流产 103 例，治愈（足月分娩，婴儿健壮，智力发育良好）102 例，占 99.03%；无效（妊娠 4 个月自然流产）1 例，占 0.97%。

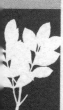

安胎饮

方剂 苎麻根、芡实米、杜仲、续断、当归、熟地、白芍各 10 克。

制用法 每日 1 剂，水煎，分 2 ~ 3 次内服；3 个月为 1 个疗程。

加减 气血两虚者，加人参、黄芪；阴虚火旺者，加生地、百合、石斛、地骨皮；痰湿内蕴者，加白术、砂仁、蔻仁、陈皮、大腹皮；肾阳虚者，加菟丝子、桑寄生、阿胶。

功效主治 主治习惯性流产。

验证 治疗习惯性流产 21 例，保胎成功 19 例。

助阳安胎法

方剂 药用鹿角片、巴戟天、仙灵脾、黄肉、杜仲各 10 克，党参、熟地各 12 克，炙黄芪、山药各 15 克。

制用法 水煎服。于流产后未见成孕或孕后未见阴道出血者，均每月服药 15 剂左右，服至上次流产的孕月后递减；如有阴道出血，先用止血药，血止后再服此方。

功效主治 主治习惯性流产。

验证 治疗习惯性流产 54 例（均流产 3 ~ 5 次），治愈 48 例，无效 6 例，治愈率为 88.9%。

名医提醒

1 要保证日常生活的规律。对于患者而言，生活作息规律非常的重要，最好一天可以睡 8 个小时，平时适当进行一些运动。尤其是怀孕之后，不要抽烟、喝酒。在穿着方面，尽量穿一些宽松的衣服。

2 要特别注意个人卫生。患者要经常洗澡、勤换内衣，但是，最好不要游泳和盆浴，洗澡的时候一定不要着凉。每天清洗阴部，防止有病菌感染。

3 一定要有一个好的心情。专家研究发现，很多自然流产的患者大多数是因为自己太过兴奋而导致的。因此，患者一定要保持情绪稳定，不要有大喜大悲的情绪。

带 下 病

带下病是指带下量多，或色、质、气味发生异常的一种疾病。其病因以湿为主，与脾虚肾亏、湿热、湿毒、病虫等诸多因素有关。涉及现代医学的阴道炎、宫颈炎、急慢性盆腔炎或附件等疾病。

名医效方

加味完带汤

方剂 土炒白术、怀山、党参各15克，苍术、白芷各10克，车前子、白芍、艾叶各12克，荆芥炭、炙甘草各5克。

制用法 将上药以水煎煮，取药汁。每日1剂，分2次服用。

功效主治 本方适用于寒湿型带下、白带稀如水、体质较差者。

补骨党参脐贴

方剂 党参、补骨脂、白术各10克，甘草3克，炮姜、炮附子各9克。

制用法 上药共研为细末，用米醋适量炒热装布袋内敷肚脐，冷后再炒，再敷，每日1～2次，每次30分钟。7日为1个疗程。

功效主治 适用于脾肾阳虚型带下病。症见带下量多，色白，如涕如唾，绵绵不绝，无臭，腰腹冷痛，纳少便溏，神疲倦怠，面色萎黄或㿠白，舌质正常或淡，苔白，脉缓弱。

荞麦粉鸡蛋丸

方剂 荞麦粉500克，鸡蛋10个，甘草末60克。

制用法 将荞麦粉炒成金黄色，晾凉；鸡蛋清倒入碗内，放入甘草末搅拌，再加入荞麦粉和温水调为小丸，晒干备用。每日早、晚各1次，每次30克，以开水送下。

功效主治 健脾祛湿，理中止带。用治白带相兼，伴小便胀满、头晕目眩、食欲不振、面色苍白、身有微热。

导水丸

方剂 黄芩、大黄各60克，滑石、黑牵牛各120克。

制用法 上药研为细末。每服5克，临睡前用姜汁送下。

功效主治 适用于赤白带。

大海龙膏

方剂 大海龙1对，生附子75克，穿山甲、锁阳、冬虫夏草、高丽参、川椒、母丁香各15克，香油1000毫升，黄丹325克，阳起石、麝香各25克。

制用法 将上药按中医传统方法炼制成膏。每次取3克，摊如铜钱大备用。取药膏贴双足心涌泉穴。10日1换。

功效主治 温阳益气。主治下元虚损，女子赤白带下。

万安丸

方剂 胡椒、牛子、木香、小茴香各60克。

制用法 上药研成细末，水泛为丸，每服6克。

功效主治 治带下病，症见带下量多，色白。

实用验方

墨鱼猪肉补虚方

方剂 墨鱼2个，瘦猪肉250克。

制用法 共加食盐煮食。每日吃1次，连吃5日。

功效主治 补虚损，止带下。用治妇女白带过多。

验证 杨某，女，30岁，白带过多已久，服药无效，身体日渐消瘦，服本方5日而愈。又，樊某，女，46岁，漏证已愈，白带如涕，绵绵不绝，头昏闷，精神不振，面黄，苔白，脉缓弱，服药不愈。用本法服5日白带减少，又服2剂而愈。

小丝瓜散

方剂 小丝瓜（经霜打的）3指长。

制用法 置新瓦焙焦黄，研末。每服6克，临睡时开水送服。

功效主治 清热凉血，止带浊。用治年久不愈的赤白带下。

验证 杨某某，女，40岁，经服上方后痊愈。

白扁豆止带方

方剂 白扁豆、红糖、怀山药各适量。

制用法 白扁豆用米泔水浸后去皮，同另2味共煮，至豆熟为度。每日2次，经常服用收效。

功效主治 健脾祛湿，化带浊。

验证 屡用屡佳。

向日葵荷叶饮

方剂 向日葵梗或根、荷叶各12克，红糖适量。

制用法 以向日葵梗或根与荷叶加水3碗煎至半碗，加红糖当引子。每日2次，饭前空腹服下。

功效主治 温中止带。用治白带过多。

验证 张某某，女，24岁，经服上方后痊愈。

名医提醒

❶日常生活中，一定要积极参加体育锻炼，增强体质。要保证下腹部的温暖，防止风冷之邪的入侵。在饮食方面要有所节制，一定要免伤脾胃。在经期尽量不要游泳，防止病菌的感染；洗澡提倡淋浴，厕所最好改为蹲式，防止交叉感染。

❷带下病的治疗要以清热解毒、抗菌消炎为主。对于素体阴虚或者是湿热偏盛的患者来说，最好不要服用辛、苦、酸辣的食物，以免热灼阴液，从而引发阴虚火旺。

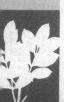

女阴瘙痒症

女阴瘙痒常发生在阴道内、大阴唇外侧、阴阜、阴蒂和小阴唇，会阴有痒的感觉，并可扩散到肛门附近，是局限性瘙痒症的一种。是由各种炎症分泌物、尿液及任何物理或化学性刺激所引起的瘙痒，往往奇痒难忍，常以夜间为甚。在月经期或吃刺激性食物后加重。外阴瘙痒常表现为阵发性，也有一些为持续性，常在夜间加重，剧痒时坐卧不安，长期瘙痒会引起溃破、红肿或继发感染。因长期搔抓，局部可浸润、肥厚及色素沉着。根据临床上只有继发性皮损而无原发性皮肤损害，诊断容易。患有这种病症的女性，大多数羞于求医，往往得不到及时治疗，日久变成顽固性瘙痒，以致影响心理健康，严重时会影响学习、工作。

名医效方

半枝莲银花汤

方剂 半枝莲、白花蛇舌草、蚤休各 18 克，山豆根 24 克，银花、蒲公英各 30 克。

制用法 水煎服。每日 1 剂，分 2 次服。

功效主治 清热解毒，利湿退斑。适用于外阴白色病变，外阴皮肤、黏膜色白粗糙，红肿瘙痒，抓破后黄水淋沥。

苦参鲜皮方

方剂 苦参、白鲜皮、地肤子、苍术、蛇床子各 15 克，枯矾 12 克，黄柏 10 克。

制用法 将上药以水煎煮，取汁。趁热熏洗坐浴，每次 20 分钟，每日 2 次，连用 10 次为 1 个疗程。

功效主治 清热燥湿，止痒杀

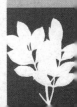

虫。可用于辅助治疗外阴瘙痒。

的外阴瘙痒症。

知柏地黄汤

方剂 怀山、山茱萸各 12 克，黄柏（也叫川黄柏）、知母各 60 克，茯苓、丹皮、泽泻各 9 克，熟地黄 24 克。

制用法 水煎 2 次，取汁 200 毫升。每日 1 剂，分 2 次服用，每次服 100 毫升。

功效主治 适用于肝肾阴虚引起

樗树皮白矾汤

方剂 樗树皮 100 克，白矾 60 克，食醋 250 毫升。

制用法 先将樗树皮水煎 20 ~ 30 分钟，滤去药渣，加白矾、食醋，再煮沸 2 ~ 3 分钟。趁热熏洗、坐浴，1 日 2 次。

功效主治 适用于外阴瘙痒症。

实用验方

地肤子黄柏汤

方剂 地肤子、黄柏各 20 克，紫花地丁、白鲜皮各 30 克，白矾 10 克。

制用法 水煎，温洗患处，早、晚各 1 次。

功效主治 适用于外阴瘙痒。

验证 用此方治疗外阴瘙痒患者 34 例，一般 3 ~ 6 次即可获得痊愈。

败酱草白鲜皮液

方剂 蛇床子、败酱草、白鲜皮、苦参各 30 克，百部、防风、透骨草、花椒各 20 克，冰片 4 克。

制用法 将前 8 味中药水煎，约得药液 2000 毫升，加入冰片搅拌，趁热熏外阴 15 分钟，待药液稍凉后洗涤患处。每日 1 剂，早、晚各 1 次。

加减 若外阴溃烂者，加白矾 40 克；若外阴部疼痛者，加白芷 15 克。

功效主治 适用于女阴瘙痒症。

验证 用此方治疗女阴瘙痒症患者 136 例。经用药 5 ~ 10 剂后，其中治愈 128 例，显效 4 例，有效 2 例，无效 2 例。

龙胆草薄荷液

方剂 龙胆草 50 克，雄黄、生

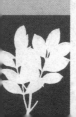

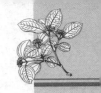

苡仁、苦参各 25 克，蛇床子、白鲜皮、薄荷各 30 克，川黄柏、全当归、益母草、蝉衣、茯苓各 20 克。

制用法 将上药用纱布包煎，加水至 3000 毫升，煮沸后先作热熏，待温度适当时坐浴，每日 1 剂，早、晚各洗 1 次。1 周为 1 个疗程。

功效主治 主治女阴瘙痒症。

验证 用此方治疗女阴瘙痒症患者 75 例，经用药 1～2 个疗程后，其中治愈 70 例，显效 3 例，有效 2 例，总有效率为 100％。

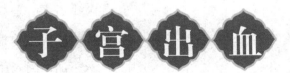

名医提醒

1 患者一定要少吃或不吃辛辣刺激性强的食物，比如辣椒、胡椒、芥末、生姜、咖啡等。另外，患者要少吃一些高脂肪的食物。鱼、虾、蟹等海产品非常容易引起过敏，因此，一定要忌食。

2 保持良好的心情，避免紧张，要有一个良好的精神状态。如果发现外阴瘙痒，要注意对外阴、衣物以及生活洁具、床上用品进行消毒。也可以用一些抗组织胺药调整情绪，减轻瘙痒。

子宫出血

功能性子宫出血简称"功血"，系指无周身性疾病（如出血性疾病、心血管病及肝、肾疾病等）及生殖器官器质性病变（如子宫内膜息肉、子宫肌瘤、绒毛膜上皮癌、不全流产等），而是由于神经内分泌系统功能障碍所引起的子宫异常出血。"功血"多见于更年期，约占 50％，而育龄期约占 30％，青春期约占 20％。"功血"又可分为无排卵型和排卵型两类。无排卵型"功血"可见于子宫内膜增生或萎缩。排卵型"功血"可见于黄体不健及黄体萎缩不全。

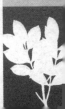

黄芪茜草汤

方剂 黄芪50克，白术、煅龙骨、煅牡蛎、阿胶各30克，茜草10克。

制用法 水煎服，经前3~5日始服至经净止。

功效主治 益气摄血，化瘀止血。适用于出血量多，色淡质稀，面色㿠白，气短懒言者。

 当归鲫鱼散

方剂 活鲫鱼200克，当归15克，血竭、乳香各5克，黄酒适量。

制用法 鲫鱼去肠留鳞，腹内纳入当归、血竭、乳香，泥封烧存性，研成细末，用温黄酒送服。每次5克，每日2次。

功效主治 化瘀止血。用治妇女血崩。

 椿皮白术汤

方剂 椿皮40克，白术、炒山栀、棕炭、地榆炭各25克，侧柏叶20克。

制用法 每日1剂，水煎，分3次服。

加减 气虚不摄者，加人参、黄芪；血热妄行者，加黄芩、地骨皮；肝气郁结者，加柴胡；肾虚不固者，加杜仲、枸杞子。

功效主治 凉血活血，补气健脾，适用于功能失调性子宫出血。

 马齿苋活血汤

方剂 马齿苋、益母草、地榆各30克，茜草12克，仙鹤草18克，升麻9克。

制用法 水煎服，每日1剂，分2次服。

功效主治 凉血活血，升提止血。适用于功能失调性子宫出血。

 芹藕汤

方剂 芹菜、莲藕各150克。

制用法 芹菜除根切段，莲藕切片。大火下油，倒入芹菜、藕片炒均匀，下盐同炒入味，注入清水500毫升，加盖，煮至熟透，调入味精，照常法烹炒，分2~3次趁热食菜喝汤。

功效主治 清热凉血。主治妇女经前腹痛、血色深红等血有瘀热的功能性子宫出血。

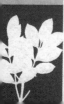

实用验方

紫草青蒿汤

方剂 紫草、乌贼骨、棕榈炭、阿胶（烊化）各20克，生地、青蒿、地骨皮各15克。

制用法 每日1剂，水煎服。

功效主治 主治血热崩漏，血色鲜红，量多无块者。

验证 用此方治疗功血100例，其中血热型32例，治愈31例；阴虚血热型48例，治愈45例；气虚血瘀型20例，治愈11例，无效7例。本方立意以收涩止血为主，配以清热凉血止血，若体虚有瘀者，不宜用，以免由于收涩反而造成瘀血内停。

缩宫灵

方剂 马齿苋、益母草各30克。

制用法 每日1剂，水煎，分3次服。

功效主治 主治功能性子宫出血，刮宫后出血，盆腔炎导致阴道出血。

验证 袁某，女，33岁。因持续阴道出血60天而就诊，既往月经正常，近半年月经先期，10～20天一行。此次阴道出血2天，量多，已用卫生纸3千克，曾服6－氨基己酸、维生素K无效。妇科检查：外阴、阴道有血，宫颈光滑，宫体稍大、质软，双侧附件无异常。舌质暗，苔薄黄。血常规：血红蛋白88%，白细胞4800/立方毫米，血小板18万/立方毫米。诊断：功能性子宫出血（血热型），继发性贫血。予以缩宫灵水煎服，每日1剂，服药1剂后血明显减少，2剂后血止。用缩宫灵治疗妇产科出血性疾病100例，痊愈率为83%，总有效率为96%。

墨旱莲白芍汤

方剂 墨旱莲、血见愁各35克，女贞子、生黄芪各20克，全当归、仙鹤草、白芍、熟地黄、白术、菟丝子、益母草各15克，甘草10克。

制用法 每日1剂，水煎，分2～3次口服。5剂为1个疗程。

功效主治 主治子宫出血。

验证 用此方治疗子宫出血患者62例，其中治愈55例，显效4例，有效2例，无效1例。一般服药1～2

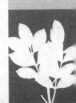

个疗程获愈或显效。

阿胶当归汤

方剂 阿胶、当归各 30 克，红花、冬瓜子、仙鹤草各 12 克。

制用法 每日 1 剂，水煎，分 2 次服，服至痊愈为止。

功效主治 治疗功能性子宫出血。

验证 用此方治疗功能性子宫出血、月经过多症患者 28 例，一般服用 3 剂则血止。

名医提醒

1 饮食要多样化，具有非常丰富的营养。要多食用一些蔬菜和水果。适当吃点具有活血化瘀作用的食物。

2 青春期以及更年期都应该特别注意经期卫生，尤其是在月经期要多休息，补充足够的营养，避免劳累过度。出现子宫出血时，不要涉水，不要食用生冷辛辣的食物，严禁房事。

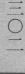

传统秘验效方精华

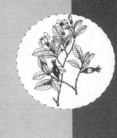

第七章
▼

骨科疾病

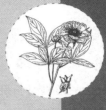

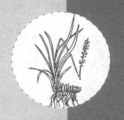

骨 折

骨折是一种常见的骨头折伤病症。中医称为折疡、折骨。常因跌仆、闪挫、碾轧、负重、劳损，或是从高处坠落或摔打跌倒所致。根据病变症状可分为一般性骨折和粉碎性骨折两种。甚者疼痛难忍，骨头有凸状，皮肉组织出现瘀肿等现象。

名医效方

当归川断汤

方剂 当归 16 克，川断 10 克，土鳖虫、乳香各 5 克，天花粉、骨碎补各 15 克，桑寄生、五爪龙各 30 克，防风 20 克。

制用法 每日 1 剂，水煎，分 2 次口服。

加减 湿重者，加苍术 10 克；热重者，加金银花 12 克。

功效主治 活血通络，接骨续筋。适用于股骨干骨折中期。

当归尾桃仁汤

方剂 当归尾、桃仁、红花、苏木、炮穿山甲各 15 克，栝楼、生地黄、自然铜、杜仲、骨碎补、枳实、乳香、没药、生甘草各 10 克。

制用法 将上药水煎 3 次后合并药液，分 2 ~ 3 次温服。每日 1 剂。1 个月为 1 个疗程。

功效主治 主治骨折。

当归补骨汤

方剂 当归、黄芪、党参各 25 克，羊肉 250 克，葱、生姜各 10 克，盐 3 克，味精 2 克。

制用法 将羊肉洗净，放砂锅内，将当归、黄芪、党参放纱布袋内，扎紧口，放入锅内，姜片、葱段

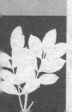

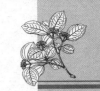

一并加入，再放适量水，用武火煮沸后，改文火慢炖至羊肉烂熟，加盐、味精调味即可，吃肉喝汤。每周 1~2 次，连服 2~3 周。

┃功效主治 补血益气，强筋壮骨。适合骨折恢复期伴肝肾亏损的患者食用。

干地黄散

┃方剂 干地黄、当归、羌活、苦参各 60 克。

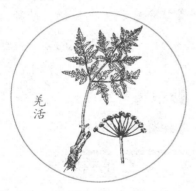

羌活

┃制用法 上药研为末。每次 6 克，酒送下，1 日 3 次。

┃功效主治 适用于骨折。

枸杞生姜排骨汤

┃方剂 猪排骨 1000 克，枸杞子、生姜片各 20 克，小茴香、花椒各 3 克，八角茴香 5 克，精盐 10 克。

┃制用法 将猪排骨剁块，与生姜片、枸杞子及其他调料放锅内，加水适量，炖至排骨熟烂，加盐调味。分数次食排骨并饮汤，连服数日。

┃功效主治 补气血，续筋骨。适用于骨折中期的食疗。

黄芪枸杞丸

┃方剂 黄芪、枸杞、淮山药、茯苓、骨碎补、川续断、杜仲各 50 克，党参、自然铜、土鳖虫、生大黄、田三七各 40 克，细辛、桂枝、白芍、广木香各 15 克。

┃制用法 将上药研为极细末，过 120 目筛，炼蜜为丸，每丸重 6 克。每日 3 次，每次 1 丸，黄酒或白开水送服。1 个月为 1 个疗程。

┃功效主治 主治骨折。

接骨神授丹

┃方剂 地鳖虫 3 个，自然铜、没药、大黄、血竭、硼砂各 6 克。

┃制用法 上药研为末，用饭为丸，萝卜子大。1 次 1 克，用酒调下，1 日 3 次。

┃功效主治 活血通络，接骨。治骨折。

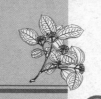

传统秘验效方精华

接骨散

方剂 米壳（去顶，蜜炒黄色）、麻黄各30克，乳香、当归各5克，甘草、芍药各12克。

制用法 上药共研为细末。1次3克，用酒调服，1日2次。

功效主治 消炎，活血，治骨折。

实用验方

上一枝蒿糊

方剂 雪上一枝蒿粉5～10克，冬青叶粉10～20克，凡士林10克，白酒适量。

制用法 上药调和，加开水适量调成糊状，摊纱布上，贴敷在髌骨骨折局部。1～2天换药1次。

功效主治 消炎止痛，祛风除湿，接骨生新。主治髌骨骨折。

验证 用此方治疗髌骨骨折60例，总有效率为96%。

生骨膏

方剂 酢浆草30克，鳝鱼2条，蚯蚓4条，紫米50克。

土鳖酒

方剂 土鳖（焙干）30克，黄酒100毫升。

制用法 上药研为末。1次3克，热黄酒冲服，1日3次。

功效主治 适用于骨折。

制用法 将上药捣烂，炒烫，敷贴骨折处，包扎固定。隔日换药1次，7日为1个疗程，连用3周。

功效主治 适用于跌打损伤。

验证 屡用屡效。

红花香附

方剂 藏红花0.2克，红花6克，香附18克，丹参16克，续断、泽兰、生地黄各20克。

制用法 以药物10倍量加水浸泡4小时后，煎煮6小时，过滤，浓缩成相当于原药量的1:1浸膏。白糖磨成粉后过100目筛。浸膏、白糖粉、淀粉按1:1:2量用适量95%的酒精制成冲剂，过100目筛，包装成

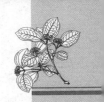

袋。按每千克体重 0.3 克冲服，每日 2 次。10 天为 1 个疗程。

功效主治 活血行气，消肿止痛，续筋接骨。主治小儿四肢新鲜骨折。

验证 用此方治疗小儿四肢新鲜骨折 3 例，均获得良好疗效。

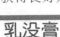 **乳没膏**

方剂 乳香、没药各 5 克，牛蹄甲 1 个。

制用法 将没药、乳香放入牛蹄甲内置瓦上煅灰，以米糊调膏，将骨折复位后敷于患处，外用小夹板或石膏固定。

功效主治 适用于闭合性骨折。

验证 临床观察可加速骨折愈合，比单纯外固定骨折愈合期可缩短 20 日左右。

名医提醒

1 要多食用一些新鲜的蔬菜、水果；要补充足够的维生素 C，比如青椒、西红柿、苋菜、青菜等，能够有效促进骨痂的生长以及伤口的愈合。另外，要补充锌、铁、锰等微量元素。多吃动物肝脏、海产品、鸡蛋、豆类、麦片、芥菜等食物。

2 要忌食白糖。大量摄取白糖后，会引起葡萄糖的急剧代谢，就会产生代谢的中间物质，如丙酮酸、乳酸等，这些物质会让机体呈酸性中毒状态。因此，非常不利于骨折病人的康复。

足跟痛

足跟痛是由于足跟的骨质、关节、滑囊、筋膜等处病变引起的疾病。常见的为跖筋膜炎，往往发生在久立或行走工作者，长期、慢性轻伤引起，表现为跖筋膜纤维断裂及修复过程，在跟骨下方偏内侧的筋膜附着处骨质增生及压痛，侧位 X 线片显示跟骨骨刺。中医学认为，足跟痛多属肝肾阴虚、痰湿、血热等因所致。肝主筋、肾主骨，肝肾亏虚，筋骨失养，复感风寒湿邪或慢性劳损便导致经络瘀滞，气血运行受阻，使筋骨肌肉失养而发病。

名医效方

跟痛洗剂

方剂 桃仁、红花、牛膝、木瓜、制川乌、制草乌、白芷各 10 克，威灵仙 15 克，细辛 6 克，伸筋草 20 克。

制用法 每 3 日 1 剂，水煎取液 1000 毫升。取本品熏洗患处，每次 20～30 分钟，熏洗及晨起后，提高患肢高于心脏部位，做小腿肌群伸缩活动 15 分钟以上，每日 1 次。

功效主治 适用于足跟痛。

止痛汤

方剂 羌活、川芎、杜仲各 15 克，独活、防风、防己各 10 克，细辛 6 克。有外伤史者加桃仁、红花、苏木；跟骨骨刺者加骨碎补、鸡血藤、威灵仙。

制用法 每日 1 剂，水煎 3 次，煎取 600 毫升。药渣加明矾 80～100 克、米泔水 2000 毫升，共煎 15 分钟，去渣取汁。煎液分 3 次服；渣液趁热熏洗和揉擦患处，至药液冷却，保留药液，第 2 次煮沸再用，每日 2 次，7 日为 1 个疗程。

功效主治 适用于足跟痛症。

和伤散

方剂 川芎、赤芍、归尾、红花、丹参、苏木、生山栀、生大黄、乳香、没药各 10 克，透骨草 30 克。

制用法 上药共研为粗粉。取本品 60 克，加沸水 1500 毫升，先熏后洗患足 20 分钟，每日 2 次，10 日为 1 个疗程。

功效主治 活血，消炎。治足跟痛。

艾叶冰片熏蒸方

方剂 透骨草、海桐皮各 30 克，艾叶、炙川乌、炙草乌、威灵仙各 20 克，肉桂、红花、冰片各 15 克，川牛膝、川柏、三棱、莪术各 20 克。

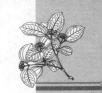

制用法 上药（除冰片外）放入较大容器内，加水浸没半小时至 1 小时，再加水适量，煮沸后再煮 15～20 分钟，去渣留汤。加入冰片搅匀，趁热将患足置于盆上熏蒸，待药汤降温适度，放入患足外洗，时间超过半小时。每日 1 次，每剂用 2 次，10 次为 1 个疗程。

功效主治 活血破瘀，温经除湿。主治各种原因引起的足跟痛。

灵桃熏洗方

方剂 威灵仙、生桃仁、生草乌、生川乌、三棱、莪术、羌活、独活、五加皮、秦艽、茜草、牛膝、透骨草、凌霄花各 30 克，川芎、血竭各 10 克，细辛 15 克。

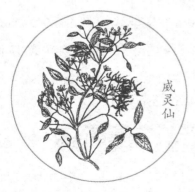

威灵仙

制用法 上药水煎后置患足于上，熏至足部出汗，至不烫足时浸入。每次 20 分钟，每日 1 次，睡前进行，15 次为 1 个疗程。

功效主治 活血通络。适用于血瘀型足跟痛。

大黄川芎膏

方剂 生大黄、川芎、栀子、姜黄、白蒺藜、红花、桃仁各 50 克，炮穿山甲、全蝎、郁金、生牡蛎各 30 克，冰片 15 克，陈醋适量。

制用法 将上药研为极细末，过 100 目筛后装瓶密封备用。用时，取药末 40 克，以醋调成膏状，外敷于痛处，覆以塑料薄膜，外用胶布固定。隔日换药 1 次。10 天为 1 个疗程。

功效主治 主治足跟骨刺。

仙人掌外敷方

方剂 仙人掌（取 2 年以上生长健壮的）适量。

制用法 将仙人掌上的刺去掉，然后切碎捣烂为泥。敷于足跟痛处，每日更换 1 次，连续敷用 5～6 天可愈。

功效主治 清热解毒，驱寒散瘀。适用于足跟痛。

金匮肾气丸

方剂 熟地黄 240 克，怀山、山茱萸各 120 克，茯苓、泽泻、丹皮各

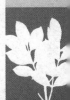

90 克, 肉桂、附子各 30 克。

制用法 将上药共研细末, 炼蜜为丸, 每丸 9 克。用于足跟痛, 每次 1 丸, 每日 3 次; 用于腰胯痛, 每次 2 丸, 每日 2 次。

功效主治 温助肾气。对缓解足跟痛、腰胯痛有一定疗效。

清蒸乌鸡

方剂 乌鸡 1 只, 精盐、味精、黄酒、姜片、香油各适量。

制用法 将乌鸡剖净切块放于大瓷碗中, 加入黄酒、姜片、精盐和清水 400 毫升, 盖好, 上锅隔水蒸至酥烂, 下味精, 淋香油。分 1~2 次趁热食鸡肉喝汤。

功效主治 适用于足跟疼痛不能踏地, 行走不便。

实用验方

苏木红花汤

方剂 苏木、透骨草、红花, 七叶一枝花各 30 克。

制用法 将上药水煎, 加食醋适量, 泡洗患处。

功效主治 适用于足跟痛。

验证 用此方治疗足跟痛患者 2 例, 均获治愈。

熟地山药汤

方剂 熟地黄、山萸肉、桑寄生、木瓜各 12 克, 牛膝 9 克, 白芍、山药各 25 克, 甘草 10 克。

制用法 每日 1 剂, 水煎服。15 天为 1 个疗程。

功效主治 补益肝肾, 强筋健骨。主治老年人足跟痛 (肝肾精血亏损)。

验证 治疗老年人足跟痛 47 例, 痊愈 29 例, 好转 14 例。无效 4 例, 有效率为 91.5%。

南星草乌散

方剂 生南星、生半夏、生草乌、细辛各等份, 鸡蛋清适量。

制用法 先将前 4 味药研为极细末, 装入瓶内备用。用时, 以鸡蛋清调药粉成糊状, 外涂患处, 卧床休息。每天换药 1 次。另可用黑膏药或凡士林等，在火上烤化，掺入药粉适量调匀，趁热贴患处，外用绷带或胶布固定。3～5 天换药 1 次。

功效主治 活血破瘀，温经除湿。主治老年人足跟痛。

验证 共治疗 67 例，治愈 47 例，好转 18 例，无效 2 例，总有效率为 97%。

补肾阳汤

方剂 鹿角胶、龟板各 15 克，熟地、当归、牛膝、茯苓、杜仲、菟丝子、党参各 10 克。

制用法 水煎服，每日 1 剂。另用硫黄末每天 3 次，每次 1 克。

功效主治 温补肾气，益精填髓。

验证 王某，男，50 岁。患右足跟痛 1 年余，求治均无效。痛肢无任何骨质改变，跛行，步履艰难。且伴腰膝酸软，头晕耳鸣，健忘失眠，舌淡胖苔薄白，脉沉细。处以原方，患者服 3 剂后疼痛减，再服 6 剂而愈。随访未见复发。

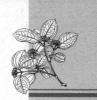

名医提醒

1 要适量食用一些活血化瘀的食物；多吃一些新鲜蔬菜、水果、豆类等物质；补充足够的营养。忌吃油炸、烧烤、过咸、过甜、麻辣、腥腻等食品，忌烟、忌酒。

2 一定要尽量避免穿软的薄底布鞋。在足跟部，要用厚的软垫进行保护，同时也要使用中空的跟痛垫，从而减轻局部的摩擦、损伤。

腰肌劳损

腰肌劳损是指腰部肌肉组织因疲劳过度发生炎性反应或退行性变而出现的慢性持续性或间歇性腰痛。常因外力经常、反复、持续地牵拉、挤压震荡腰部，超过了人体肌肉的代偿能力而引起。表现为持续性的腰疼，休息减轻，劳累加重，弯腰稍久，腰痛加剧。有时叩击腰部时腰疼减轻，腰部有痛点。本病症为临床常见病、多发病，发病原因较多。其日积月累，可使肌纤维变性，甚而少量撕裂，形成瘢痕、纤维索条或粘连，遗留长期慢性腰背痛。

名医效方

韭子桃仁汤

方剂 炒韭菜子6克，胡桃仁5枚。

制用法 将炒韭菜子、胡桃仁共置锅中，加清水200毫升，急火煮开3分钟，文火煮10分钟，加入少许黄酒，分次食用。

功效主治 韭子为温补强壮养生食品，有温肾壮阳之功；胡桃仁为果中第一补品，亦有温肾阳之效。主治肾阳虚型腰痛，症见怕冷，遇寒尤剧。

燕窝粥

方剂 燕窝30克，粳米50克。

制用法 将粳米、燕窝置锅中，加清水500毫升，急火煮开2分钟，改文火煮20分钟，成粥，趁热食用。

功效主治 适用于肾阴虚型腰肌劳损，症见腰部疼痛，形体消瘦，五心烦热。

仙丹酒

方剂 威灵仙30克，苏木、秦艽、牛膝、乳没、五加皮各15克，乌梢蛇、丹参、木瓜、透骨草各30克，补骨脂、川椒各18克，羌活、冰片各10克，川断12克，全蝎5克。

制用法 上药研成末，高粱酒泡3~5天后可炙用。先将酒液涂擦于皮肤上，再行火罐，1日1次，7天为一疗程。

功效主治 祛风除湿，温经通络。

双鞭壮阳汤

方剂 牛鞭500克，狗鞭200克，杞子20克。

制用法 将牛鞭入开水中浸泡3小时，然后顺尿道对剖成两半，刮洗干净；将狗鞭洗净，入温油中浸泡，以微火炸酥，捞起，放入开水锅中泡

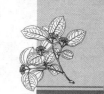

洗干净。将牛鞭、狗鞭放入锅内，加入清水 500 毫升，加黄酒、姜、葱，急火煮开 5 分钟，加入杞子，改文火煮 30 分钟，分次食用。

|功效主治| 适用于肾阳虚型腰肌劳损，症见腰膝酸软，疼痛，周身无力，畏寒怕冷，头晕。

实用验方

杜仲威灵仙方

|方剂| 杜仲 20 克，威灵仙 15 克。

|制用法| 分别研粉，混合拌匀。再取猪腰子（猪肾脏）1～2 个破开洗去血液，放入药粉，摊匀后合紧，共放入碗内。加水少许，用锅子置火上久蒸，吃其猪腰子，饮其汤。每日 1 剂。

|功效主治| 补肾强骨，除湿止痛。主治腰肌劳损。

|验证| 李某，男，54 岁。因腰肌劳损而腰痛，劳动后加剧。投以上方，服用 5 剂而愈。随访未见复发。

党参黄芪汤

|方剂| 党参、黄芪、当归各 31 克，杜仲 24 克，川断 18 克，牛膝、延胡索各 15 克。

|制用法| 每日 1 剂，水煎服。

|加减| 肾阴虚者，加生地、黄柏；肾阳虚者，加肉桂、附片；脾肾两虚者，加砂仁、炒谷芽、肉豆蔻、山药。

|功效主治| 补肾益精，补气活血。主治腰肌劳损（肾虚气弱，瘀血阻络）。

|验证| 用此方治疗腰肌劳损患者 106 例中，痊愈 101 例，好转 5 例，有效率为 100%。

玄胡索马钱子方

|方剂| 玄胡索 15 克，马钱子 6 克，徐长卿、杜仲、牛膝、安息香、卷柏各 10 克，蚤休 8 克。

|制用法| 取马钱子用麻油炸黄，研细；其他药合研细末，与马钱子混匀；过 80 目筛，装瓶备用。每次 3 克，日服 2 次，温开水冲服。12 天为 1 个疗程。根据伤痛的轻、中、重结合病程的长短应用 1～2 个疗程。

|功效主治| 强腰通络，利湿消

肿，行气止痛。主治腰肌劳损。

验证 用此方治疗腰肌劳损者218例，痊愈180例，好转30例，无效8例，有效率为96.3%。

黄芪鹿角霜汤

方剂 黄芪40克，鹿角霜、白术各20克，当归、骨碎补、螃蟹、枸杞子各10克，土鳖虫、没药各6

克，生麦芽15克。

制用法 水煎服，每日1剂，分2次服。将热药渣敷腰部。10天为1个疗程。

功效主治 益气通痹，破瘀壮筋。主治腰肌劳损，肝肾亏虚型。

验证 用此方治疗腰肌劳损12例，均收到较好疗效。

名医提醒

1 防止环境潮湿，避免寒冷受凉。不要随意睡在潮湿的地方。要根据气候的变化，加减衣服，尤其是在出汗或者雨淋之后，更要特别注意换湿衣，擦干身体。

2 在日常锻炼或者进行剧烈活动之前，一定要做好热身活动。不要长时间坐卧，纠正不良的姿势。

3 要特别注意控制体重，对于身体过于肥胖的人来说，一定要节制饮食，加强锻炼。

软组织损伤

软组织损伤指软组织或骨骼肌肉受到直接或间接暴力，或长期慢性劳损引起的一大类创伤综合征。组织受创后出现循环障碍、无菌性炎症，致使局部肿胀疼痛。软组织损伤包括刀枪、摔伤、殴打、挫伤、脱臼等，广义上也包括一些内脏损伤。以肿胀、疼痛为主要表现。急性期有局部渗血、水肿、疼痛剧烈。晚期可能出现肌肉、肌腱的粘连、缺血性挛缩，关节周围炎，甚至引起关节僵直。

名医效方

栀子松针泥

方剂 生栀子、鲜松针各 100 克，芋头 300 克，米醋适量。

制用法 先将芋头放入火堆中烧熟透，取出，剥皮待用。将生栀子、松针 2 味捣烂，加以适量芋头再捣烂，再滴入几滴米醋调匀，敷在跌打损伤处，3 日换 1 贴。

功效主治 适用于软组织损伤。

黄连红花糊

方剂 黄连、红花、大黄、乳香、没药各 20 克，冰片 5 克。

制用法 共研细末，用松节油调成糊状，敷于患处，用纱布绷带包扎好。

功效主治 清热消肿，活血化瘀。主治软组织损伤。

附子南星散

方剂 生附子、生南星、生半夏各等量。

制用法 将上药碾细末备用。用时应根据患部情况，取药粉适量，用蜂蜜、鸡蛋清调匀，外包患处。每 2 日换药 1 次。

功效主治 适用于四肢关节扭伤、软组织损伤，疗效满意。

白芷糊

方剂 白芷适量。

制用法 干燥，研末，过 80 目筛。白芷粉适量与食醋搅匀成糊状，加冰片粉末少许拌匀，敷于患处，用敷料覆盖，胶布固定。每天换药 1 次。

功效主治 主治软组织损伤。

栀子红花散

方剂 栀子 15 克，红花 5 克，冰片 3 克。

制用法 以上 3 药共捣细粉，用鸡蛋清调敷患部。

功效主治 适用于各种扭伤跌打损伤局部肿痛者。

栀子石膏

方剂 生栀子 10 克,生石膏 30 克,桃仁 9 克,红花 12 克,土鳖虫 6 克。

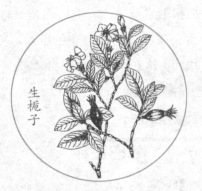

生栀子

制用法 将上药焙干,共研为细末,装入瓶内备用。用时,取药末用 75% 的酒精浸湿 1 小时后,再加入蓖麻油适量,调成糊状。依患处范围大小,取药摊适量厚度于纱布上,直接贴敷患处,用绷带包扎固定,隔日换药 1 次。

功效主治 消肿止痛。主治软组织损伤。

验证 用上方治疗软组织挫伤患者 547 例,其中痊愈者 514 例,显效 19 例,无效 14 例。痊愈的 514 例,仅敷药 3～4 次即获治愈。

当归泽泻汤

方剂 当归、泽泻各 15 克,川芎、红花、桃仁、苏木、牡丹皮各 6 克,黄酒 30～60 克。

制用法 每日 1 剂,水煎后,兑入黄酒混合均匀,分 2 次服下。

加减 头部挫伤者,加藁本 6 克;腰部伤者,加杜仲 6 克;上肢伤者,加桂枝 6 克;胸胁部挫伤者,加白芥子 6 克;下肢伤者,加牛膝 6 克。

功效主治 活血通络,泻热止痛。主治软组织损伤。

验证 用此方治疗软组织损伤 120 例,均收到了满意疗效,有效率为 98%。

郁金四制活血行气汤

方剂 郁金、制香附、炒枳壳、制乳香、制没药、丹参、延胡索、栝楼皮、桔梗、制半夏各 9 克,金橘叶 6 克。

制用法 水煎服,每日 1 剂,日服 2 次。

功效主治 行气活血,消肿止

传统秘验效方精华

痛。主治胸胁脘腹损伤。

验证 验之临床，屡收良效。

芙蓉叶赤芍膏

方剂 芙蓉叶 200 克，赤芍、黄柏、生大黄、姜黄各 50 克，黄芩、天花粉各 80 克，生栀子 60 克，刘寄奴 100 克。

制用法 共研细末，加血竭粉 40 克，凡士林调膏，外敷患处，无菌纱布及绷带固定；同时进行功能锻炼。

功效主治 适用于软组织损伤。

验证 用此方外敷治疗软组织损伤 323 例，换药 3~7 次后，均获得治愈。

名医提醒

1 要忌烟酒，少吃或者不吃甜食、油腻、辛辣刺激性强的食品。日常生活中要多饮水，多喝绿豆汤、菊花茶，能够起到清热解毒、清心消暑的功效。

2 要养成良好的卫生习惯，最好能够做到勤洗澡、勤洗手、勤剪指甲、勤换衣被。要保证皮肤的干燥清爽。尤其是在夏季，要尽量防止蚊子、昆虫等叮咬，防止感染。

急性腰扭伤

急性腰扭伤是一种常见的软组织损伤。常因姿势不正、用力不当或外力撞击过猛所致。腰肌扭伤后一侧或两侧立即发生疼痛，有的可以在受伤后半天或隔夜才出现疼痛。症见腰部活动受限，静止时疼痛稍轻，活动或咳嗽时疼痛较甚等。检查时局部肌肉紧张、压痛及牵引痛明显，无瘀肿现象（外力撞击者除外）。

四叶外伤膏

方剂 冬青叶、小驳骨叶、五加皮叶、大风艾叶各100克。

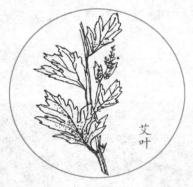

艾叶

制用法 将上药（鲜品）捣烂，纱布包，外敷伤处。伤后24小时内冷敷，24小时后加醋炒热，纱布包好外敷。7～15日为1个疗程。

功效主治 活血化瘀，消肿止痛。对关节扭伤有良效。

牛膝方

方剂 鲜土牛膝50克，食盐5克。

制用法 牛膝洗净捣烂，加盐调匀，涂敷患处，绷带固定，日换药1次。

功效主治 主治跌扑伤痛，瘀滞经闭。

栀子乳香方

方剂 栀子、乳香各50克。

制用法 二药研末，加黄酒适量置锅内加温，搅成糊状，涂敷患处。药厚1.5厘米，加盖油纸，纱布包扎，两天换药1次。有皮损者禁用。

功效主治 活血化瘀。

闪腰定痛汤

方剂 牵牛子生、炒各4.5克。

制用法 共研细末混匀。早饭后、晚睡前各服4.5克。2～3天为1个疗程。

功效主治 祛风除湿，温经止痛。适用于扭伤。

桃仁杜仲汤

方剂 红花、桃仁、羌活、赤芍、川断、木瓜、小茴香、破故纸各9克，炒杜仲15克。

制用法 水煎服，每日1剂，早、晚以黄酒为引，饭后服用。

功效主治 补肾壮腰，理气止痛。

传统秘验效方精华

内伤膏

方剂 土鳖虫、木香。

制用法 按2：1的比例共研细备用。每次5克，每日3次，黄酒为引。3～5天为1个疗程。

功效主治 适用于轻度扭伤。

苏木酊

方剂 苏木50克，50度白酒600毫升。

制用法 将苏木切碎浸在白酒内，3日后过滤装瓶，外搽伤痛处。

同时每次服15～20毫升，1日3次，连用7日为1个疗程。

功效主治 消肿止痛，活血化瘀。主治扭伤。

大黄冰片糊

方剂 大黄、栀子各20克，乳香、没药各15克，桃仁、冰片各10克。

制用法 上药研末混匀，用醋调成糊状，涂在患处，外用纱布包扎，1日换药1～2次。

功效主治 适用于急性扭伤。

实用验方

丹皮杜仲汤

方剂 牡丹皮、杜仲、赤芍、川续断、延胡索各15克，泽兰、牛膝、红花、桃仁、苏木、台乌药各10克，三七、乳香、没药各9克，生甘草6克。

制用法 每日1剂，水煎，分2～3次口服。

功效主治 适用于急性腰扭伤。

验证 用此方治疗急性腰扭伤患者78例，用药2～8剂，均获治愈。

土鳖虫治腰扭伤

方剂 土鳖虫若干个。

制用法 研细末，备用。用时取药末1.5克，用红花酒或白酒30～50毫升送服。每天1次，一般3～5天痊愈。

功效主治 适用于腰扭伤。

验证 余某，男。因不慎扭伤腰部，局部肿胀、疼痛，行走艰难，下肢麻木不能动。即用上药治疗，2天后痛止、肿消，痊愈。

方剂 公丁香100克，独活、生附子、苍术、草乌各20克，羌活、麻黄、当归、升麻、半夏、川乌、白芷、姜皮、桂枝、菖蒲各50克，黄丹3000克，肉桂、乳香、没药、大黄、青皮各30克。

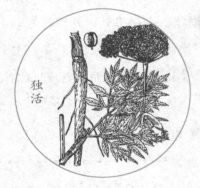

独活

制用法 前15味药用香油1500克浸泡，7日熬枯去渣，炼至滴水成珠，下黄丹，搅匀待冷，将肉桂、乳香、没药、大黄、青皮研细粉，加入和匀备用。外敷患处。

功效主治 祛风除湿，温经散寒，活血化瘀，通络止痛。

验证 屡用效佳。

大黄槟榔散

方剂 生大黄30克，丹参20克，槟榔15克，生姜10克，三七6克（研末冲服），黄酒适量。

制用法 将上药水煎3次后合并药液。每日1剂，分早、晚2次用黄酒送服。

功效主治 主治急性腰扭伤。

验证 用此方治疗急性腰扭伤患者135例，服药最少者3剂，最多者10剂，均获治愈。

叶莲三七方

方剂 叶莲、三七各30克，水泽兰、冬青、两面针、大罗散各20克。

制用法 上药共捣烂外敷患处，每日1剂，每次敷30分钟。或在上药中加入50度白酒浸泡15日后外擦患处，每日擦3次。

功效主治 主治急性腰扭伤。

验证 本方在壮族民间广为流传，广泛使用，有很好的治疗效果。

传统秘验效方精华

名医提醒

1 要积极宣传教育职工，严格遵守操作的规程，从而减少工伤的发生。尽力改善劳动条件，避免出现腰扭伤的情况发生。

2 要加强劳动保护，尤其是在做扛、抬、搬、提等重体力劳动的时候，一定要注意护腰。在工作中，尽量不要疲劳工作，避免弯腰性强迫姿势工作时间过长。

腰椎间盘突出症

本病是指腰椎间盘发生退行性病变以后，因某种原因（损伤、过劳等）致纤维环部分或全部破裂，连同髓核一并向外膨出，压迫神经根或脊髓引起腰痛和一系列神经症状的病症。疼痛，特别是根性疼痛为腰椎间盘突出症的主要症状，应用常规骨科止痛药往往无效，而对于疼痛剧烈或较重的早期病例，手法治疗多难以耐受，有些甚至引起症状加重；另一方面，应用麻醉或激素类药物虽然大部分效果明显，但对其副作用有较多禁忌。

名医效方

张氏黑膏药

方剂 威灵仙、熟地黄、乌梢蛇、独活、羌活、牛膝、穿山甲、当归、红花、延胡索、全蝎各10克，冰片3克，麝香1克。

制用法 将上药按传统油性黑膏药的制法制备而成，贮瓶备用。用时以本膏药贴敷于椎体突出部位，每7日更换1次，10贴为1个疗程。

功效主治 温经通络散寒，活血化瘀散结。主治腰椎间盘突出症。

芎芍祛瘀方

方剂 川芎、赤芍、苏木、三棱、莪术、海桐皮、刘寄奴、络石藤、鸡血藤、千年健、伸筋草各50克，红花、丹皮各20克。

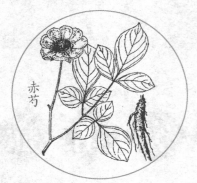

赤芍

制用法 将上药装入布袋，煮沸30分钟。用毛巾浸本品药液，热敷患处，每次1小时，每日2次，5日为1个疗程。

功效主治 适用于腰椎间盘摘除术后并发臀上皮神经痛。

止痛热敷袋

方剂 川芎、郁金、乳香、红花、松节、川乌、白芥子、艾叶、独活、苍术、薄荷、樟脑、细辛、姜黄各适量。

制用法 将上药与化学发热物质配制而成粉状物质，置于双层塑料袋中备用。用时揭去外层塑料袋，稍加揉搓在患处即可发热。每袋使用24小时，5袋为1个疗程。

功效主治 用于腰椎间盘突出症、腰肌劳损、习惯性腰扭伤、肩周炎等引起的腰、背、四肢疼痛等病。

核归丸

方剂 核桃仁、黑芝麻各210克，杜仲、菟丝子、当归各60克，续断、木瓜、元胡各30克，骨碎补45克，香附15克，炼蜜250克。

制用法 除核桃仁、黑芝麻外，余药晒干，研碎过筛备用，将黑芝麻于碾槽内碾碎，再放入核桃仁一起碾细，再与药粉一起倒入盆内，用炼蜜分数次加入盆内搅拌，反复揉搓成团块，制成重7克的丸子。每天2次，每次1九，黄酒20毫升送下、连服用完100丸为1疗程。

功效主治 具有活血祛瘀、消肿止痛的功效。用于治疗腰椎间盘突出症。

归尾泽兰汤

方剂 归尾、泽兰各12克，赤芍、川楝子、延胡各9克，制川乌6克（先煎）。

制用法 每日1剂，水煎，分2

次服，还可取药渣以布包热熨腰部，或加水煎，以药汤洗腰部。

功效主治 活血化瘀，理气止痛。主治腰椎间盘突出症。

活血逐瘀液

方剂 当归、川芎、三七、制乳香、制没药、骨碎补各30克，马钱子、红花各15克，桃仁、细辛、苏木、白芥子、伸筋草各18克，生川乌、生草乌、生大黄、赤芍、白芍、木瓜、羌活、独活各20克。

制用法 将上药水煎取液3000毫升，静置48小时，过滤冷藏备用。用时取本品浸湿药垫，置于患处，外敷热水袋，使局部温度约40℃，每次90分钟，每日1次，14日为1个疗程，每疗程间隔7~10日。

功效主治 适用于腰椎间盘突出症。

实用验方

独活菟丝子汤

方剂 独活、党参、川断、菟丝子、桂枝、仙茅、淫羊藿、狗脊、黑芝麻各12克，桑寄生、鸡血藤、黄芪、青风藤各20克，白芍、甘草各10克。

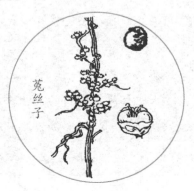

菟丝子

制用法 每日1剂，水煎服。

功效主治 益肝肾，祛风湿，壮筋骨，除痹痛。主治腰椎间盘突出症。

验证 此方对腰椎间盘突出日久者有较好的效果。

独活秦艽汤

方剂 独活、秦艽、防己、五加皮、川芎、川草乌各10克，威灵仙、赤芍、川断各15克，寄生、川牛膝各20克，细辛3克。

制用法 每日1剂，水煎服。1个月为1个疗程，一般服用1~2个疗程。

功效主治 补肾养肝，祛风除湿，温经通络。主治腰椎间盘突出症，证属肝肾亏虚，风寒湿痹。

加减 偏于气虚者，加黄芪、太子参、党参；偏于肾阳虚者，加巴戟天、骨碎补、杜仲；偏于肝肾阴虚者，加女贞子、旱莲草、山萸肉、枸杞子；偏于痰瘀阻络者，加白芥子、南星、半夏、陈皮；偏于血瘀阻络、疼痛较剧者，加全蝎、蜈蚣、白花蛇、三七。

验证 黄某，男，59岁。患者腰痛3年余，入冬以来，腰痛加重，其痛沿左臀部向下放射至足跟，下蹲受限，不能坚持工作。行走、坐立均感困难。曾服西药治疗，症状无明显好转。收住院治疗，舌淡苔白，脉沉弦略滑。予本方加杜仲、蜈蚣、桑桂枝、全蝎。连服2周，疼痛减轻，坚持服药月余，疼痛消失，腰部活动自如。

乌梢蛇蜈蚣散

方剂 乌梢蛇12克，蜈蚣10克，全蝎5克，细辛6克。

制用法 将上药共研为极细末后，分成8包，首日上、下午各服1包，继之每日1包。1周为1个疗程。

功效主治 适用于腰椎间盘突出症。

验证 用此方治疗腰椎间盘突出症患者82例，用药1~2个疗程，治愈80例，有效2例，有效率为100%。

名医提醒

1 要注意选用清淡的、具有营养神经作用的食物；要多吃富含锌元素的食物。对于高脂肪、高糖分的食物要少吃或者不吃。

2 要保持正确的坐姿，在睡眠的时候，床不要选择太软的。长期伏案工作的人，一定要特别注意桌、椅的高度，防止腰椎间盘突出的发生。对于那些需要常弯腰的工作，应该定时伸腰，做些活动。一定要加强腰背肌的训练，从而有效增加脊柱的内在稳定性。

骨髓炎

骨髓炎相当于中医"附骨疽""附骨流注"等范畴。可发生于全身，但尤以四肢之长管状骨为多。是由化脓性细菌感染骨组织（包括骨、骨髓和骨膜）所致的一种骨科疾患。本病以发病急骤、高热、寒战、昏迷，发病部位的干骨后端剧痛，并有明显压痛点，肢体活动受限等为主要特征。发病原因主要有以下三种：急性血源性骨髓炎：多见于儿童，可有外伤史或疖、痈、上呼吸道感染等其他部位感染史。起病急，高热，局部持续剧痛。外伤性骨髓炎：有开放骨折，急性期表现同血源性骨髓炎，慢性期类似于慢性骨髓炎。慢性骨髓炎：根据病史和临床表现，尤其有死骨排出史，或有死骨暴露于伤口内，或用探针从窦道内能探到骨粗糙面，即可诊断。

名医效方

鱼腥草烟叶散

方剂 鲜烟叶、鲜鱼腥草各100克，盐少许。

制用法 3味共捣烂。涂于患部，每日换药1次。

功效主治 消炎，镇痛。用于治骨髓炎。

蜈蚣干姜散

方剂 蜈蚣3克，干姜1.5克。

制用法 共研为末吹疮孔内，腐骨自出。

功效主治 清热解毒，散瘀清肿。治疗骨髓炎。

麝香散

方剂 麝香、牛黄各6克，僵蚕30克，蜈蚣3条，血竭、冰片、朱砂各6克。

制用法 上药研极细末和匀，装

瓶备用。取药粉少许外敷伤口及死骨上。

功效主治 适用于慢性骨髓炎有死骨形成者。

加味玉女煎

方剂 石膏、板蓝根各30克，知母、牛膝、丹皮、木瓜各10克，麦冬12克，生地40克，制首乌、鸡血藤、钩藤各15克。

制用法 每日1剂，水煎，分2次服。

功效主治 适用于急性脊髓炎。

红蓝药捻

方剂 白砒、白矾各30克，雄黄10克，乳香、朱砂、冰片各6克。

制用法 将砒、矾2药研成细末。入小罐内煅至青烟尽，白烟起时，停火放地一夜。取出研末加朱砂、雄黄、乳香、冰片共研细末，米糊为条，取药条塞入窦道、瘘管。

功效主治 活血化瘀，解毒止痛，腐蚀瘘管。适用于骨髓炎疮面形成瘘管者。

闹羊花根煎

方剂 闹羊花根2000克，鸭蛋1个（青壳）。

制用法 将闹羊花根切碎洗净，放锅内浓煎，去渣浓缩后收贮。用时加青壳鸭蛋白调匀涂于患处，每日3次。

功效主治 解毒，止痛。治疗骨髓炎。

 ## 实用验方

了哥王药液

方剂 了哥王、入地金牛各10克，铁包金、金刚头、金锁匙、磨盘草、金银花、旱莲草、鹅不食草、七叶一枝花各15克。

制用法 上药加水1000毫升，煎至300毫升，隔日1剂，每剂分早、晚2次服。药渣煎水外洗患处。

功效主治 祛邪解毒。主治各种急慢性骨髓炎。

验证 黄某，男，20岁，右桡骨骨髓炎2年余，右桡骨局部灼热，溃

疡，X线提示：右桡骨中段骨质不规则增厚和硬化，给予上药服用，2周后局部病灶干结，2个月后无脓液及死骨排出，续服7个月，X线提示：骨质修复良好。

龟板蜈蚣丸

方剂 龟板50克，蜈蚣、穿山甲、全蝎各15克，全当归、鸡血藤各30克，红花、桃仁、生没药、生乳香各25克，象牙粉、血竭、地龙各35克，生甘草20克，蜂蜜适量。

制用法 将上药共研为极细末，炼蜜为丸备用。每丸重10克，每服1丸，早、晚各1次，白开水送服。小儿酌减。20天为1个疗程。

功效主治 主治骨髓炎。

验证 用此方治疗骨髓炎患者71例，用药1～3个疗程，均获治愈。

金银花熟地汤

方剂 金银花、熟地各20克，黄芪、野葡萄根各30克，鹿角片、川芎、蚤休各10克，当归8克，补骨脂15克，白芷、炙甘草各5克。

制用法 每日1剂，水煎服。

功效主治 清热解毒，温肾填髓，活血散瘀。主治慢性骨髓炎。症见有急性化脓性骨髓炎史，局部肿、胀、痛、麻等，或形成瘘管。

验证 汤某，男，20岁。2年前右肩部出现红肿、痛感，经服抗生素痊愈。不久右前臂又出现红肿，当地医院以疖肿而切开排脓，肌注青霉素，术后创面脓水外溢，久不收口。X线提示，右肱骨慢性骨髓炎，并见死腔1个，沙粒样死骨2颗。以上方配合外用祛腐生肌的八仙丹药条、野灵膏，治疗40多天痊愈。

蜜桶花川芎汤

方剂 蜜桶花60克，当归30克，川芎20克，雷公藤、金银花、白芷、黄芪、虎杖、川断、党参、威灵仙各15克，甘草10克，苏木9克。

制用法 上方加水500毫升，煎至300毫升，每日1剂，分早、中、晚3次温服。

功效主治 补气益血，托毒排脓。主治慢性骨髓炎。

验证 符某，女，23岁。左髋部及左大腿上段疼痛2个多月，X线提示：左股骨上段骨质呈虫蚀状破坏，

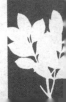

骨髓腔模糊。诊断：左股骨上段慢性骨髓炎。给予上方服 3 个月，症状明显减轻，半年后，X 线显示恢复正常，随访无复发。

名医提醒

1 要保持室内空气的流通，注意室内卫生和个人卫生。日常生活中，一定要多食蔬菜水果，尽量少用油剂润肤，防止腺管阻塞。可以多进行体育锻炼，增强身体素质。

2 要特别注意劳动安全，防止皮肤的擦伤以及意外事故的发生。一旦发生外伤，要马上就近就医，不要找土医生按摩，防止污水的污染。

传统秘验效方精华

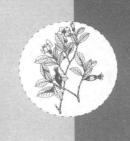

传统秘验效方精华

第八章 ▼

皮肤科疾病

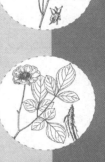

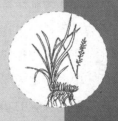

癣

癣是由浅部真菌感染而引起的皮肤病。临床上常见的有头癣、体癣、股癣、手足癣和花斑癣等。头癣是发生于头部毛发及皮肤的真菌病。表现为头发无光泽，脆而易断，头皮有时发红，有脱屑或结痂。

体癣临床表现为，皮肤上圆形或钱币状红斑，中央常自愈，周边有炎性丘疹、水疱、鳞屑，自觉瘙痒，中医称之为"圆癣"。

股癣以一侧或双侧腹股沟内侧钱币大小圆形或椭圆形红斑、水疱、丘疹、自觉瘙痒为特征。中医称之为"阴癣"。

手足癣以手、足部皮肤起丘疹、丘疱疹、水疱、脱皮、皲裂、自觉瘙痒、反复发作为临床特征。发于手部者为手癣，中医称之为"鹅掌风"；发于足部者为足癣，中医称之为"脚湿气"。

花斑癣俗称"汗斑"，以色素减退或增深的斑块，上覆有秕糠状鳞屑为特征。中医称之为"紫白癜风"。

癣类疾病的基本病机为湿热化浊，侵蚀肌肤。

名医效方

丝瓜皮柳树叶糊

方剂 老丝瓜皮、柳树叶各30克，生姜9克，花椒6克。

制用法 将上药共捣烂，调成糊状，涂于患处。每日1次。

功效主治 清火解毒，利湿消肿。适用于头癣。

紫荆皮煎液

方剂 紫荆皮100克。

制用法 将药打为粗末，加水煎煮30分钟，用药液浸泡患部30分钟。1日2次。连续浸泡3日可治愈。

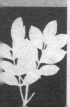

功效主治 适用于手癣。

苦楝子糊

方剂 苦楝子60克。

制用法 将上药剥去皮，入锅内炒黄（勿焦），研末，用熟猪油调成糊，备用。用时先剃光头，每日1次涂头癣处，头发长出后再剃头，再上药，直至治愈。

功效主治 杀虫灭菌。用治头癣。

皂角陈醋水

方剂 大皂角4条，陈酸醋240毫升。

制用法 将大皂角连子打碎，入醋内煎开熏手。如痒先熏后洗，如痛单熏不洗。

功效主治 豁痰祛风，杀虫散结。适用于脚癣和灰指甲、痈肿、疥癣。

汗斑散

方剂 轻粉、海螵蛸各等份。

制用法 先将海螵蛸置瓦片上焙干研粉，再加入轻粉和匀，瓶装备用。用时先洗局部，再扑擦该粉适量（若微汗后擦之，效则更好）。

功效主治 适用于花斑癣。

黄豆水

方剂 黄豆150克。

制用法 将黄豆砸成碎粒，加水煎煮。常用此法洗脚，效果良好。

功效主治 除水湿，祛风热。用治脚癣、湿疹。

枯矾硫黄散

方剂 枯矾、硫黄各15克，鲜姜（大块）1片。

制用法 将枯矾、硫黄研成细末。用姜片蘸药末涂搽患处，3~5次可愈。

功效主治 用治花斑癣（俗称"汗斑"）。

土槿皮槟榔酒

方剂 土槿皮、羊蹄、槟榔、大枫子仁各10克，斑蝥6个，75%的酒精100毫升。

制用法 上药研碎，用酒精浸泡2周后滤净，再加酒精到100毫升，瓶装备用。每用少许涂局部，每日1~2次。

功效主治 清热燥湿解毒，祛风杀虫。适用于体癣、股癣、手足癣等久治不愈之顽癣。

除湿汤

方剂 苍术、白术、猪苓、白鲜皮、蜂房各 15 克，茯苓、龙胆草、生薏苡仁各 20 克，车前草、陈皮、茵陈各 10 克，生甘草 6 克。

制用法 水煎，去渣取汁，分 2 次温服，每日 1 剂。

功效主治 健脾利湿。主治足癣脾湿型。症见皮损趾间渗液浸淫，奇痒难耐。

实用验方

粉红酊

方剂 轻粉、黄丹各 10 克，枯矾 50 克，苦参、黄柏各 30 克，60 度白酒 1000 毫升。

制用法 将上药密闭浸泡 7 日，过滤去渣。每日取本品涂擦患处 2～3 次。

功效主治 适用于手足癣、体癣。

验证 共治疗 130 例，治愈 124 例，有效 6 例，总有效率为 100%。

止痒涂膜剂

方剂 苦参、蛇床子、生百部、土槿皮、玉米朊（醇溶蛋白）各 250 克，邻苯二甲酸二丁酯 50 克，甘油 100 克，香精、着色剂各适量。

制用法 将上药前 4 味用 95% 的乙醇渗漉，得相当于生药 4 倍量的浸出液约 4000 毫升。将玉米朊溶于生药浸出液中，加入邻苯二甲酸二丁酯、甘油、香精、着色剂，最后添加蒸馏水至 4500 毫升。取本品涂布患处成膜。

功效主治 适用于皮肤瘙痒症、阴痒、痒疹、体癣。

验证 共治疗 365 例，治愈 286 例，显效 50 例，有效 15 例，无效 14 例，总有效率为96.2%。

马钱子药油

方剂 马钱子适量。

制用法 将马钱子放入盛有芝麻油的锅中，炸至胀鼓、剖开呈黄色即可，过滤即得马钱子药油。将患癣的手足洗净，晾干。取马钱子药油涂搽于患处，边搽边搓边热烘。隔日 1

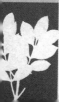

次。用药 5 次为 1 个疗程。

功效主治 散血热，消肿止痛。主治手足癣。

验证 陈某，女，32 岁。患手癣 5 年，初起为小疱，疱破后脱屑严重，瘙痒并疼痛。遂予以外搽马钱子药油并加热烘暖患部。隔日 1 次。2 日后复诊，瘙痒明显减轻，燥裂处疼痛缓解。连续 4 次用药而治愈。随访 1 年，未见复发。

复方苦参酊

方剂 苦参、地榆、胡黄连、地肤子各 200 克，75% 的乙醇适量。

制用法 将上药浸泡 1 周，过滤去渣，再加乙醇至 1000 毫升。取本品涂搽患处，14 日为 1 个疗程。

功效主治 适用于手癣、足癣、体癣。

验证 共治疗 50 例，经治 2 个疗程后，治愈 15 例，有效 23 例，无效 12 例，总有效率为 76%。

藿香洗剂

方剂 藿香 25 克，生大黄 2 克，黄精、明矾各 10 克，白醋 500 毫升。

制用法 以白醋浸泡上药 24 小时，经煮沸冷却后，将患部浸洗 3~4 小时。用药期间，5 天内不用肥皂或接触碱性物质，一般 1~2 剂即可告愈。

功效主治 适用于手足癣。

验证 张某，女，50 岁。患手、足癣，局部起水疱，奇痒。历时三、四年，经多方治疗，病情反复不愈，后用上方 2 剂而愈。随访 5 年无复发。

名医提醒

1. 忌食辛辣的食品。辛辣刺激性食物以及一些兴奋性的饮料都会影响到交感神经的相对平衡，最终造成手足出汗较多。在这种潮湿的环境下，非常容易生长繁殖病菌。

2. 患有癣的病人，衣服和鞋袜最好选用宽大透气的，夏天最好穿布鞋或凉鞋。

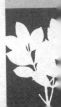

湿疹

湿疹是一种常见的炎性皮肤病，特点为表皮局部有剧烈瘙痒、多形损害、皮损处渗出潮湿。中医认为，湿疹是由于机体正气不足、风热内蕴、外感风邪、风湿热邪相搏、浸淫肌肤而致。饮食不节也是一个重要的致病原因。因此，要想防治湿疹，应该从饮食和药物两个方面进行。

名医效方

芦根鱼腥草饮

方剂 鲜芦根 100 克，鱼腥草 15 克。

制用法 将鲜芦根洗净切段，与鱼腥草同煮取汁 250 毫升，加糖适量。每日 1 剂，分 2 次服用。

功效主治 清热解毒，排脓，抗湿疹感染。适用于湿疹感染病患。

水蛇蟾蜍粥

方剂 水蛇 1~2 条，蟾蜍 2~4 只，粳米适量。

制用法 剥去蟾蜍外皮，去掉头、爪、内脏，洗净后切小块；水蛇剥去皮，去掉内脏，放入开水中煮熟，拆肉去骨。再入蟾蜍肉一起放入锅内，加粳米（或糯米）煮粥，调味食。每日 1 剂，分 2~3 次服食。

功效主治 祛风除湿。适用于湿疹。

豆腐菊花羹

方剂 豆腐 100 克，野菊花 10 克，蒲公英 15 克，调料、水淀粉各适量。

制用法 野菊花、蒲公英加水煎煮，取汁约 200 毫升，然后加入豆腐、调料同煮沸，用适量水淀粉勾芡、搅匀即成。佐餐食用。

功效主治 清热解毒。适用于湿疹、皮肤瘙痒及湿疹的恢复。

马齿苋药液

方剂 马齿苋 60 克（鲜马齿苋 250 克）。

制用法 净水洗净后，用水 2000 克煎煮 20 分钟，过滤去渣（鲜药煮 10 分钟）。用净纱布 6～7 层沾药水湿敷患处。每日 2～3 次，每次 20～40 分钟。

功效主治 清热解毒，除湿止痒。主治急性湿疹、过敏性皮炎、接触性皮炎（湿毒疡）、丹毒、脓疱病（黄水疮）。

地榆马齿苋液

方剂 生地榆、马齿苋各 10 克。

制用法 水煎 200 毫升，用纱布取液于患部湿敷，干后再行浸药，每天敷 3～6 次。

功效主治 适用于婴儿湿疹，用于渗出液多的患儿。

山楂外用方

方剂 鲜山楂适量。

制用法 鲜山楂洗净，去核，捣烂如泥，涂敷患处，外用纱布包扎。

每日 1 次。

功效主治 活血散瘀。适用于湿疹。

紫甘蔗皮散

方剂 紫甘蔗皮、香油各适量。

制用法 紫甘蔗皮烧存性，研细末，香油调匀，涂患处。

功效主治 清热，解毒，止痒。用治皮肤瘙痒湿烂。

黄柏皂刺汤

方剂 全虫、猪牙皂角各 6 克，皂刺 12 克，刺蒺藜 15～30 克，威灵仙 12～30 克，苦参 6 克，白鲜皮、黄柏各 15 克。

制用法 每日 1 剂，水煎 2 次，早、晚分服。服此方时禁食荤腥海味、辛辣动风的食物，孕妇慎用，儿童与老年人酌情减量。

功效主治 适用于慢性湿疹、慢性毛囊炎、神经性皮炎、结节性痒疹等慢性顽固瘙痒性皮肤病。息风止痒，除湿解毒。

黄柏苦参水

方剂 黄柏、苦参、艾叶、百

部、防风各 10 克。

制用法 上药加水适量，煎煮后纱布蘸取外洗。每日 3 次，患病初期一般洗 10 天即可。该方不含西药激素，起效缓，但药力持久，少见毒副作用。

功效主治 适用于湿疹。

实用验方

茵陈青黛散

方剂 茵陈 120 克，青黛 15 克，冰片 5 克。

制用法 将茵陈焙焦后研成细末，与青黛、冰片混匀后，装入干净瓶内密闭备用（需高压灭菌）。用时先用苍黄止痒汤洗患处，待湿润时涂以药粉，每日 1~2 次。

功效主治 适用于湿疹。

验证 应用本方外用治疗难治性婴幼儿湿疹 30 例，经用药 1~3 周后痊愈 27 例，显效 3 例，总有效率为 100%。用药次数最少 6 次，最多 12 次。经随访 1~3 年，未见复发。

生地玄参饮

方剂 生地 30 克，玄参、当归、茯苓、泽泻、地肤子、蛇床子各 10 克，丹参 15 克。

制用法 水煎服，每日 1 剂，分 2 次服。

功效主治 滋阴养血，除湿润燥。主治慢性湿疹、亚急性湿疹、脂溢性皮炎、异位性皮炎反复发作者。

验证 赵××，男，年近八旬。双膝下至足背泛起湿疹 6 年余，反复发作，皮肤呈黯褐色，表面粗糙，覆有干痂皱皮，下腿紧胀刺痒，瘙痒处糜烂渗水。诊为慢性湿疹，服上方 7 剂，基本好转后又加减调治，以原方，坚持治疗半年多，基本治愈：双下肢皮肤恢复正常，唯色素沉着未去。

丹柏散

方剂 黄丹、黄柏各 30 克。

制用法 研细混匀备用。渗出液多者，将散撒于疮面，渗出少者则用麻油调敷于疮面。

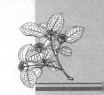

功效主治 凉血解毒，祛风止痒。主治湿疹。

验证 张××，女，3个月，1966年4月15日诊。患儿于11天前额部皮肤红痒发热，继而出现水疱，破溃渗液外溢，经治无效（用药不详）而就诊。用上方10日好转，随访皮肤正常。

三黄菊花饮

方剂 黄连、黄芩、苦参、白鲜皮、百部、菊花各10克，土茯苓15克，蝉蜕6克，黄柏、蒲公英各12克。

制用法 每日1剂，水煎3次，分早、中、晚服用，每次用时取药汁约50毫升，经消毒棉球蘸取药液敷洗眼睑皮肤。

功效主治 清热利湿。主治眼睑部湿疹。

验证 本方治疗眼睑部湿疹68例，全部治愈。随访3个月内2例复发；1例伴慢性结膜炎，同法治疗6~10日后仍获痊愈。

芒硝外敷方

方剂 芒硝150~300克。

制用法 上药加适量冷开水溶化备用。用时取消毒纱布或干净毛巾投入上述药液中浸透后，取出湿敷患处，每日3~4次，每次敷30分钟或1小时。不需配合内服药及他法治疗。

功效主治 清热利湿，敛疮消肿，止痒。主治急性湿疹。

验证 治疗10例，全部痊愈，皮损愈合。一般湿敷1~2次后灼热痒感即除。时间最长3日，最短1日。

名医提醒

1 一定要避免刺激性的因素。湿疹患者要尽量避免刺激因素，切勿搔抓、开水烫洗、肥皂擦洗等，另外也不可以饮酒、食用辛辣食物。

2 要注意切断过敏原。过敏性体质的人一定要特别注意避免各种外界的刺激，比如说热水烫洗、日晒等，另外也要注意刺激性食物。日常生活要规律，注意劳逸结合。

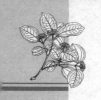

疥疮

疥疮是一种由疥虫引起的传染性皮肤病。多发于皮肤细嫩、皱褶的指缝、腕屈面、腋窝前缘、肘部屈侧、女子乳房下、小腹、男子外生殖器等处。幼儿亦可见颜面及头部。奇痒难忍，传染性极强，蔓延迅速。皮损处为红色丘疹、水疱，并可见到条状黑线。病久抓痕遍布全身，黑斑点点，甚至引起脓疱。本病中医认为是因风、湿、热郁于皮肤，接触传染而得。治疗以外治为主。

名医效方

矾雄消疥膏

方剂 白矾、雄黄各 25 克，硫黄 20 克，凡士林 80 克。

制用法 将前 3 味药共研细面，加凡士林混合调成膏，外涂。

功效主治 解毒杀虫。主治疥疮。

硫黄花椒汤

方剂 硫黄 90 克，花椒 50 克，雄黄、白鲜皮、黄柏、蛇床子各 30 克，苦参 40 克，青黛、明矾各 20 克。

制用法 上药用水 2000 毫升，放大砂锅内，用小火煎 30 分钟，浓缩为 1000 毫升。每剂连煎 4 次，每日外洗 1 次。

功效主治 解毒杀螨，除风止痒，清热燥湿。主治疥疮。

双黄油

方剂 熟鸡蛋 15 个，明雄黄 7.5 克，血竭 3.5 克。

制用法 把蛋黄压碎放入铜勺中，取小火熬炼，待蛋黄成糊状时，将研细的雄黄、血竭放入勺中，用竹筷搅动至油出、药渣呈黑黄色时取出，去渣留油，装入玻璃瓶中备用。使用时，先用热水、肥皂洗浴后，用

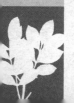

双黄油反复擦患处，隔晚 1 次。

功效主治 解毒，杀虫。

百部硫黄汤

方剂 百部、蛇床子、大枫子、藜芦、川黄连、硫黄各 30 克，川花椒、苦参各 15 克。

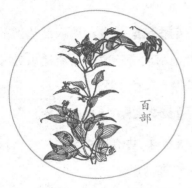

百部

制用法 将上药加水 2000 毫升，煎至 1500 毫升，睡前外洗患处。1 剂药可用 2 天。

功效主治 清热解毒，祛风杀虫。主治疥疮。

百种疥疮方

方剂 梅花冰片 3 克，小麦 50 克，硫黄 9 克。

制用法 硫黄、冰片研极细，再将小麦炒黄，也研细和匀。用新鲜猪油调搽。

功效主治 适用于疥疮。

绿豆煨乳鸽

方剂 白乳鸽 1 只，绿豆 150 克，白酒 15 克。

制用法 将乳鸽除毛去内脏杂物，洗净，将绿豆纳入鸽腹内，加酒、加水炖煨至熟。可食可饮，每日 1 次。

功效主治 清热，解毒，润燥，止痒。用治疥疮发痒难忍。

苦参丸

方剂 荆芥 500 克，苦参 1000 克。

制用法 荆芥去梗，同苦参共研为细末，水糊为丸，似梧桐子大。每服 30 丸，食后，好茶吞下，或以荆芥汤下。

功效主治 适用于时生疥癣，瘙痒难忍。

硫黄冰片膏

方剂 硫黄、雄黄各 15 克，木鳖肉、枯矾、轻粉各 5 克，樟脑、冰片各 2.5 克。

制用法 将上药同研细末，用凡士林 60 克热熔后加入药粉，每日涂 1～2 次。

功效主治 清热解毒。适用于疥疮。

扛板归千里光煎水

方剂 扛板归、千里光、雄黄各60克，白鲜皮、蛇床子、荆芥、防风、黄柏各30克，苦参50克。

制用法 水煎，取药液趁热坐浴，每次30分钟，1日3次。

功效主治 适用于疥疮。

验证 曾用本方治疗30多例，皆于1～3日痊愈。

疥疮灵

方剂 硫黄120克，熟石膏、枯矾各100克，水银30克，凡士林1000克。

制用法 将上药共研为细末，过6号筛，加入热熔的凡士林配制成膏。取本品涂擦患处，每日早、晚各1次，1周为1个疗程。同时内服蝉蜕蜂房散（蝉蜕、露蜂房各30克，僵蚕、姜黄各15克，大黄10克，共研为细末，分为18包，以土茯苓100克煎水约100毫升，送服1包，每日3次，小儿酌减）。

功效主治 适用于疥疮。

验证 共治疗150例，病程1个月至1年，经治1周，全部治愈。

疥疮膏

方剂 硫黄粉100克，樟脑、冰片各25克（均先以少量乙醇溶解），凡士林500克。

制用法 将上药调入已热熔的凡士林中制成膏。取本品涂擦患处并轻轻按摩，每晚1次。

功效主治 适用于疥疮。

验证 共治疗455例，经治1～7日，全部治愈。

硫黄石灰洗液

方剂 硫黄、石灰各1份。

制用法 将上药放入容器内，加水适量，煮熬1小时左右，待混合成橘黄色的液体后，澄清冷却滤过。取本品200毫升入洗澡盆内，与热水混合后淋浴全身，对疥疮着重淋洗，每日1次，严重者每日2次。

功效主治 适用于疥疮。

验证 共治疗1000例，经连续治疗5～7日后，皮损恶痒消失，疥疮破损处开始痊愈，疗效显著。

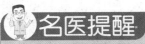 **名医提醒**

1 要特别注意避免饮酒。禁食过于辛辣的刺激物，比如说辣椒、川味火锅等，这些食物都会加重瘙痒的症状。不吃或少吃猪头肉、虾、蟹等发物，避免刺激皮损。

2 在饮食方面要选择清淡的食物，多吃一些蔬菜和水果，能够起到清热利湿的食物，比如丝瓜、冬瓜、马齿苋、马兰头、西瓜、赤小豆等。

3 要特别注意个人的卫生情况，对于被污染的衣服、被褥等都要用开水烫洗，或者放在太阳下曝晒。

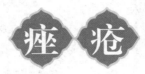

痤 疮

痤疮是一种毛囊、皮脂腺的慢性炎症。因皮脂腺管与毛孔的堵塞，引起皮脂外流不畅所致。多发生于青春期男女，常伴有皮脂溢出，青春期过后，大多自然痊愈或减轻。其临床特征为：颜面、胸背部黑头或白头粉刺、丘疹、脓疱、结节、囊肿及疤痕等皮肤损害。中医称本病为"粉刺"，其基本病机为素体阳热偏盛，加上青春期生机旺盛，营血日渐偏热，血热外壅，气血郁滞，蕴阻肌肤。

 名医效方

紫丹饮

方剂 紫草10克，丹参15克。

制用法 每天1剂，开水泡2小时后，早、中、晚分3次服之。

加减 有脓疱者加野菊花10克，黄芪15克。

功效主治 适用于痤疮。青年男

女颜面、上胸及背部等皮脂腺发达部位痤疮或伴发丘疹、脓疱者。

茯苓地榆汤

方剂 土茯苓 30 克，赤芍、蒲公英、茜草各 10 克，生地榆、黄柏、地肤子、金银花、板蓝根各 15 克。

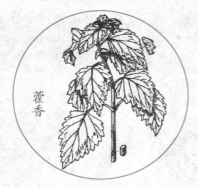

藿香

制用法 将上药以水煎煮，取药汁。每日 1 剂，分 3 次服用。

功效主治 清热解毒，活血祛湿。适用于痤疮患者。

肺风丸

方剂 细辛、旋覆花、羌活各 30 克，蚕蛾（去翅足）、苦参各 60 克。

制用法 上药研细末，软饭和丸，如梧桐子大，每服 50 丸，茶酒送下，不拘时，也可作汤，剂量酌减（细辛宜久煎）。

功效主治 散风寒，化痰湿，通络散结。适用于风寒外袭、痰湿阻络、面生疙瘩、颜面发暗、瘙痒肿痛之粉刺症。

黄白煎

方剂 生大黄（后下）、白芥子各 10 克，侧柏叶、石榴皮、丹参各 15 克，甘草 5 克，白花蛇舌草 30 克，焦山楂 60 克。

制用法 将上药以水煎煮，取药汁。每日 1 剂，早、晚分服。

功效主治 本方有通便泻热、消脂化痰的功效。适用于胃肠积热日久、痰瘀积聚所致的痤疮。

香蕉茶叶山楂汤

方剂 香蕉 2 根，山楂 30 克，茶叶 1 张。

制用法 将茶叶剪成小块，山楂洗净，香蕉切段，加水 500 毫升，煎至 300 毫升，分 2 次食香蕉喝汤。

功效主治 适用于痤疮。

枯矾大黄药液

方剂 枯矾 10 克，硫黄、大黄各 5 克，黄连、黄柏各 3 克。

制用法 用冷开水 70 ~ 100 毫升浸 1 昼夜。每晚睡前将药液摇匀，涂于面部。

功效主治 适用于痤疮。

白附子糊

方剂 白附子末适量。

制用法 以水调涂之，每日 1 次。

功效主治 主治粉刺。

白矾酒

方剂 白矾末、白酒各适量。

制用法 白矾末适量，白酒调涂患处。

功效主治 活血化瘀。适用于痤疮。

海带绿豆汤

方剂 海带、绿豆各 15 克，甜杏仁 9 克，玫瑰花（布包）6 克。

制用法 上物加水适量同煮后，去玫瑰花，加红糖适量调味服用。每日 1 剂。

功效主治 清热，解毒，润肤。适用于痤疮。

实用验方

丹紫黄白汤

方剂 丹参 20 克，紫草 10 克，制大黄 9 克，白花蛇舌草 20 克，神曲 15 克。

制用法 每日 1 剂，水煎服。

加减 脓疱严重者，加野菊花、连翘各 15 克，黄芪 20 克；痒者，加蝉衣，同时外涂冰片三黄散（冰片 3 克，川黄连、生大黄、硫黄各 10 克，研细末，香油调涂之，每日 2 次）。

功效主治 清热解毒，凉血止血。主治青年男女颜面上、胸及背部等皮脂腺发达部位痤疮或伴发丘疹、脓疱者。

验证 熊某，男，18 岁。面部痤疮 2 年余，伴发丘疹、脓疱、肿痛，此伏彼起，层出不穷。大便干燥，2～3 日一解。予本方服用 1 剂，丘疹、脓疱均减，大便通畅。2 周后痤疮旧者渐消，新者未起，脓疱痊愈。

地公芍药汤

方剂 生地黄 30 克，蒲公英 15

克、赤芍、牡丹皮、蚤休、昆布、夏枯草、海藻、炒莪术、炒三棱各9克。

制用法 每日1剂，水煎服。

功效主治 凉血清热，消痰软坚。主治囊肿性痤疮。

验证 李某，男，21岁。患者面部除密集之黑头粉刺外，散在脓疱、囊肿，部分呈萎缩性疤痕，另见颌部多处疤痕疙瘩，皮脂溢出明显。颈部、前胸、后背亦见多处相同损害。脉象弦滑，舌质红绛。临床诊断为囊肿性痤疮。予以本方进行治疗，前后数诊，共服药21剂，痤疮之症渐趋轻微，囊肿转平，已不起脓疱。守原方继服1个月，囊肿性痤疮之症明显改善，面容大致趋平。

黄芩清肺饮

方剂 黄芩、花粉、葛根、生地、赤芍、川芎各9克，当归、红花各6克，薄荷1克。

制用法 每日1剂，水煎服。

功效主治 清热滋阴，凉血活血。主治痤疮。

验证 丁某，女，21岁。面颊有黑头粉刺，散在红晕，冒针头大之丘疹，且有油性栓子。服上方40剂，痊愈。

白果仁

方剂 白果仁适量。

制用法 每晚临睡前用温水将患部洗净（勿用肥皂或香皂）。取除掉外壳的白果仁，切去一部分使之成为平面，用以频搽患部，边搽边削去用过的部分，以利药汁渗出。每晚用1～2枚白果仁搽遍患部即可。

功效主治 主治痤疮（青春痘、酒刺、粉刺）。

验证 用此方治疗痤疮患者120例，结果治愈116例，好转2例，无效2例，总有效率为98.3%。一般用药7～14天，痤疮即愈，面部不留疤痕，效果满意。

三黄苦参糊

方剂 黄芩、黄柏、苦参各15克，黄连5克，0.2克甲硝唑10片。

制用法 将前4味药加水煎成150毫升，待药温降至40℃左右，倒进装有300克特级熟石膏粉的器皿内，将甲硝唑研末加入，搅拌成糊状，均匀地覆盖整个面部，5次为1

个疗程。

功效主治 适用于痤疮。

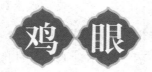

名医提醒

①要特别注意面部的清洁。要经常用温水洗脸，这是因为冷水不容易去除油脂，而热水可以有效促进皮脂的分泌。另外，不要使用刺激性强的肥皂，不要乱用化妆品。

②要有一个合理的饮食。注意多吃蔬菜、水果，少吃或不吃脂肪、糖类以及辛辣食品，保持大便通畅。

③切忌用手挤压粉刺，这样非常容易引起化脓发炎，严重者还会留下疤痕，影响美观。

鸡 眼

鸡眼产生的部位，多在脚底压力点部位，初生时往往会误认为是鞋底磨擦所长的老皮，稍久，会有不平的感觉，且渐粗硬，行走时如垫脚般很不方便，甚至疼痛不已。其形状透明浑圆，中有绿豆般大小的颗粒，左右脚常对称而生，故叫做"鸡眼"。

此症发生的原因，可能是终日甚少走动，或是鞋袜过紧，而影响脚底肌肉活动，导致血液循环不畅而引起。对于经常赤足着地，终日奔波的人，就不大会有鸡眼的症状。如发现有脚心老皮渐硬，而有结块的迹象时，应每晚以热水泡脚，并于泡后用毛巾不断摩擦，同时放宽鞋袜，可达到预防的效果。

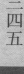

传统秘验效方精华

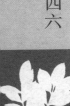

六味鸡眼膏

方剂 五倍子、生石灰、石龙脑、樟脑、轻粉、血竭各 1 克，凡士林 12 克。

制用法 各研细粉，调匀（可加温）成膏即成。先用热水泡洗患处，待鸡眼外皮变软后，用刀片仔细刮去鸡眼的角质层，贴上剪有中心孔的胶布（露出鸡眼），敷上此药，再用胶布贴在上面。每日换药 1 次。

功效主治 杀菌解毒，散结止痛。适用于鸡眼。

葱白液

方剂 葱白液（即葱叶内带黏性的汁液）适量。

制用法 取鲜大葱，将葱叶头割断，用手挤其液。缓慢涂擦数次则愈。

功效主治 通阳杀菌。用治鸡眼。

治脚上肉刺鸡眼方

方剂 黄丹、枯矾、朴硝各 15 克。

制用法 上药共研成末，炒，用葱白拌涂于患处。

功效主治 适用于鸡眼。

金莲稳步膏

方剂 鲜红花、地骨皮各 35 克。

制用法 上药杵为膏，敷于鸡眼疼处即可。若已割者敷用，次日即痂落。

功效主治 适用于鸡眼。

黄豆鸡蛋饼

方剂 鸡蛋 1 个，黄豆 10 粒。

制用法 把鸡蛋开孔，去白存黄，放入黄豆，和匀封好。3 日取出同研做饼。贴扎鸡眼处 1 昼夜，鸡眼自出，针挑之可拔。

功效主治 适用于适用于鸡眼。

连须葱白泥

方剂 连须葱白 1 根，蜂蜜少许。

制用法 先将患处以温水洗净，消毒后用刀片削去鸡眼老皮，削至稍出血为度，遂将葱白洗净捣烂如泥，加少许蜂蜜调匀敷患处，外用纱布包扎固定，3 天换药 1 次。

功效主治 消肿去瘀。用治鸡眼。

鸡眼散

方剂 水杨酸 60 克，广丹 3 克，苯唑卡因、白糖各 2 克。

制用法 共为细末备用。取药末适量撒患处。

功效主治 腐蚀。适用于鸡眼。

蜈蚣冰片糊

方剂 冰片 1 克，活蜈蚣 1 条。

制用法 诸药研成糊状。用温水将皮肤浸软，削去鸡眼硬皮后，外敷该药，药膏固定。

功效主治 适用于鸡眼。

蜈蚣散

方剂 蜈蚣 1 条。

制用法 小火焙干研末，油调，涂患处，经 1 夜去药，患处变黑，再经 1 周即脱落。

功效主治 软坚除赘。治疗鸡眼。

实用验方

蜈蚣乌梅

方剂 干蜈蚣 30 条，乌梅 9 克，菜籽油或香油适量。

制用法 将蜈蚣、乌梅焙干，共研细末，装入瓶内，再加入菜籽油（以油浸过药面为度）。浸泡 7～10 天后，即可使用。用时先用 1% 的盐水浸泡患部 15～25 分钟，待粗皮软化后，剪除粗皮（以见血丝为宜），再取适量药膏调匀，外敷患处，用纱布包扎，每 12 小时换药 1 次。

功效主治 通络止痛，解毒散结。主治鸡眼。

验证 用此方共治疗鸡眼患者 87 例，痊愈（3 年不复发）71 例，有效 15 例，无效 1 例，总有效率为 98.9%。

芦荟片

方剂 芦荟适量。

制用法 先洗净患处，酒精消毒，用刀片轻轻削去鸡眼表层，随即将新鲜芦荟切片，敷贴于鸡眼处，胶布固定。1 日换药 1～2 次，连用至愈为止。

功效主治 适用于鸡眼。

验证 经临床反复验证，均于数日内治愈。

鸦胆子泥

方剂 鸦胆子仁5粒。

制用法 先将患部用温开水浸洗，用刀刮去表面角质层，然后将鸦胆子捣烂贴患处，外用胶布固定。每3~5日换药1次。

功效主治 适用于鸡眼、脚垫。

验证 用此方治疗鸡眼患者15例，其中治愈12例，好转3例，有效率为100%。

蓖麻子

方剂 蓖麻子适量。

制用法 先用热水将鸡眼周围角质层浸软，用小刀刮去。然后用铁丝将蓖麻子串起置火上烧，待烧去外壳出油时，即趁热按在鸡眼上。

功效主治 解毒散热。主治鸡眼。

验证 临床反复验证，治疗鸡眼患者，一般2~3次可获得治愈。

生半夏散

方剂 生半夏100克。

制用法 将生半夏晒干后，研为极细末，装入瓶内密闭备用。用时，先将鸡眼浸在温水中泡软，削去角化组织，以有渗血为度，放上生半夏粉，并用胶布贴上，1周内即可脱落。如未脱落者，可如同前法再用1次。

功效主治 适用于鸡眼。

验证 用此方治疗鸡眼患者136例，用药1次治愈者95例，用药2次治愈者41例，有效率为100%。

名医提醒

1 要经常食用含有维生素C的食物，比如猕猴桃、橙子、柠檬等食物。同时也可以多食用含维生素A的食物，比如胡萝卜、西红柿等。

2 合理膳食。最好可以多食用一些高纤维素的蔬菜和水果，搭配饮食，营养均衡，食物品种多元化。

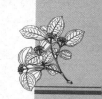

银屑病

银屑病又称牛皮癣，是一种常见的慢性炎症性皮肤病，常发于头皮和四肢伸面，尤其是肘和膝关节附近，临床表现以浸润性红斑及多层银白色鳞屑的血疹或斑片为主，病程经过缓慢，有多发倾向。如果刮去鳞屑及其下面的发亮薄膜后有点状出血，有痒感，常于夏季减轻或自愈，冬季复发或恶化。银屑病病程长，病情变化多，时轻时重，不易根治。根据临床症状不同，可分为寻常型、脓疱型、关节病型和红皮病型等四型。中医称本病为"白疕""干癣""松皮癣"，其基本病机为营血不足，化燥生风，肌肤失养。

名医效方

斑蝥甘遂酒

方剂　斑蝥 3 克，甘遂 6 克，白酒 100 毫升。

制用法　将前 2 味入白酒中浸泡 7 日后过滤，外涂患处，每日 1 次。起水疱后停用。

功效主治　主治银屑病。

解毒活血汤

方剂　蒲公英、板蓝根、蚤休、白花蛇舌草各 15 克，三棱、莪术、白蒺藜、龙葵各 10 克。

制用法　水煎服，每日 1 剂，分 2 次服。4 周为 1 个疗程，未愈者可再服 2 ~ 4 个疗程。

功效主治　清热解毒，活血祛风。主治银屑病。

滋血熄风汤

方剂　生、熟地各 20 克，何首乌、银花藤、赤芍、川牛膝、当归各

30 克，威灵仙、蚤休、山豆根、白鲜皮、紫草、苦参、僵蚕、广地龙、火麻仁、车前子各 10 克，大黄 3～6 克，蝉衣 6 克。

制用法 每日 1 剂，水煎 3 次分次服。90 剂为 1 个疗程。或制丸服。进行期服汤剂，静止期服丸剂。

功效主治 清热解毒，滋血熄风。

柴葛解肌汤

方剂 双花、连翘、山甲、茵陈、苦参、黄柏、公英、地丁、柴胡、葛根、玄参各 15 克，理石 25 克，桔梗、赤芍各 12 克，白芷、生甘草、川芎各 10 克，川军 5 克。

制用法 每日 1 剂，水煎服。

加减 痒重者可加地肤子、白鲜皮；皮屑多者可加入薏苡米。

功效主治 辛凉，解肌表邪气。主治银屑病。

杏仁米醋方

方剂 杏仁 15 克，米醋毫升。

制用法 先将杏仁捣碎，与米醋混匀加热，先用温水洗净患处，再趁热洗搽患处，每日 1 次，连用 2～3 次，间隔 2 天再重复使用上法。

功效主治 清热解毒，凉血。主治银屑病。

消屑汤

方剂 当归、生地、乌蛇、玉竹、蝉蜕、刘寄奴各 20 克，苦参、白鲜皮、黄芪各 30 克，地肤子、蜂房各 50 克，防风 25 克，羌活、独活各 15 克。煎服。

制用法 大枫子、黄柏、白矾各 30 克，苯甲酸、水杨酸各 15 克，冰片、狼毒各 10 克，均制细粉，加白凡士林 50 克混合调匀即得，外用。内服药每剂水煎 3 次，混合浓缩至 450 毫升，每天早、午、晚服，每次服 150 毫升。病灶处涂上消屑膏，用蜡纸或薄纸严密敷盖，并用绷带包扎紧实。每隔 1 周换药 1 次。如癣灶面积大，可分次涂消屑膏治疗。

功效主治 清热解毒，祛风除湿。主治银屑病。

实用验方

大黄汤

方剂 生大黄（后下）3~15克，熟大黄6~20克。

制用法 每日1剂，水煎，分早、晚2次服。

加减 银屑病进行期宜加重生大黄量，静止期则加重熟大黄量。

功效主治 凉血活血，祛邪化瘀。主治银屑病。

验证 采用此方治疗银屑病45例。其中痊愈28例（皮损全部消退，或仅留有少量不明显的点状损害），治愈率为62%；好转12例（皮损消退50%以上）；无效5例；总有效率为88%。8例用药后出现腹泻、食欲不振，调整服药剂量后，腹泻消失。

九味消银散

方剂 白花蛇舌草、乌梢蛇各60克，三七粉、苦参各50克，白鲜皮、土槿皮、赤芍、丹参、当归各30克。

制用法 将上药共研为细末，装入胶囊，每粒0.3克。用药头3天每日1粒，用药第4~6天，每日3次，每次2粒，以后为每日3次，每次2粒，均为饭后服用。20天为1个疗程。

功效主治 清热解毒，凉血活血。主治银屑病。

验证 用此方治疗120例，结果痊愈89例，有效23例，无效8例，总有效率为93.4%。

生玄饮

方剂 生地、玄参、板蓝根各15克，蒲公英、野菊花、桔梗、当归、赤芍、天花粉各10克，栀子、柴花地丁、贝母、土茯苓各12克，甘草6克。

制用法 每日1剂，水煎服。

功效主治 清营解毒，清热活血。用治银屑病。

验证 林某，男，46岁，干部。患者因感冒后四肢伸侧及背部出现红色皮疹20天，皮损见上述部位有绿豆大丘疹及斑片，上覆银屑。舌红紫，脉弦滑。经服生玄饮15日后，皮损色淡，鳞屑减少，新疹停止出现；21天后，背及前臂大部分皮损消退；33天后临床痊愈。

化瘀祛风汤

方剂 黄芪、党参各90克，金银花、土茯各60克，白术、白芍、获苓、麦冬、玄参、鸡血藤、板蓝根、忍冬藤、连翘、徐长卿各30克，苦参24克，乌梢蛇、槐米、紫草、地肤子、蝉蜕、蛇蜕、五灵脂各15克。

制用法 上药加水煎3次，浓缩至300~400毫升，一日2~3次口服。

功效主治 清热活血。主治银屑病。

加减 上肢、胸背重加白附子15克；下肢重加黄柏、草解各15克；湿气重加茵陈15克；便秘加槟榔15克；痒甚加苍耳子15克；失眠加生地30克。

验证 屡用屡效。

名医提醒

1 皮肤过敏是引起银屑病的重要原因之一。银屑病患者在日常生活中要尽量避免和过敏物质的接触，比如有的人对海鲜产品过敏，冬天本来气候干燥，多喝水和多吃水果，保持水分。总之，养成一个好的生活习惯对预防银屑病是非常重要的。

2 银屑病患者在日常生活中应少吃辛辣刺激的食物，如大料、花椒、胡椒、孜然、茴香、桂皮、芥末、芥末油、辣椒酱、火锅调料、方便面调料，以及牛羊肉等发物，多吃水果蔬菜肉蛋奶之类，坚持锻炼身体，保持精神愉悦，有助于病情的恢复。

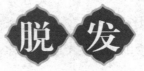

脱　发

脱发是指头发非生理性脱落的一类疾病，包括斑秃、脂溢性脱发等疾病。

其中，斑秃是一种头发突然成片脱落、头皮鲜红光亮、无明显自觉症状的慢性皮肤病，相当于中医的"油风"；脂溢性脱发是指在头皮脂溢性皮炎的基础上发生的头发细软、稀疏、脱落，中医称之为"发蛀脱发"。脱发的基本病机为风盛血燥，气血亏虚，精血不足，气血瘀滞而致发失所养。

名医效方

当归生熟地川芎汤

方剂 当归 20 克，生地黄、熟地黄、白芍、制首乌、侧柏叶、白鲜皮各 15 克，川芎、红花、桃仁、泽泻各 10 克，蝉蜕 6 克。

制用法 将上药以水煎煮，煎药时，放上 1 小撮黑芝麻作药引。每日 1 剂，分 2 次服用。

功效主治 对脂溢性脱发有一定疗效。

柏枝椒仁半夏方

方剂 柏枝（干药）、椒仁、半夏各 90 克。

制用法 将药加水 500 毫升，煎至 250 毫升，入蜜少许，再煎 1 ~ 2 沸。用时入生姜汁少许，调匀，擦脱发处，每日 2 次。

功效主治 止脱生发。对脱发有一定的疗效。

川楝散

方剂 川楝子 50 克。

制用法 上药研细末，治疗时取药末 5 克，用香油调成泥状，敷于患处。每日 1 换，2 周为 1 个疗程。

功效主治 祛湿，化瘀，生发。对斑秃也具疗效。主要用于脱眉毛。

半夏生姜方

方剂 生半夏、生姜各 300 克，麻油 1000 克。

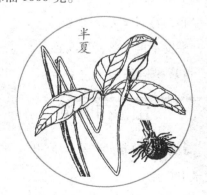

半夏

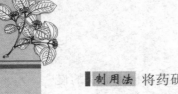

制用法 将药研末，以麻油浸渍半月。用时先以生姜片涂擦患处，后用药油涂之，每日1次。

功效主治 坚持用3个月，脱发即生。

党参黑枣茶

方剂 党参15克，黑枣5枚。

制用法 将上2味水煎取汁，代茶饮用。每日1剂，连服20～30日。

功效主治 补中益气，养血。适用于脱发。

香榧核桃泥

方剂 生香榧子6粒，核桃4个。

制用法 2药都去壳打烂，另加侧柏叶50克，3味药共捣如泥，加淡盐水200克，浸泡7日，即可使用。用梳子蘸此药液，不断梳头，使头发都湿润，每日2次，连续2～3个月后，头发不再脱落，光润且黑。

功效主治 适用于脱发。

山楂荷叶粥

方剂 山楂60克，荷叶1张，粳米100克。

制用法 将前2味加水煎汤，去渣，加入洗净的粳米煮粥服食。每日1剂，2次分服。

功效主治 活血利湿，清热解毒。适用于脂溢性脱发。

雄黄猪油膏

方剂 雄黄、硫黄、孵育过的鸡蛋或蛋壳内白皮、猪油各25克，猪苦胆1个，炮制穿山甲15克。

制用法 诸药研细末，用猪油和猪苦胆汁调和。用时以纱布包好用力搽患处，1日2～3次。

功效主治 适用于脱发。

验证 经治5例脱发后均发长。

荆芥汤

方剂 荆芥10克，防风6克，连翘、当归各15克，金银花、茵陈、生地黄、马齿苋、制首乌各30克，白鲜皮20克。

制用法 水煎服，日服2次。

功效主治 疏风清热，凉血活血。主治脂溢性脱发，头发油垢，脱屑瘙痒者。

辣椒泡酒

方剂 干辣椒60克，白酒60

传统秘验效方精华

三五四

毫升。

制用法 将干辣椒切碎，泡入白酒中，一般 7 天即可用。用时以纱布或棉球蘸酒搽患处。

功效主治 祛风活血。治疗斑秃。

实用验方

四味生发酒

方剂 当归1份，党参1份，北芪1份，何首乌3份，50 度白酒 10 份。

制用法 上药按比例浸泡 1 周后使用。每日 4 次，每次 20 毫升空腹服，一般用 2 个月左右。同时将药酒外擦患处，1 日 2 次，配合治疗。少洗头发，或用清水洗头。

功效主治 活血补血，补肾气虚、肺气虚。主治气血虚性斑秃。

验证 杨某，男，25 岁。婚前 3 个月突然头发脱落，有 8 处，小的如指头大，大的有铜板大，境界清楚，头皮光亮，思想沉重。经用四味生发酒口服，1 日 3 次，1 次 30 毫升；外用 1 天 2 次，半个月后开始长出白灰色绒毛发。继用 2 个月余，头发全长满，头发变黑变粗。

首乌黄精汤

方剂 制首乌24克，熟地黄、侧柏叶、黄精各 15 克，枸杞、骨碎补各 12 克，当归、白芍各 9 克，红枣 5 枚。

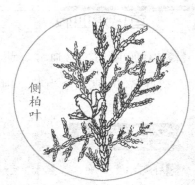

侧柏叶

制用法 每日 1 剂，水煎服，1 个月为 1 个疗程。

功效主治 补肾精，益肝血。主治脱发。

验证 黄某，女，18 岁。头顶脱发数处，梳头洗头时掉发甚多。服用首乌黄精汤，30 剂后新发生长良好，旧发已不再脱落。

生发饮

方剂 生地、熟地、当归、旱莲草各20克，侧柏叶15克，黑芝麻30

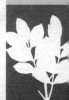

克，何首乌 25 克。

制用法 上药用冷水浸泡 1 小时后即行煎煮，至沸后改用小火，继煎 30 分钟，每剂药可煎服 3 次，每日 1 剂。

功效主治 滋补肝肾，乌须生发。主治脱发、须发早白。

验证 屡用屡效。

首乌鸡血藤

方剂 何首乌、鸡血藤、胡桃肉、大胡麻各 20 克，全当归、枸杞子、侧柏叶、黄精、楮实子各 15 克，冬虫草、炙甘草各 10 克。

制用法 水煎，每日 1 剂，分 2~3 次口服。半个月为 1 个疗程。

功效主治 补肾健脾。主治脂溢性脱发。

验证 用此方治疗脱发患者 93 例，其中治愈者 86 例，好转 5 例，无效 2 例。

名医提醒

1 补充维生素 E。维生素 E 能够起到抵抗毛发衰老，促进细胞分裂的的作用，可以促进毛发的生长。另外，要多吃点卷心菜、黑芝麻等。脱发非常重要的一个因素就是体力和精神过度疲劳，因此，要注意休息，保证睡眠。

2 肉类、洋葱等食品中含有的酸性物质非常容易引起血中酸毒素过多，因此，要少吃或不吃。也不要食用油腻、燥热的食物。

酒渣鼻

酒渣鼻是发生于面部中央和鼻部，表现为红赤，并伴有局部组织增生肥厚的皮肤病。多见于中年男女，其临床特征为：颜面中央部、鼻部潮红、丘

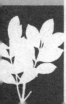

疹、脓疱，并伴有局部毛细血管扩张，皮脂腺和结缔组织增生。中医称本病为"酒糟鼻"，其基本病机为肺热胃火上攻，血瘀成齄。

名医效方

桑白皮枇杷叶汤

方剂 桑白皮、枇杷叶、赤茯苓、车前子、鱼腥草、厚朴、麦冬各15克，葶苈子、生石膏、黄芩各20克，熟大黄100克，枳实12克。

制用法 每日1剂，水煎，餐后服。丘疹、脓疮用药渣再煎取液，湿敷患处，15日为1个疗程。

功效主治 适用于酒渣鼻。

养阴清热汤

方剂 生地15克，白花蛇舌草30克，黄芩、制大黄、桑白皮各9克，玄参、生石膏、侧柏叶、生山楂各12克。

制用法 水煎服，每日1剂。

功效主治 养阴，清热，通腑。适用于酒渣鼻。

黄柏方

方剂 黄柏适量。

制用法 将黄柏浸于95%的酒精

中，酒精以浸没黄柏为度，密封1周后用双层纱布过滤，滤液兑蒸馏水50毫升，装瓶中备用。

功效主治 解毒，杀虫。主治酒渣鼻。

生地菊花汤

方剂 枇杷叶、桑白皮、黄芩、栀子各10克，生地15克，菊花12克，桔梗6克，黄连、甘草各5克。

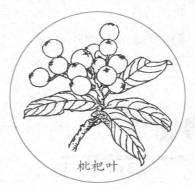

枇杷叶

制用法 水煎服。

功效主治 主治酒渣鼻红斑期。

白果酒糟外用方

方剂 白果仁3枚，酒糟少许。

制用法 把白果仁和酒糟共捣烂

如泥，每晚睡前敷于鼻上，次日晨洗去。

功效主治 解毒，杀虫。适用于酒渣鼻。

马蔺花外用方

方剂 鲜马蔺花15～20克。

制用法 将马蔺花捣烂如泥，敷在患处。每日1次。

功效主治 清热解毒，利湿消肿。适用于酒渣鼻。

枇杷叶绿豆汤

方剂 绿豆30克，枇杷叶10克，白糖适量。

制用法 把枇杷叶用布包好，绿豆洗净，共置于锅内，加水煎熟，拣出枇杷叶袋，调入白糖即成。每日1剂，连服15～20日。

功效主治 解毒消肿，清热利水。适用于酒渣鼻。

百苦雷散

方剂 用百部、苦参、雷丸各研成极细末，然后以5：2：2的比例混合，搅匀后取药粉15～20克，与雪花膏80～85克混合，制成15%～20%的药物雪花膏。

制用法 每晚睡前，用硫黄皂清洗面部，然后外搽，翌晨洗去。20天为1个疗程，可连用2～3个疗程。

功效主治 清热杀虫。治酒渣鼻。

实用验方

轻粉杏仁散

方剂 轻粉6克，杏仁、硫黄各12克。

制用法 先将轻粉研细，加杏仁同研，最后加硫黄研和。把手指洗净，蘸药磨擦患处。

功效主治 解毒杀虫。用治酒渣鼻、粉刺（痤疮）。

验证 用此方治酒渣鼻10例，治愈6例，好转2例，无效2例，总有效率为80%。

酒渣膏

方剂 大枫子、木鳖子、樟脑粉、核桃仁、蓖麻子、水银各等份。

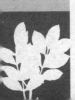

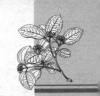

制用法 诸药研成细末，加水银调成糊状。局部清洗后，将调好的药膏薄薄涂上一层。晚上用药，翌晨洗去，隔日1次，连用2周为1个疗程。

功效主治 杀虫润肤，通络散结。主治酒渣鼻。

验证 牛某，男，45岁。患酒渣鼻14年，皮损除鼻尖外，鼻翼部、颏部及前额部均延及。用本方治疗，用药1个疗程告愈，随访2年，未见复发。

二皮知母饮

方剂 桑白皮、地骨皮、知母、生山楂、生甘草各15克，枇杷叶、黄芩各10克，石膏（打碎先煎）30克，丹皮、赤芍、五味子、半枝莲各6克。

制用法 每日1剂，水煎服。

功效主治 清肺润燥，活血解毒。主治酒渣鼻。

加减 皮肤特别油腻者加侧柏叶10克，乌梅6克；丘疹、脓疱者加千里光、紫花地丁、花粉、皂角刺各10克；食辣椒后加重者加黄连10克；酒后重者加制大黄片10克；粪便秘结干燥者加生大黄5克。

验证 用此方治疗酒渣鼻有效。

蒲菊草叶饮

方剂 蒲公英、野菊花、鱼腥草、淡竹叶各10克。

制用法 将诸药择净，放入药罐中，加入清水少许，先浸泡5~10分钟，煎取浓汁，用消毒药棉签蘸药液外搽患处，每日3~5次，每日1剂，10日为1个疗程，连续1~2个疗程。

功效主治 清热解毒，活血消肿。主治酒渣鼻。

验证 用此方治疗酒渣鼻有效。

百部酒

方剂 百部适量。

制用法 将百部用水洗净，泡于95%的酒精中，比例为1克百部用2毫升酒精，一般泡5~7天即可搽用。每日搽2~3次，1个月为1个疗程。

功效主治 解毒杀虫。主治酒渣鼻。

验证 用此方治疗酒糟鼻患者13例，其中痊愈5例，显效7例，好转1例。经3个月随访，治疗效果稳定，治疗中未见过敏反应。

名医提醒

① 日常生活中，多吃一些富含维生素 B_6、维生素 B_2 的食物，补充营养。另外，还可以口服甲硝唑，直至症状完全消失为止。

② 一定要忌食辛辣、酒类等辛热刺激的食物。酒糟鼻主要是由于饮食不节、外感风邪等引起的。在饮食上，一定要注意忌食辣椒、芥末、生葱等食物。

荨麻疹

　　荨麻疹是一种常见的过敏性皮肤病，以时隐时现之大小不等的风团为特征。一般多发于过敏体质者。主要表现为皮肤突然出现风团，形状大小不一，颜色为红色或白色，迅速发生，消退亦快，也可一天发作多次，有剧烈的瘙痒。根据病程的长短可分为急、慢性两种，急性者约 1 周左右就可痊愈；慢性者可反复发作数月，甚至数年。本病属中医学"瘾疹"范畴，治疗时宜疏风止痒。下面介绍一些常用的改善荨麻疹症状的有效方剂。

名医效方

祛风凉血汤

■ **方剂** 防风 9 克，蝉衣、僵蚕、丹皮各 10 克，炒黄芩、生地各 15 克。

■ **制用法** 每天 1 剂，煎 2 遍和匀，每日 2~3 次分服。

■ **加减** 大便秘结加生大黄 5~9 克。

■ **功效主治** 蝉衣、防风、僵蚕祛风止痒；黄芩清肺热；丹皮、生地凉血。

黄芪巴戟天汤

■ **方剂** 生黄芪 30 克，巴戟天、

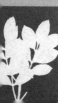

橘核各 15 克，白术、川断各 12 克，桂圆肉 10 克。

制用法 每日 1 剂，水煎服。

功效主治 温肾益气健脾，助阳固表，扶正祛邪。主治慢性荨麻疹，阳虚感邪之证。

红薯藤饮

方剂 红薯藤（干品）50 克。

制用法 将上药水煎，加红糖适量饮服，每日 1 剂。3～5 剂为 1 个疗程。

功效主治 适用于荨麻疹。

多皮饮

方剂 地骨皮、五加皮、大腹皮、粉丹皮、川槿皮各 9 克，桑白皮、白鲜皮、赤苓皮、冬瓜皮、扁豆皮各 15 克，干姜皮 6 克。

制用法 水煎服，每日 1 剂，日服 2 次。

加减 若遇冷而复发者，则重用干姜皮；遇热而发作者，去干姜皮，加干生地 15～30 克。

功效主治 健脾除湿，疏风和血。主治亚急性、慢性荨麻疹。

疏风凉血汤

方剂 水牛角、生石膏、生地黄炭、玄参、麦冬、白僵蚕、连翘各 15 克，丹皮 30 克，知母 12 克，大黄、龟板各 6 克，麻黄根、防风、薄荷各 9 克，刺蒺藜 20 克。

制用法 将上药以水煎，取汁 200 毫升。每日 1 剂，分早、晚 2 次服用。5 日为 1 个疗程。

功效主治 清热疏风，凉血清营。适用于胆碱能型荨麻疹。

荆防方

方剂 荆芥穗、防风、僵蚕、紫背浮萍、生甘草各 6 克，金银花 12 克，牛蒡子、牡丹皮、干生地黄、黄芩各 9 克，薄荷、蝉蜕各 4.5 克。

制用法 水煎，去渣取汁，分 2 次温服，每日 1 剂。

功效主治 疏风解表，清热止痒。主治急性荨麻疹、血管神经性水肿。

祛风通泻汤

方剂 荆芥、防风、栀子、地骨皮、白鲜皮各 10 克，葛根、竹叶、蝉衣、苦参各 12 克，大黄（后下）、

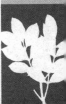

甘草各6克。

制用法 将上述药物（不包括大黄）投入砂锅，加适量冷水煎开后，以小火煎10分钟，放入大黄，再煎5～10分钟；滤出药液后加水复煎1次。早、晚分2次温服。小儿酌减。

功效主治 祛风清热通利。适用于荨麻疹。

实用验方

蝉蜕防风散

方剂 蝉蜕、细辛、防风各等量。

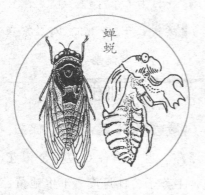

蝉蜕

制用法 将上药共研为极细末，加入冰片适量备用。用时取本品0.2～0.4克，置于麝香虎骨膏中。外贴曲池、大椎、悬钟、梁丘；风寒型加列缺；风热型加外关；腹痛、腹泻加神阙。除大椎、神阙外均为双侧，每日1次，贴1～3次。

功效主治 适用于荨麻疹。

验证 用本方外治荨麻疹52例，均治愈。

蟾蜍汤

方剂 活蟾蜍3～4只。

制用法 去内脏洗净后放入砂锅内煮极烂，用纱布过滤去渣，留汤备用。搽洗患处，每日3～4次。

功效主治 解毒，消肿，止痛。用治丘疹性荨麻疹。

验证 《新中医》介绍该方反映效果理想。

复方徐长卿膏

方剂 徐长卿30克，乌梅、银柴胡、乌鞘蛇各10克，氯苯那敏40毫克。

制用法 将前4味药粉碎后过80目筛，用陈醋调成膏状备用。取穴：曲池、血海（均双）。同时取药膏（每穴用药粉3克）摊于4厘米×5厘米的塑料薄膜或敷料上，撒上氯苯那敏药粉贴于所选穴上，隔日 1 次，连贴 5 次后停药观察治疗效果。

功效主治 适用于荨麻疹。

验证 用上药治疗急慢性荨麻疹患者，一般用药 2 ~ 4 次后获得治愈。

韭菜外用方

方剂 韭菜 1 把。

制用法 将韭菜放火上烤热。涂擦患部，每日数次。

功效主治 清热，散风。用治荨麻疹。

验证 毛某，女，36 岁，患荨麻疹，用韭菜方治愈。

羌活芥穗煎

方剂 羌活、芥穗、姜虫、川芎各 9 克，厚朴、橘红、党参、云苓各 12 克，蝉衣、薄荷各 6 克，苦参、土茯苓、浮萍草、苍耳子各 30 克。

制用法 上 14 味药，水煎 2 次服，第 3 煎加白矾 15 克洗之。

功效主治 适用于荨麻疹。

验证 用本方治疗荨麻疹 120 例，均收到满意疗效。

芝麻根药液

方剂 芝麻根 1 握。

制用法 洗净后加水煎。趁热烫洗。

功效主治 清热，散风，止痒。用治荨麻疹。

验证 钱某，男，43 岁，患荨麻疹，多方医治效果不佳，后用上方痊愈。

名医提醒

1 一定要避免接触过敏原，比如吸入花粉、动物皮屑、灰尘等。最好不要使用容易使机体过敏的药物以及食物。

2 要特别注意个人的卫生，不要养猫、狗。生活要规律，不要喝酒，保持心情的舒畅。

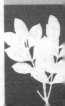

黄 褐 斑

黄褐斑俗称蝴蝶斑，是一种常见的面部色素沉着性皮肤病，中青年女性多见。病情有一定季节性，夏重冬轻。其主要症状为皮损为淡褐色至深褐色斑片，形状不规则。面部对称分布，颊部最多见，边界清楚，表面光滑无鳞屑。

名医效方

覆盆子散

方剂 覆盆子500克。

制用法 首先将覆盆子研为细末，然后每服10克，每日1次，用白酒送下。

功效主治 悦泽肌肤，补益肝肾。适合用于黄褐斑。

核桃芝麻豆奶饮

方剂 黑芝麻、核桃仁各30克，牛奶、豆浆各200毫升，蜂蜜适量。

制用法 首先将黑芝麻、核桃仁研为细末，与牛奶、豆浆共同置锅内，煮沸后离开火，候温，调入蜂蜜

后即可服食。每日1剂。

功效主治 洁面祛斑，补益肝肾。适用于黄褐斑。

活血汤

方剂 丹参100克，毛冬青50克，当归、坤草各20克，红花、桃仁、泽兰、三棱、郁金各15克。

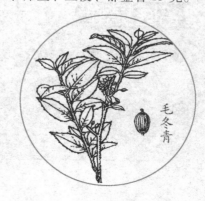

毛冬青

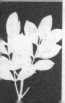

制用法 每日 1 剂，水煎，早、晚各服 1 次。每次服药时加服蜈蚣粉 5 克。

功效主治 活血化瘀，疏肝解郁。主治黄褐斑，症见面部有浅或深的褐斑，或伴肌肤甲错。

祛斑膏

方剂 天花粉、鸡蛋清各适量。

制用法 将天花粉研细，用鸡蛋清调匀成膏。用药前先用热水将脸洗净，并用热毛巾将面部皮肤捂热，将药膏于面斑上涂擦 1 层。每日午休和夜睡前各 1 次，起床后将药洗去，连用 1～3 个月。

功效主治 祛斑，增白。主治面部黄褐斑。

地黄山药饮

方剂 熟地黄 18 克，山药 20 克，茯苓、泽泻各 15 克，黄柏、菊花各 12 克，牡丹皮、山萸肉、枸杞子、陈皮各 9 克。

制用法 每日 1 剂，水煎服。

功效主治 滋补肝肾，滋阴泻火。主治黄褐斑。

当归紫草汤

方剂 当归、川芎、赤芍、紫草、白芷各 10 克，生地、熟地、女贞子各 15 克。

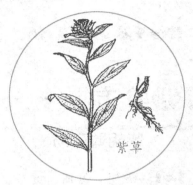

紫草

制用法 每日 1 剂，水煎 2 次，早、晚分服。

功效主治 养血活血，祛风消斑。适用于妇女面部黄褐斑，古称黧黑斑者，或兼月经失调，肝肾阴虚者。

鹭鸶粪散

方剂 鹭鸶粪 500 克，猪油适量。

制用法 将鹭鸶粪晒干，研末过筛，以猪油调匀，每晚睡前涂搽面部，次晨洗去。

功效主治 祛斑。适用于黄褐斑。

熟地泽泻汤

方剂 熟地、山萸肉、山药、泽

泻、茯苓、丹皮、白芍、赤芍、丹参、陈皮各10克，旱莲草、女贞子、鸡血藤各15克。

制用法 每日1剂，水煎2次，早、晚分服。

功效主治 适用于黄褐斑，表现为淡褐色或淡黑色斑疹，形状不规则，或呈蝶翼状，对称分布于颧、额、鼻等颜面皮肤，局部皮损常无自觉症状，部分患者伴胸胁胀痛，性情急躁，睡眠较差。

实用验方

柴胡薄荷汤

方剂 柴胡、薄荷、黄芩、栀子、当归、赤芍、红花、莪术、陈皮、甘草各10克。

制用法 每日1剂，水煎服。

加减 若脾虚者，加服补中益气丸；兼肾阴虚者，加服六味地黄丸。

功效主治 疏肝清热，活血化瘀。适用于肝郁化火，血气瘀滞所致黄褐斑者。

验证 用此方治疗黄褐斑45例，痊愈6例（治后黄褐斑俱消退，复查3~6个月未复发），基本痊愈23例（黄褐斑消退90%以上），显效12例（黄褐斑消退30%以上），无效4例，总有效率为91.1%。服药最多40剂，一般服药30剂左右。

参术鸡内金丸

方剂 白术、木香、当归、鸡内金各100克，薏苡仁、冬瓜皮各300克，党参、茯苓、生地黄各120克，鸡血藤200克。

制用法 上药共研细末，炼蜜为丸，每丸10克，每日2~3次，每次1丸。或为水丸，10克1袋，每袋相当于蜜丸2丸，早、晚各服半袋。

功效主治 健脾益胃，利湿消斑。主治面部黄褐斑。

验证 临床验证，效果甚佳。

桑耳方

方剂 桑耳（黑木耳）90克。

制用法 先将桑耳用微火烘烤，

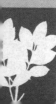

至烤干；然后细研为粉末状，置于罐中。每次饭后 3 克，连用 30 天。

功效主治 消斑，祛斑。适用于黄褐斑、老年斑。

验证 此方治疗黄褐斑 98 例，痊愈 46 例，显效 31 例，好转 18 例，无效 3 例，总有效率为 96.9%。

珍珠母饮

方剂 珍珠母 30 克，白菊花 9 克，白僵蚕、茵陈、夏枯草、六月雪、白茯苓、柴胡、生地、女贞子各

12 克，炙甘草 4.5 克。

制用法 每日 1 剂，水煎服。12 天为 1 个疗程。

加减 若素有脘部不适者，去菊花，加炒白术；阴虚发热者，加地骨皮；肝郁气滞明显者，加玫瑰花。

功效主治 疏肝，滋肾，散结。主治黄褐斑。

验证 用此方治疗黄褐斑 60 例，结果痊愈 18 例，显效 26 例，好转 10 例，无效 6 例，总有效率为 90%。

名医提醒

1 一定要多喝水，多吃蔬菜和水果，比如西红柿、黄瓜、桃等。另外还要多食用富含维生素 C 的食物，比如山楂、鲜枣、猕猴桃等食物。

2 要养成良好的生活习惯，不仅要戒掉抽烟、喝酒、熬夜等不良习惯，而且要加强防晒。所有的色斑都不能够让强光照射，因此，外出最好带遮阳工具、涂防晒霜等。

白癜风

白癜风是一种常见的后天性表皮色素脱失性皮肤病，中医称为"白癜"或"白驳风"，在皮肤上可出现大小不等的圆形或椭圆形白斑，边界清晰，

边缘色素较深。白癜风好发于皱褶及暴露部位，易诊断难治疗，且影响美观。中医认为，肺主气，主白色。白斑是由于气血不足，使皮肤不得营养而变白。

近代研究表明，白癜风除皮肤外，还会累及眼、耳等，该病发生于任何年龄、性别和人种，其中以 20～30 岁的青年人为多见，一般发病率为 0.5%～40%，近年来有逐年上升的趋势。下面介绍一些缓解白癜风的有效验方。

名医效方

桑枝桑葚饮

方剂 鲜桑枝 1500 克，桑葚子、益母草各 500 克，何首乌、生地黄、白蒺藜、补骨脂、玄参各 250 克。

制用法 上药煎熬，去渣，浓缩成 1000 毫升，加入蜂蜜 500 毫升，收成 1200 毫升。每日服 3 次，每次 20～30 毫升。一般连服上方 2 料即可见效，如未愈，可继服 3～4 料。

功效主治 适用于白癜风。

白蒺藜鸡血藤

方剂 白蒺藜 50 克，白茯苓、生黄芪、补骨脂、当归、丹参、鸡血藤各 30 克，红花、防风各 15 克。

制用法 将上药共研末，用纯枣花蜜炼蜜为丸，每丸 10 克。口服，1

日 2 次，每次 1 丸。1 个月为 1 个疗程，治疗 1～2 个疗程。

功效主治 清热凉血，补肝肾。主治白癜风。

浮萍白及膏

方剂 浮萍、重楼各 50 克，紫草、丹参、刘寄奴、威灵仙各 25 克，丹皮、川芎各 15 克，琥珀 19 克，土鳖虫、地龙各 10 克，花蕊石、白及、地榆、川芎、冰片各等量。

制用法 上药共研细粉状，用凡士林配制成膏。口服每日 1 剂，水煎分早、晚服；外用擦患处，每日 2～3 次，擦药后局部应加温，晒太阳或用手摩擦等方法均可，使患处皮肤由白变为红色为佳。3 个月为 1 个疗程。

传统秘验效方精华

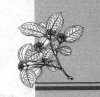

功效主治 祛风，活络，化瘀。适用于白癜风。

玄机汤

方剂 紫草、刘寄奴、丹皮、威灵仙各25克，草河车、丹参、浮萍各50克，川芎15克，琥珀、地龙、土鳖虫各10克。

制用法 每日1剂，水煎，早、晚2次分服。孕妇禁忌，小儿酌减，1个月为1个疗程。

功效主治 适用于白癜风。

养阴活血汤

方剂 女贞子、旱莲草、制首乌、丹参、赤芍、生地黄各30克，粉丹皮15克，川芎、紫草、白芷、刺蒺藜各12克。

制用法 每剂3煎，每次浓煎取汁500克。每日1剂，分次于饭前温服。小儿及年老体弱者酌减。30日为1个疗程，治疗期间禁用含维生素C的药物，忌食西红柿、草莓及辛燥之物。

功效主治 滋阴活血。适用于白癜风患者。

首乌防风汤

方剂 补骨脂、黑桑葚、首乌、黑芝麻各30克，当归、丹参、刺蒺藜、防风、川芎各15克，红花10克。

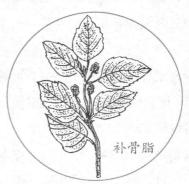

补骨脂

制用法 将上药以水煎煮，取汁，备用。每日1剂，分早、晚2次服用。30日为1个疗程，期间停用其他药物。

功效主治 补益肝肾，祛风消斑。适用于白癜风。

沙苑蒺藜猪肝散

方剂 沙苑蒺藜60克，猪肝1副。

制用法 将沙苑蒺藜研末；将猪肝煮熟，切片。将猪肝蘸沙苑蒺藜食用，每日1次。

功效主治 养肝补血，通经活络。适用于白癜风。

马齿苋日光浴

方剂 马齿苋 20 克（鲜品加倍），红糖 10 克，醋 70 毫升。

制用法 诸药煮沸，过滤后取药液置有色瓶内备用。或将鲜马齿苋洗净、切碎、捣烂，用纱布包好，挤出汁液，瓶装备用（每 100 毫升加硼酸2 克，使 pH 值在 5.1，可久贮使用）。用时以棉签蘸药液涂患处，每天 1～2 次（最好晚上睡前涂 1 次）。患部晒太阳，每天从 10 分钟开始，逐日增

加至 1～2 小时。日光浴时注意防止感光性皮炎发生。

功效主治 适用于白癜风。

补骨脂酊

方剂 补骨脂 20～50 克，95%的乙醇 100 毫升。

制用法 将补骨脂捣为粗粉，置于 95% 的乙醇 100 毫升中浸泡 5～7天。涂于患处，每天 1～2 次。

功效主治 补肝益肾，润肤祛斑。

实用验方

穿山甲片外用方

方剂 生穿山甲片（代）适量。

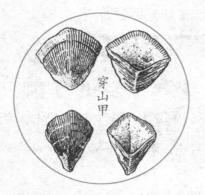

穿山甲

制用法 取五分钱大的生穿山甲（代）1 片，利用其自然边缘，刮白

斑之处，顺经络循行之方向，由轻到重刮 60 次，发红为度，不能出血。刮完后敷以红霉素软膏润泽皮肤，防止感染。每日 2 次。刮 1 周后白斑完全消失。

功效主治 适用于白癜风。

验证 用上药治疗白癜风患者 6例，全部治愈，无 1 例复发。

如意黑白散

方剂 旱莲草 90 克，白芷、何首乌、沙蒺藜、刺蒺藜各 60 克，紫

草 45 克，重楼、紫丹参、苦参各 30 克，苍术 24 克。

制用法 上药研细末，收贮勿泄气。每天服 3 次，每次服 6 克，开水送下。

功效主治 祛风活血，除湿清热，补益肝肾。用治白癜风。

验证 李某，女，29 岁。患者颈项、面部、臀骶、肩臂等皮肤均有边界清楚、大小不等的圆形白斑，并且逐渐发展。2 年来，曾多方求医，较长时期服过复合维生素 B、烟酸，外擦 0.5% 的升汞酒精，亦经中医治疗，未效。诊见面部及颈项皮肤除有片状白斑外，尚呈现白色小斑点，散布于胸腹等部，受侵患处白斑内毛发色亦变白，其他无异常。即处如意黑白散，另用肉桂 30 克，补骨脂 90 克，水、酒各半，浸泡 1 周。温水沐浴后，外擦患处。共服散剂 2 料，外擦 1 料，痊愈。

枯矾蝉蜕膏

方剂 枯矾、蝉蜕、硫黄、白蒺藜各 30 克，密陀僧 60 克，轻粉 5 克，地塞米松软膏 200 克。

制用法 将前 6 味药分别研为极细末，过 120 目筛，混合均匀，加入地塞米松软膏内搅拌后装瓶备用。用时，根据病灶大小，取药膏适量涂于患处，每日 3~4 次。

功效主治 主治白癜风。

验证 用此方治疗白癜风患者 35 例，其中治愈者 30 例，好转者 4 例，无效者 1 例。一般用药后局部皮肤可出现潮红或起粟粒样丘疹，25 天后肤色发黑而转为正常。治愈者经观察 1~2 年，均未见复发。

蚯蚓香油膏

方剂 蚯蚓 5 条，香油 50 克。

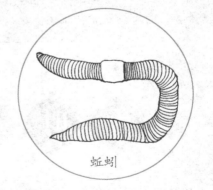

蚯蚓

制用法 将蚯蚓用香油浸泡，15 日可用，用时取此油涂搽患处，1 日 2~4 次。

功效主治 适用于白癜风。

■验证 此方经多人试用，一般7～14天即可见效。无任何副作用。

紫草地骨皮酊

■方剂 紫草、地骨皮、全蝎、青黛、雄黄各6克，补骨脂、白附子、何首乌各15克，蜈蚣5条。

■制用法 上药用500毫升酒精浸泡7日。用时取鲜茄蒂1个，蘸药液外搽患部，以局部发红为度，1日2～3次，1个月为1个疗程。

■功效主治 适用于白癜风。

■验证 一般治疗1个疗程后可见病灶处缩小，连续治疗3个疗程后痊愈。经治6例，疗效满意。

名医提醒

① 要禁烟戒酒，避免烟酒对人体皮肤产生刺激。不要用含有维生素C的药物或食物。忌食葱、蒜、鱼、咸菜、辣椒。不能食用菠菜，因为菠菜中含有大量的草酸，非常容易使患部发痒。

② 要保证合理的饮食，减少污染食品，纠正偏食，制订出一个科学的膳食食谱。另外，要保持全营养素的供应，尤其是少儿，更要补充足够的营养。注意劳动防护，减少直接接触化工原料、油漆涂料等有害物。

皮肤瘙痒症

皮肤瘙痒症是一种自觉瘙痒而临床上无原发损害的皮肤病。皮肤瘙痒症有泛发性和局限性之分，泛发性皮肤瘙痒症患者最初皮肤瘙痒仅局限于一处，进而逐渐扩展至身体大部或全身，由于不断搔抓，出现抓痕、血痂、色素沉着及苔藓样变化等继发损害。局限性皮肤瘙痒症发生于身体的某一部位，常见的有肛门瘙痒症、阴囊瘙痒症、女阴瘙痒症、头部瘙痒症等。

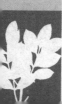

名医效方

加味水牛角地黄汤

方剂 牛角、生地黄、赤芍、丹皮、僵蚕、白蒺藜、地肤子各30克。

制用法 将上药以水煎煮，取汁200毫升。每日1剂，分早、晚2次温服。1个月为1个疗程。

功效主治 凉血清热，润燥祛风。适用于糖尿病引起的皮肤瘙痒症。

七味地黄益母汤

方剂 熟地黄、山茱萸各20克，怀山、益母草各30克，泽泻、茯苓、丹皮各10克。

制用法 将上药以水煎煮，取汁200毫升。每日1剂，分早、晚2次温服。10日为1个疗程。

功效主治 滋阴养血，安神息风。适用于老年皮肤瘙痒症。

凉血祛风汤

方剂 生地30克，白鲜皮、玄参、苦参、银花、连翘各15克，地肤子、丹皮、赤芍各12克，紫草、荆芥、防风各10克，升麻、薄荷、甘草各6克，蝉蜕3克。

制用法 每天1剂，水煎2次内服；药渣再煎反复擦洗患处。一般用药2剂即可。

功效主治 治皮肤瘙痒症。

祛风止痒汤

方剂 蝉衣、徐长卿、生地各15克，当归10克，红枣10枚。

制用法 每天1剂，煎2遍和匀，每日2~3次分服。

加减 大便干燥或便秘者加生首乌15~30克。

功效主治 祛风止痒，养血润燥。主治皮肤瘙痒症。

润肤止痒液

方剂 生甘草、蛇床子各30克。

制用法 煎2遍和匀，去渣浓缩成200毫升，瓶装备用。用时涂局部，每日2~3次。

加减 皮肤干燥加甘油50毫升，冰片3克（用酒或75%的酒精30毫升溶化后和入）。

功效主治 润肤，祛风，止痒适用于皮肤瘙痒症。

艾叶豨莶草

方剂 艾叶、豨莶草各15克。

制用法 水煎服，或水煎熏洗患处。

功效主治 解毒止痒。适用于皮肤瘙痒症。

醋蛋外用方

方剂 米醋、鸡蛋各适量。

制用法 将数枚鸡蛋浸于醋罐内密封，半月后取出，将鸡蛋打破，把蛋清蛋黄搅匀贮于瓶内备用。每日多次涂擦患部，稍干再涂。

功效主治 清热，解毒，散瘀。

适用于皮肤瘙痒症。

白蒺藜汤

方剂 白蒺藜、地肤子各适量。

制用法 煎汤外洗。

功效主治 清热止痒。主治皮肤瘙痒。

鲜丝瓜叶外用方

方剂 鲜丝瓜叶。

制用法 将丝瓜叶搓碎，在患部摩擦，发红为止。每7天1次，2次为1个疗程，2个疗程可见初效。

功效主治 清热，解毒，止血。适用于皮肤瘙痒症。

实用验方

刺乌散

方剂 刺蒺藜、何首乌各等份。

制用法 上药共研细末，装瓶备用。取药末适量，以米醋调为稀糊状，外敷于双足心涌泉穴，敷料包扎，胶布固定，晚敷晨去，7日为1个疗程。

功效主治 养血，祛风，止痒。

主治老年性皮肤瘙痒症。

验证 屡用屡效。

皮痒灵贴脐膏

方剂 当归、白芍、生地黄各30克，麦冬、远志、夜交藤各20克，苦参、地肤子、白鲜皮、川椒各15克，全蝎、蜈蚣各10克。

制用法 上药共研细末，装瓶备

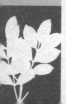

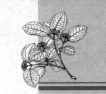

用。取药末适量（约 10 克），用陈醋调为稀糊状，敷于肚脐处，上盖纱布，胶布固定。每日换药 1 次，可用热水袋热熨 30 分钟，7 日为 1 个疗程。

功效主治 养血平肝，祛风润燥。主治老年性皮肤瘙痒症。

验证 临床验证 50 例，总有效率为 100%。

木香止痒汤

方剂 木香 10 克，炒枣仁 20克，陈皮、大腹皮、地肤子、带皮苓、苦参、白鲜皮、防风、荆芥各 9克，浮萍 6 克。

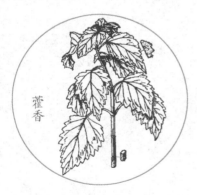

藿香

制用法 每日 1 剂，水煎服。

功效主治 行气安神，散风利湿。主治各种顽固性皮肤瘙痒症。

验证 用此方治疗患者 29 例，其中治愈 23 例，好转 5 例，无效 1

例，总有效率为 96.5%。

羊角藤止痒水

方剂 淘米水 2000 毫升，食盐200 克，羊角藤 100 克。

制用法 3 药混合，置于砂锅内煮沸 10～20 分钟后，连渣倒入洗脸盆中。温度适宜时，用毛巾洗搽局部，早、晚各 1 次，每次 5～10 分钟，一般 1～2 次显效。

功效主治 适用于皮肤瘙痒症。

验证 经治 20 余例，疗效满意，无副作用。

槐花茜草汤

方剂 槐花、茜草、牡丹皮、紫草各 20 克，金银花、蚤休、白鲜皮各 15 克，甘草 10 克。

制用法 每日 1 剂，水煎 3 次，前 2 煎分 2 次服，第 3 煎待温后外洗。

功效主治 清热解毒，凉血活血，祛瘀透疹。主治全身性皮肤瘙痒症，风热证。

验证 申某，男，50 岁。皮肤瘙痒 2 年。3 天前无明显诱因而全身起针尖大小红点，痒甚。伴头昏、心

烦、眠差、口干、小便赤短。舌质深红，苔少，脉细滑。予上方加重紫草、茜草、丹皮用量，再加白茅根30克。连服3剂，即告痊愈。

 名医提醒

１饮食方面，一定要多吃新鲜的蔬菜、水果及富含维生素 A 的食物，比如瘦肉、动物肝脏、菠菜等。瘙痒严重的患者可以食用苋菜、白菜、芥菜、鸡血、蛇肉等。

２尽量少吃含有高脂肪的食物，这是由于高脂肪的食物能够增加皮肤的负担，非常容易出现毛孔堵塞的现象。糖类食物要少吃，还有辛辣刺激性食物也不要食用。

传统秘验效方精华

第九章 ▼

日常保健对症方

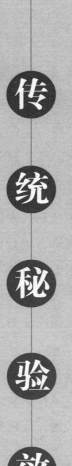
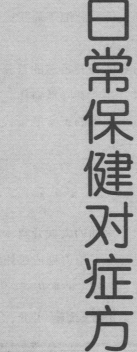
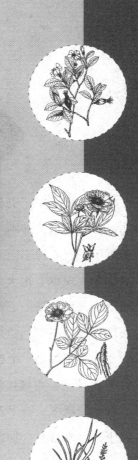

养心安神

日常生活中，引起心神不安的原因非常多，常见的有情志所伤，素体虚弱，心脾两虚，神不守舍等。另外，日常饮食不合理，胃气失和，也会导致睡卧不安、心神不宁。由于每个人的病因病机是不相同的，因此，心神不安的临床表现也有很大的差异。通常来说，可以分为虚、实两大类。虚证主要表现为头目眩晕，心悸怔忡，健忘，盗汗，舌淡脉细等症状；而实证则主要表现为躁动不安，惊悸失眠，头重胸闷等症状。

养心安神是一个长期的过程，需要为身体补充足够的营养素。其中维生素 E 对预防心血管疾病有非常明显的效果，还能够降低血压，减少患缺血性心脏病的概率。维生素 C 可以有效维持组织细胞的正常能量代谢，促进身心健康。多吃营养食物也是养心安神的主要方法。

名医效方

芝麻核桃安神方

方剂 红砂糖 20 克，黑芝麻、核桃各 250 克。

制用法 将黑芝麻、核桃仁炒熟，并把核桃仁切碎，备用。红砂糖放在锅内，加适量清水，以小火煎煮至较稠厚，加入黑芝麻、核桃仁，搅拌均匀后停火。趁热将糖倒在表面涂过食用油的大搪瓷盘中，待稍冷，将糖压平，用刀划成小块，冷却后即成黑色板糖，收贮佐餐食用。

功效主治 补肾，益智，安神。

黑豆莲子枣麦饮

方剂 黑豆、浮小麦各 30 克，莲子、黑枣各 7 个。

制用法 同煮汁，滤渣，调入冰

糖少许合溶，代茶饮。

功效主治 益智安神。适用于记忆力减退、神疲力乏。

龙眼黄芪汤

方剂 黄芪、龙眼肉各 15 克，炒酸枣仁、茯神各 20 克，党参、白术、当归、远志各 10 克，木香、炙甘草各 6 克，生姜 3 片，大枣 3 枚。

制用法 上药共同加水煎煮 2 次，将药液合并混匀，分早、晚 2 次温服，每日 1 剂。

功效主治 宁心安神。

五香驴肉

方剂 驴肉 500 克，豆豉、五香粉、盐各适量。

制用法 先将驴肉洗净切小块，同豆豉、五香粉一起放入锅内加水炖，先以大火后改小火，1 小时后捞

出驴肉，晾凉可食。

功效主治 养血安神。用于劳损体弱及心烦不安。

玉竹猪心

方剂 玉竹 50 克，猪心 500 克，姜、葱、盐、花椒、白糖、味精、香油、卤汁各适量。

制用法 玉竹拣去杂质，切成小节，用水稍润，煎熬 2 次，收取药液约 1500 克；生姜切片，葱切段，备用。将猪心破开，洗净，玉竹液与葱、姜、花椒同猪心共煮，至六成熟时，捞出晾凉。将猪心放在卤汁锅内，用小火煮熟捞出，揩去浮沫。在锅内加入卤汁适量，放入盐、白糖、味精和香油，加热成浓汁，放入猪心滚熘即成。食之。

功效主治 宁心安神。

实用验方

炙羊心

方剂 羊心 1 个，泊夫兰 15 克。

制用法 上药用玫瑰水 1 盏浸，

取汁，入盐少许。签子穿羊心于火上炙。将泊夫兰汁徐徐涂之，汁尽为度。食之，安宁心气，令人多喜。

功效主治 补心安神。

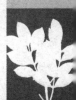

验证 用此方治疗患者 30 例，其中，治愈 25 例，好转 5 例，有效率为 100%。

陈皮半夏饮

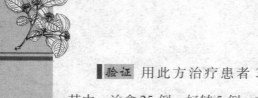

方剂 陈皮、半夏、茯苓、枳实、竹茹、菖蒲、远志、枣仁、五味子各 10 克。

制用法 每日 1 剂，水煎，早晚分服。

功效主治 理气化痰，养心安神。

验证 用此方加减治疗神经衰弱患者 32 例，其中治愈 23 例，好转 7 例，无效 2 例，总有效率为 93.8%。

猪肉山药汤

方剂 瘦猪肉 50 克，山药、枸杞各 10 克。

制用法 共煮，饮汤，日服 1 次。

功效主治 养血安神。主治神经衰弱。

验证 屡用效佳。

参叶五味子

方剂 人参叶、五味子各 6 克，石菖蒲、酸枣仁各 10 克。

制用法 每天 1 剂，煎 2 遍和匀，早、晚分服。或用 10 剂，研细末，炼蜜为丸，每粒 10 克，每服 1 粒，每日 2 次。

功效主治 补气安神。主治神经衰弱。

加减 时有自汗或盗汗者加炙黄芪 10 克，煅牡蛎 10 克，以补气固表敛汗。

验证 王××，男，45 岁。干部。患者长期工作紧张，劳心伤神，故夜间心烦不眠，梦多易醒，白天头晕乏力。予本方治疗，2 周后睡眠好转，4 周后头晕消失，精神亦佳。

山药安神汤

方剂 山药 30 克，韭菜子、石莲子、益母草各 15 克，山茱萸、熟地、覆盆子、菟丝子、枸杞子、五味子、金樱子、蛇床子各 10 克，补骨脂、淫羊藿各 6 克。

制用法 水煎 2 次，将药液合并混匀，分早、晚 2 次温服，每日 1 剂。

功效主治 宁心，安神。

验证 屡试有效。

名医提醒

❶要早睡早起，适当午睡。充足的睡眠能够起到养心安神的作用。另外，晚上睡得好，早上起来会觉得神清气爽，疲惫尽消，而且也能够有一个好的心情。

❷保持一个平和的心态，注意日常防护。让自己处于一个放松自然的情绪中，遇事不要与人争执，宽容待人。另外，有心脑血管疾病的患者尤其要注意防止情绪激动。

聪 耳 明 目

中医认为，耳的听觉功能主要依赖于肾的精气充养，只有肾的精气充足了，耳的听觉才可以变得更加灵敏；目与五脏六腑都有着很大的联系，不过，主要的是肝，肝受血而能视。因此，聪耳明目的预防治疗主要是对于肝、肾的治疗。中医学认为，肝主血，开窍于目，肾主骨，开窍于耳。因此，只要能够保证肝、肾的健康，就会耳聪目明。

要保护好我们的耳和目，我们就需要有一个健康的体魄，保持良好的心情，具有一定的社会适应能力。另外，我们还需要从局部保护好耳目，学会耳目的养生。

名医效方

羊骨粟米粥

方剂 羊骨适量，粟米100克，陈皮5克，姜20克，草果2个，盐少许。

制用法 羊骨捣碎，陈皮去白，同姜及草果加水煎汤，去渣取汤下米

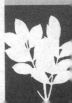

做粥。加盐调味服食。

功效主治 补肾，强健筋骨，祛寒湿。用治肾虚腰痛、耳聋、乏力。

驻景丸

方剂 菟丝子（酒浸 3 日，曝干，捣为末）150 克，车前子、熟干地黄各 90 克。

制用法 上药捣罗为末，炼蜜和丸，如梧桐子大。每于空心，以温酒下 30 丸，晚食前再服。

功效主治 补肝肾，增目力。适用于肝肾俱虚、眼常昏暗者。

补肝散

方剂 地肤子（阴干捣末）160克，生地黄 5 千克。

制用法 捣取地黄汁，和拌地肤子末，干后，捣细罗为散，每服以温水调下 6 克，日 3 次服。

功效主治 养肝明目。适用于虚劳目暗者。

苍耳子粥

方剂 苍耳子、粳米各 15 克。

制用法 把苍耳子捣烂，以水 15毫升，绞滤取汁，和米煮粥食，或作

散煎服亦佳。

功效主治 升清明目。适用于目暗耳不明者。

芝麻枸杞粥

方剂 黑芝麻、枸杞子、何首乌各 15 克，粳米 100 克。

制用法 黑芝麻洗净晾干，炒香研末，何首乌煎煮 2 次，去渣取汁，与粳米、枸杞子、黑芝麻共同熬粥。

功效主治 补肝益肾，养血明目。治疗肝肾亏虚，头晕眼花，须发早白。

黄芪党参汤

方剂 黄芪、党参各 20 克，炙甘草、当归、白术各 10 克，升麻、通草各 8 克，橘皮、柴胡各 6 克，石菖蒲 5 克。

制用法 每日 1 剂，水煎，分 2次服（以饭后约半小时服药为宜）。5天为 1 个疗程，连续服药 3 个疗程。

功效主治 益气养血，补肝肾。主治耳鸣。

金银花饮

方剂 金银花、车前叶、霜桑

传统秘验效方精华

叶、白芷各 10 克，白糖适量。

制用法 将金银花等 4 味药物加水适量，煎汤（轻煎），再加入白糖，代茶饮用。

功效主治 祛风清热。可治外感风热之目赤肿痛、羞明多泪。

实用验方

泽泻茯苓汤

方剂 泽泻、茯苓各 15 ~ 30 克，石菖蒲 10 ~ 15 克。

制用法 水煎服，每日 1 剂，日服 3 次。

功效主治 利湿祛痰，开通耳窍。主治中耳积液。

验证 治疗 87 耳，痊愈 60 耳，显效 13 耳，有效 6 耳，无效 8 耳。

冰麝散

方剂 冰片、枯矾各 9 克，麝香 0.5 克，樟丹 12 克，龙骨 15 克。

制用法 共研极细末，装瓷瓶内密封备用。用时先取双氧水洗净患耳脓汁，拭干后吹入冰麝散少许，每日用药 1 次。

功效主治 祛脓消炎，通络开窍。主治急、慢性化脓性中耳炎。

验证 赵某，男，24 岁。患者右耳从 12 岁开始患脓耳。用上方治疗，共用药 12 次，已痊愈，随访 3 年，未见复发。

石决明细辛丸

方剂 石决明 100 克，细辛 20 克，山药、茺蔚子、人参、车前子、柏子仁各 50 克。

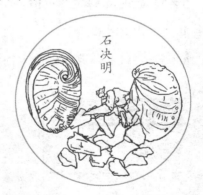

石决明

制用法 上药共研为细末，炼蜜为丸重 15 克，每次服 1 丸，每日 2 次。

功效主治 清热平肝。适用于口苦、咽干、尿黄之白内障。

验证 关某，男，52 岁，患老年性白内障 4 个月，经服用本方后痊愈。

地龙红花茶

方剂 地龙、车前子各 12 克，红花 10 克，赤芍 15 克，茯苓 30 克，益母草 20 克。

制用法 将以上诸药置于锅中，水煎服，每日 1 剂，分 2 次服。

功效主治 活血祛瘀，利水明目。适用于慢性单纯性青光眼。

验证 临床屡用，均有较好的疗效。

二黄汤

方剂 熟地黄 50 克，黄柏、石菖蒲各 10 克，山萸肉 12 克。

制用法 将上药放入砂锅内加水 500 毫升，浓煎至 250 毫升温服，每日 1 剂。

功效主治 对阴虚火旺所致的耳鸣、耳聋疗效较好。

验证 临床验证，有良好效果。

石决明散

方剂 石决明、决明子各 30 克，赤芍、青葙子、栀子、木贼各 15 克，大黄、荆芥各 6 克，羌活 3 克。

制用法 共为细末，每次 10 克，用麦冬 15 克煎汤送服药末。

功效主治 清热明目。主治白内障。

验证 屡用屡效。

名医提醒

1 要远离噪声环境。噪音非常容易让人出现耳鸣耳聋的症状，而且，人在噪音下时间太长更容易疲劳。因此，一定要远离噪声环境，可以采用耳塞、耳罩，或者隔音帽等防护措施。听音乐、看电视及戴耳机听音乐都不要将音量放得过大。

2 经常按揉足背上的肝经原穴——太冲穴，对于聪耳明目有很好的效果。另外，日常生活中不要生闷气，有火气要及时发泄出来。常吃一些绿色食品、水果。

固 肾 益 精

男人到了中年以后身体就开始走下坡路，会出现各种各样的不适。由于体能的下降，全身乏力，慢慢会出现失眠、没有食欲、周身酸痛等症状。除此之外，在房事中也会逐渐出现性欲低下的现象，实际上这主要是由于荷尔蒙低下所引起的。荷尔蒙可以有效调理我们的身体，帮助我们恢复身体健康。所以，男人一定要多吃一点对增添荷尔蒙有帮助的食物。

由于肾阴虚非常容易导致阳痿等性功能障碍的男性疾病，因此，日常生活中要多吃一些六味地黄丸类的补肾阴的药物，另外也可以用桑葚子、枸杞煮粥食用，效果很好。此外，补肾还需要注意一个原则，肾阴虚的病人容易火旺，这个时候千万不要用那些温热的壮阳药物，否则等于是火上浇油。中医认为，任何事物都分为阴阳两个方面，人的肾也有肾阴和肾阳之分，肾功能障碍的产生可能是肾阴虚造成的，也可能是肾阳虚造成的，所以，补肾要查明原因，分型而补。

 名医效方 ···

黑豆红枣丸

方剂 黑豆、红枣各适量。

制用法 黑豆放入锅内炒出香味，晾干，磨成细粉。红枣洗净，蒸熟去核，同黑豆共捣烂，捏成丸状。每服 15 克，淡盐汤或黄酒送服，常年日日不间断。

功效主治 补脾肾，壮身体。用治虚痨，久服延年益寿。

炖虫草鸭

方剂 冬虫夏草 4 枚，雄鸭 1 只，姜、盐、酱油、味精各适量。

制用法 将鸭开膛洗净（不要内脏），整只鸭放入锅中，下冬虫夏草

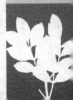

及各调料，加入适量水，先用大火烧开，改用中小火炖至鸭熟为止。吃肉饮汤，日用2次。

功效主治 滋阴补肾。

芝麻糖调补

方剂 芝麻500克，白糖适量。

制用法 将芝麻用小火炒香，晾凉，捣碎，装入瓶内，吃时加白糖。开水冲服，每日早、晚各1次，每次2汤匙。

功效主治 补阴血，养肝肾，乌须发，长肌肉，填精髓。

龙马童子鸡

方剂 虾仁15克，海马10克，仔公鸡1只，料酒、味精、食盐、生姜、葱、淀粉、清汤各适量。

制用法 将仔公鸡宰杀后去毛及内脏，洗净，装入大盆内，将海马、虾仁用清水浸泡10分钟，分放在腔内，加料酒、葱段、姜块、清汤适量，上笼蒸至烂熟。将仔公鸡出笼，拣去葱、姜，放入味精、食盐，另用淀粉勾芡收汁后，浇在鸡身上即成。

功效主治 温肾壮阳，益气填精。

百合煨甲鱼

方剂 甲鱼500克，贝母、前胡、百合、甜杏仁、知母各15克，柴胡10克，饴糖50克。

制用法 把甲鱼宰杀后洗净，置砂锅内加水适量，滴入少许白醋，慢火煨制4小时后，加入洗净装在布袋内的药物煎煮45分钟，取出药袋，煨制汤液剩200毫升左右，取出骨头，加入饴糖。分2次服尽。

功效主治 壮阳气，补劳伤，大补阴之不足。适用于骨蒸劳嗽患者食用。

鹿鞭鸡

方剂 鹿鞭、陈皮各10克，枸杞、巴戟天、杜仲、龙眼肉各15克，肉苁蓉、熟地各20克，姜2片，鸡1只。

制用法 将鹿鞭切成片，用酒浸泡1夜，然后将鸡入锅，下枸杞等八味炖煮至熟。

功效主治 补肾壮阳。用治男子房事过度，致使阳事不兴、夜尿频数，以及头晕、耳鸣、腰膝酸痛。

补益海参

方剂 海参 15 克，小茴香 6 克，生姜汁适量。

制用法 将海参在温水中泡胀、发软后，捞出用开水氽 1 次，放入锅内，加清汤适量，下小茴香、生姜汁，用文火煨炖至熟烂。

功效主治 滋补肾阳，养血润燥，抗衰老。适用于肾阴虚证的早衰早老、阳痿滑精、肠燥便秘、肺结核、再生障碍性贫血、糖尿病和肿瘤等。

核桃鸭

方剂 核桃仁 200 克，荸荠 150 克，老鸭 1 只，鸡泥 100 克，蛋清、玉米粉、味精、料酒、盐、食油、葱、生姜、油菜末各适量。

制用法 将老鸭宰杀后用开水氽一遍，装入盆内，加入葱、生姜、食盐、料酒少许，上笼蒸熟透，取出晾凉，去骨，把肉切成两块。把鸡泥、蛋清、玉米粉、味精、料酒、盐调成糊。把核桃仁、荸荠剁碎，加入糊内，淋在鸭子内腔肉上，将鸭子放入锅内，用温油炸酥，沥去余油，用刀切成长条块，放在盘内，四周撒些油菜末即可。

功效主治 补肾固精，温肺定喘，润肠。适用于肾虚咳嗽、腰痛、阳痿、大便燥结等。

实用验方

黄柏乌梅汤

方剂 黄柏、太子参、乌梅、白芍、金樱子、覆盆子、川断各 10 克，芡实、益智仁、枸杞子、牡蛎、桑寄生、甘草各 15 克，知母 6 克，菟丝子、茯苓、地龙、红花各 12 克。

制用法 水煎内服，1 日 1 剂。7 天为 1 个疗程。

功效主治 补肾填精，清热利湿，活血化瘀。主治慢性前列腺炎。

验证 用此方治疗慢性前列腺炎 50 例，均获痊愈。

蜻蜓蚕蛾丸

方剂 大蜻蜓 40 只，原蚕蛾 30

只，丁香、木香、桂心各 10 克，胡椒 5 克，露蜂房（酒润）、生枣仁、酒当归、炙首乌各 20 克。

制用法 共研细末，炼蜜为丸如梧桐子大，或为散。每次服 7～10 克，每日 2～3 次，空腹以黄酒送服。

功效主治 峻补肾督，壮阳展势。主治腰膝酸软，胃寒腹冷，舌淡苔白，脉沉迟，证属肾督亏虚之阳痿。

验证 黄某，男，31 岁。患阳痿 3 年余，曾服用甲基睾丸素、绒毛膜促性腺激素等性激素，以及诸多益肾壮阳中药，皆未收效。既往有手淫史，婚后同房常不满意，伴精神紧张，腰酸尿频，瞀闷焦躁，脉略涩。用此方服药 4 日后，即觉阴茎有勃起，半月竟获愈，同房数次均成功。

蜈蚣当归散

方剂 蜈蚣 18 克，当归、白芍、甘草各 60 克。

制用法 先将当归、白芍、甘草晒干研细，过 90～120 目筛。然后将蜈蚣研细，再将 2 种药粉混合均匀，分为 40 包（也可制成水丸）。本方蜈

蚣不得去头足或烘烤，以免减效。每次半包至 1 包，早、晚各 1 次。空腹用白酒或黄酒送服。15 天为 1 个疗程。

功效主治 壮阳，活血。

验证 贾某，男，39 岁，阳痿 5 年多。阴茎不能勃起，伴尿道烧灼感。既往患前列腺炎。经用大量补肾壮阳汤药及中成药无效，用此方 7 天，阴茎勃起坚而有力，持续 20 分钟，同房 2 次均成功。

五味双补

方剂 人参、五味子、杞子、金樱子、石菖蒲各适量。

制用法 研细末，炼蜜为丸，每粒 10 克，每服 1 粒，每日 2 次。

功效主治 补气安神，益肾固精。主治遗精。

验证 刘××，男，18 岁。近半年时常梦遗，甚至滑精，1～2 日 1 次。头晕乏力，夜寐不实，多梦纷纭。舌质淡，苔薄，脉沉而弱。证属心肾两虚，精关不固。予本方服 1 个月后睡眠较实，梦遗减半，服 2 个月后遗精已止，精神亦振。

黄柏知母汤

方剂 黄柏、知母、大黄各15克，牛膝20克，丹参30克，益母草50克。

制用法 每日1剂，水煎服。

加减 可随证加减。一般服药3~6剂即见效，可持续服药2~4周后改服丸药（成份同基本方）。每丸含生药5克，每服1丸，每日2~3次，持续服药1~2个月。停药1~2月后再服用。

功效主治 清热活血。主治慢性前列腺炎。适用于湿热蕴滞型慢性前列腺炎。

验证 用此方治疗患者100例，治愈24例，显效20例，好转51例，无效5例，有效率为95%。

名医提醒

1 要有规律地进行锻炼。运动有规律，能够让身体更加强健，让机体细胞更加有活力。坚持规律的运动，还可以让人变得敏捷，增强抗病能力。

2 营养均衡。在我们身体中有很多的营养物质，这些物质大多数都是从食物中摄取的，不同的食物有着不同的功效，因此要均衡营养。

3 戒烟限酒。男人通常都爱吸烟喝酒，很多人无法舍弃。殊不知烟酒对人体的危害很大。吸烟会加快衰老，酒精能够减慢睾酮的生成速度，慢性酒精中毒还可能发生营养缺乏，引起性腺激素紊乱，临床表现为性欲减退等。

延 年 益 寿

衰老是日常生活中经常可以遇到的症状，主要表现为精力不足、体力透支、易疲劳等病症，有时候会出现精力不集中、记忆力下降、免疫力下降等

情况，而且皮肤暗淡无光、失眠厌食、皱纹增多、新陈代谢失常，对新鲜的事物也慢慢失去兴趣，喜欢怀旧。我们知道，衰老是一个自然的过程，它的发生我们并不能抗拒，但是，我们能够通过养生调养，强身健体，延缓衰老的发生。

疾病可以说是衰老的主要原因，而疾病的发生实际上主要是由于个人抵抗力的下降所引起的。导致人类病死已经不只是过去的传染病了，如今，营养不合理、营养素过剩或缺乏等都可以引起疾病的发生。所以说，我们要坚持营养平衡的膳食，让身材的营养达到平衡，大大提高自身免疫力，从而降低衰老的发生。

名医效方

晨起饮水

方剂 温开水1杯。

制用法 头天晚上晾半杯开水，次日早上起床后，于杯中再加半杯开水温服。要养成晨起即饮温水的习惯。

功效主治 延缓衰老，预防脑血栓、心肌梗死等血液循环系统疾病。

常食洋葱延年益寿

方剂 洋葱不拘量。

制用法 按常法烹炒煎炸作蔬菜食用。

功效主治 常食对患心血管疾病

者有益，可益寿延年。

黑豆红枣丸

方剂 黑豆、红枣各适量。

制用法 黑豆放入锅内炒出香味，晾干，磨成细粉。红枣洗净，蒸熟去核，同黑豆共捣烂，捏成丸状。每次服15克，淡盐汤或黄酒送服，常年日日不间断。

功效主治 补脾肾，壮身体。用治虚痨，久服延年益寿。

山楂酒

方剂 山楂、白糖各适量。

制用法 将鲜山楂洗净，去核，捣碎，存放于大口瓶内，加白糖，封

严。以后时常搅拌使其均匀，经 1～2 个月即发酵成山楂酒，再用纱布挤压，过滤即成。每次服 1 小杯。

功效主治 对解除疲劳、恢复体力有良好功效。

返老还童茶

方剂 槐角、冬瓜皮各 18 克，乌龙茶 3 克，何首乌 30 克，山楂肉 15 克。

制用法 把上药清水煎，除去渣，冲泡乌龙茶。当作茶饮。

功效主治 化瘀，清热，益血脉。有增强血管弹性，降低血中胆固醇，防治动脉硬化的作用。

松子核桃膏

方剂 松子仁、蜂蜜各 200 克，黑芝麻、核桃仁各 100 克，黄酒 500 毫升。

制用法 将松子仁、黑芝麻、核桃仁同捣为膏状，入砂锅中，加入黄酒，小火煮沸约 10 分钟，倒入蜂蜜，搅拌均匀，继续熬煮收膏，冷却装瓶备用。每日 2 次，每次服食 1 汤匙，温开水送服。

功效主治 滋润五脏，益气养血。适用于治疗肺肾亏虚、久咳不

止，腰膝酸软、头晕目眩等症。中老年人经常服用，可滋补强壮、健脑益智、延缓衰老；脑力劳动者经常服用能使思维敏捷、记忆力增强，是抗老防衰的有效食品。

强补猪肝方

方剂 猪肝 250 克，香菇、枸杞子各 30 克，北五加皮、北五味子各 10 克，盐、味精、酱油各适量。

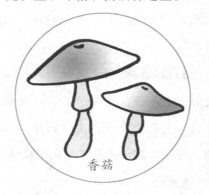

香菇

制用法 将北五加皮、北五味子装入细纱布袋内扎紧口，香菇、枸杞子洗净。以上 4 味与猪肝共入砂锅中，加清水适量，盐少许，置小火上烧煮，待猪肝熟，捞出药袋，加入味精、酱油少许即可。每日早、晚各适量食之，每周 2 剂。

功效主治 补肝益肾，强身壮体，益寿延年。适用于久病体弱或年老体衰者。

实用验方

灵芝河蚌煮冰糖

方剂 蚌肉250克，灵芝20克，冰糖60克。

制用法 先把河蚌去壳取肉，用水洗净待用。灵芝用砂锅加水煎煮约1小时，隔渣去灵芝，取浓汁加入蚌肉再煮为度，放进冰糖等溶化即成。每隔2~3日服1次，饮汤吃肉，多服有显效。

功效主治 治急慢性肝炎、心律失常、老年慢性支气管炎、白细胞减少症、支气管哮喘、高脂血症、冠心病、神经衰弱、早期肝硬化等疾病。

验证 共治疗100例，病程1个月至1年，治1周，全部治愈。

黑芝麻粥

方剂 大米50克，黑芝麻25克。

制用法 把黑芝麻捣碎，大米洗净，共煮作粥。食之。

功效主治 养五脏，补肝肾。用于治老年体衰眩晕、消瘦、便干、须发早白，以及产妇奶水不足。

验证 曾用本方治疗30多例，全部治愈。

首乌煮鸡蛋

方剂 鸡蛋2个，首乌100个，盐、葱、料酒、姜、味精各适量。

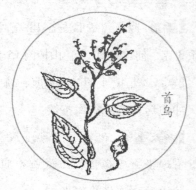

首乌

制用法 把首乌切成长方条块，把首乌、鸡蛋放入铝锅内，加水适量，再放入葱、盐、姜、料酒等调味。将铝锅置大火上烧沸，以小火煮至蛋熟，将蛋取出用清水泡一下，将蛋壳剥去，再放进铝锅内煮2分钟，食时加味精。吃蛋饮汤，每日1次。

功效主治 补肝肾，益精髓，抗早衰。适用血虚体弱、头晕眼花、未老先衰、须发早白，遗精、脱发和血虚便秘，最适于虚不受补的患者。

验证 屡用屡效。

名医提醒

1 不要熬夜。熬夜会耗费掉大量的精力，导致睡眠不足，会使皮肤细胞的各种调节活动失常，最终影响机体的正常活动。因此，每天至少要睡8个小时，假如休息时间低于这个水平，那么，就要注意自己的身体状况了。一个香甜的好觉，不仅可以消除皮肤的疲劳，而且，能够使皮肤细胞的调节活动处于正常，延缓皮肤的老化。

2 经常运动。适量的运动可以加速全身血液循环，让肌体活动张弛适度，能够更好地增强皮肤润滑，另外，也能够让全身肌肤有大量流汗的机会，使肌肤更加的健康，减少了肌肤衰老的机会。所以，日常生活中要加强锻炼。

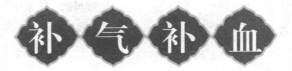

补气补血

血是人体最宝贵的物质之一，可以有效维持人体不同脏腑组织器官的正常活动。假如出现了血虚的情况，那么人就会出现面色无华、视力减弱等病症。《黄帝内经》云："气血失和，百病乃变化而生"，"气血充盈，百病不生"。由此，我们可见补气补血的重要性。

补气活血对身体有着非常重要的作用，特别是女性，更为重要。专家建议，要适量多吃一些含铁高的食物，比如海带、紫菜、木耳、菠菜、香菇、蛋黄、豆类等。另外，还要多进行体育锻炼，比如慢跑、快步走、跳绳以及瑜伽等，这些运动都能够有效促进全身血液的循环。另外，在室外运动时，还要特别注意腿脚的保暖，最好穿宽松的衣物，避免阻碍血液运行。如果有条件的话，在睡前还可以泡泡脚，由此来改善末端血管的循环，达到活血的目的。

蜜枣糕

方剂 白面、食用碱、红糖、小米、蜜枣各适量。

制用法 发酵好的白面放入食用碱，用鼻闻无酸味，放入盆中。红糖用玫瑰水溶化，与小米掺入发面中，调搅成半稀糊状。屉布用水浸温，将调好的面糊倒入一半摊平，放上去核的蜜枣，再将剩下的一半面糊倒上，刮平，放上蜜枣，用屉布裹好，置大火上蒸半小时即成。熟后晾凉，切块。

功效主治 补脾肾，益气血。适用于贫血、食欲不振、消化不良的患者食用，有增进食欲、防病保健的作用。

豆腐羊肉汤

方剂 豆腐2块，羊肉60克，生姜15克，盐、味精各少许。

制用法 先将羊肉煮八成熟，将豆腐切成小块下锅再煮，后下调料。食肉饮汤，日服2次。

功效主治 有补益气血之功。用治体虚及月经不调、脾胃虚弱。

龙眼蛋汤

方剂 龙眼肉15克，鸡蛋2个，盐少许。

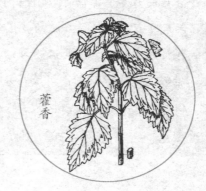

藿香

制用法 将龙眼肉用清水煎煮1小时，入盐，打入鸡蛋共煮。每日吃2次。

功效主治 滋补养血。适于产后血虚及大手术后体虚。对因贫血而头晕、心悸、失眠、多梦、智力衰退及记忆力减弱均有一定疗效。

牛肉胶

方剂 牛肉1000克，黄酒250克。

制用法 将牛肉洗净，切成小块，放入大锅内，加水适量，煎煮，每小时取肉汁1次，加水再煮，共取肉汁4次。合并肉汁液，以小火继续

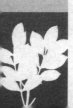

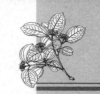

煎熬，至黏稠为度，再加入黄酒，至黏稠时停火。将黏稠汁倒入盆内冷藏。取牛肉胶冻食用。

功效主治 适于气血虚弱、身体羸瘦、少食消渴、精神倦怠的患者食用。

牛肉清汤

方剂 瘦牛肉 250 克，盐少许。

制用法 用清水煮牛肉，水沸后捞去浮沫，改用小火煮烂，加盐。日饮汁 2 次。

功效主治 适于久病体弱、中气下陷、气短无力、唇白面黄、大便泄泻、浮肿、手足厥冷、畏寒以及头昏目眩。

淡菜蒸猪排骨

方剂 韭菜 25 克，淡菜 60 克，猪排骨 100 克，白酒适量。

制用法 先把淡菜洗净，用酒浸泡胀发。韭菜洗净，切成段。排骨洗净，切块。把淡菜、排骨、韭菜放进碗内蒸熟即可。食时加调味品。

功效主治 补五脏，益阳气。对腰痛、头晕、口角炎、眼疾、贫血、改善人体血液循环有疗效。

归参鳝鱼羹

方剂 当归、党参各 15 克，鳝鱼 500 克，葱、盐、姜各适量。

制用法 把鳝鱼去头、尾，剔出骨刺，洗净，切成细丝。当归、党参用纱布包扎好，砂锅内加水适量，同鱼丝共炖 1 小时，然后捞出药包，放入盐、葱姜末。分顿佐餐，喝汤吃鱼。

功效主治 用于治久病体虚、疲倦乏力、消瘦。

童子鸡露

方剂 童子鸡 1 只，黄酒、生姜、食盐、葱白各适量。

制用法 将鸡宰杀，去除内脏和鸡毛，洗净切块，在汽锅内放入鸡块，并放葱、姜、黄酒、食盐等佐料，不加水，利用汽锅生成的蒸馏水，制得"鸡露"。佐餐，饮露食肉。

功效主治 益气，补精，肥健。凡体弱、产后、病后、老年消瘦者均可酌情选用。

松子胡桃蜜

方剂 松子仁 50 克，蜂蜜 25 克，胡桃肉 50 克。

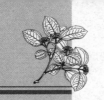

制用法 松子仁、胡桃肉捣成碎末，与蜂蜜拌匀，上火煮沸遂停火，待冷装瓶备用。

功效主治 润肺益肾，补中肥健。适用于身体瘦弱者长期服用。

春盘面

方剂 切面（细丝）100克，羊肉、羊肚、羊肺各50克，鸡蛋2个，生姜3片，韭黄、鲜蘑菇各25克，胡椒面、盐、醋各少许。

制用法 将羊三件切丝，鸡蛋摊饼切丝，然后与姜、韭黄（末）、蘑菇同切面共煮熟，临熟下其他调料食用。

功效主治 本品为补中益气血食疗方，常食用有扶虚补损之功，强身延年之效。

实用验方

熟地黄白芍

方剂 熟地黄、白芍各100克，当归、茯苓各120克，怀山药、薏苡仁各150克，阿胶、川芎各90克。

制用法 水煎服，每日1剂。

功效主治 养阴健脾，生血。

验证 用此方治疗青少年缺铁性贫血10例，均获痊愈。

参芪二仙汤

方剂 上党参、制黄精各30克，绵黄芪60克，补骨脂、仙灵脾各15克，仙茅、鹿角胶、阿胶珠各10克，枸杞子20克。

制用法 将以上诸药置于锅中，水煎服，每日1剂，日服3次。

功效主治 益肾填精，益气补血。

验证 临床屡用，均获得较为满意的疗效。

党参甘草

方剂 党参、仙灵脾、黄芪、丹参各35克，南沙参、仙鹤草、焦三仙各20克，甘草10克。

制用法 将上药水煎3次后合并药液，分2～3次口服，每日1剂。20天为1个疗程。

功效主治 补血益气。主治营养性贫血。

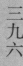

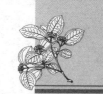

验证 用此方治疗营养性贫血患者39例，其中治愈35例，显效4例。治愈的35例中，1个疗程治愈者21例，2个疗程治愈者10例，3个疗程治愈者4例。

栝楼丹参

方剂 全栝楼、丹参各30克，薤白、檀香、五味子、炒柏子仁、甘松各12克，桂枝、砂仁各9克，赤芍、川芎、太子参、麦冬各15克，三七粉（冲）3克，甘草3克。

制用法 每日1剂，水煎服，1个月为1个疗程。可随证加减。

功效主治 温阳补气，活血通脉。主治冠心病。

验证 用此方治疗冠心病患者48例，用药1个疗程，结果显效16例，有效27例，无效5例，总有效率为89.5%。

仙鹤草山药汤

方剂 党参、白术、桑葚子、玄参各10克，丹参、龟板、山茱萸各15克，丹皮12克，山药、仙鹤草、生石膏各30克。

制用法 每日1剂，水煎，分早、晚2次口服，连续服用半年到2年。

功效主治 健脾补肾，活血凉血。主治脾肾阳虚之再生障碍性贫血。

验证 临床观察，配合化疗缓解率达45%～57%。

名医提醒

1 日常生活中，要多吃一些能够起到补血养血的食物。比如菠菜，吃菠菜能够有效补充铁元素，预防贫血。另外，黑豆、胡萝卜、猪肉、葡萄、桂圆，这些食物都可以起到补血的功效。

2 选用人参、白术、红枣、黄芪等具有补气功效的中药，用来食用可以起到很好的补气血的作用。但是，一次性也不可吃太多，吃太多了容易虚不受补。

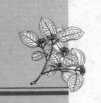

清热降火

　　清热降火指的是用寒凉药物进行清解火热的治法，这种方法主要用来治疗热性病和其他热证。日常生活中，我们经常会听到人们说"上火"，上火，属于中医辨证的热证范畴，其临床表现为口腔溃疡、唇舌肿痛、咽喉不适、疼痛等。尤其是在天气炎热的时候，食用辛辣煎炒的食物，很容易引起脾胃伏热、心火上炎，最终导致牙龈咽喉肿痛、声音嘶哑、长青春痘等症状。

　　中药"降火"具有很好的效果。中医有"滋阴清热、清热泻火、解毒消肿"的治疗原则。我们经常会见到的有天冬、麦冬、玄参等，这些都是滋阴药；而大黄、黄连、黄柏、石膏等，这些都是清热泻火药。由于"上火"的虚实有所不同，发病的部位、脏腑不同，所以，在治疗上还需要具体的辨证。

名医效方

猪肉生地汤

■**方剂** 瘦猪肉 50 克，生地、熟地各 15 克。

■**制用法** 共煮煲汤，日服 2 次。

■**功效主治** 滋阴降火。对热病后体虚、余热未尽有一定疗效。

牛膝粥

■**方剂** 龙葵叶、牛膝叶、生地黄

（切、焙）各 10 克，粳米 100 克。

■**制用法** 先煎 3 味中药，除去渣取汁，后放米煮粥。空腹食用。

■**功效主治** 治热病后期之虚劳羸瘦、四肢酸痛、口干壮热。

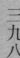
猪肉鸭蛋汤

■**方剂** 鸭蛋 2 个，瘦猪肉 50 克，盐适量。

制用法 先把肉切片放入锅内加水煮约 20 分钟，后打入鸭蛋 2 个煮熟，加盐。吃肉饮汤。

功效主治 补气阴，治虚损。

 ## 水晶蛋

方剂 冻粉、鸡蛋、味精、盐、料酒、五香料各适量。

制用法 先把鸡蛋用水加五香料、盐入锅煮，蛋熟时剥皮，1 个鸡蛋切成 4 瓣，一碗装 8 瓣，摆放整齐，备用。把清水用盐、料酒、味精调味，加上冻粉（水与冻粉比为 100：1），上笼蒸化，取出过滤，倒入装好鸡蛋的碗内，入冰箱冻结，食时扣出。晶莹透明，味道鲜美。

功效主治 适用于热毒肿痛、肝炎、营养不良的患者食用，亦是炎夏补益食品。

实用验方

 ## 黄酒炖乌鸡

方剂 雄乌鸡 1 只，黄酒 1 公斤。

制用法 将鸡开膛去肚内杂物，放入铝锅内，加入黄酒上火煮开，改用小火再煨炖至肉烂可食。食肉饮汤，每日 1 次。

功效主治 养阴，退热，补中。用治因肾虚引起的耳聋或老人耳聋以及阳痿、小便频数。

验证 屡用屡效。

 ## 丝瓜豆腐鱼头汤

方剂 丝瓜 1 斤，鲜鱼头 1 个，豆腐 4 块，生姜 3 片。

制用法 丝瓜去角边，洗净切角形；鱼头洗净，切开两边；豆腐用清水略洗。将鱼头和生姜放入煲里，注入适量滚水，旺火煲 10 分钟，放入豆腐和丝瓜，再用文火煲 15 分钟，调味食用。

功效主治 清热泻火，养阴生津。

验证 屡用屡效。

白茅根茶

方剂 鲜白茅根 100 克。

制用法 白茅根去节间须根，洗净、切碎，入砂锅内加水 1500 ~ 1800

毫升煎煮，取汁。每日代茶空腹温饮。

功效主治 具有清热利尿的功效。主治小便黄赤、淋沥涩痛、气味臊秽者。

验证 屡用屡效。

山楂绿豆糕

方剂 山楂、绿豆各50克，粳米150克，白糖30克，糯米100克。

制用法 将山楂去皮，去子，洗净；绿豆淘洗干净，浸泡去壳；糯米、粳米淘洗干净。山楂放入高压锅内，用武火压蒸15分钟，冷却，捣成山楂泥；绿豆单独放在高压锅内，用武火压蒸15分钟，冷却，捣成绿豆泥；粳米、糯米放高压锅内，蒸15分钟后捣成泥。将绿豆泥、白糖混匀，山楂、白糖、糯米、粳米泥混匀，分别将绿豆泥、山楂米泥摊放在搪瓷盘内。先将山楂米泥摊在盘里，约0.4厘米厚，再在山楂米泥上摊放绿豆泥0.4厘米厚，用刀压紧后，切成小块即成。

功效主治 消食化积，散瘀行气，止咳化痰，清热解毒。适用于食积不化、瘀阻癥瘕、胸胁疼痛、痰饮、痢疾、暑热烦渴、痈肿疮毒、烦躁胸闷、呕吐口渴，并可解巴豆、附子中毒等。西医用于慢性萎缩性胃炎、肝炎、肝硬化、胃肠炎、老年人肺气肿喘咳、子宫肌瘤、疝肿、食物中毒、高脂血症的辅助治疗。

验证 屡用屡效。

名医提醒

1 要有一个科学的生活规律。在生活中要有按时作息的习惯，定时定量进餐，保证规律的饮食。另外，还要多参加不同的体育活动，保证充足的睡眠，不要熬夜，不要疲劳工作，以免造成身体抵抗力的下降。

2 要多吃"清火"的食物，比如新鲜的绿叶蔬菜、黄瓜、橙子等，这些都有着很好的清火作用。另外，常吃胡萝卜可以有效补充人体的维生素B族，避免口唇干裂的出现。

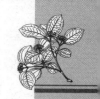

益智健脑

现代人的压力越来越大，很多人每天忙忙碌碌，精神难以得到放松，因此，就非常容易出现一些疾病。如果，每个人都可以学会放松，那么就能够很快地减轻精神的压力，从而让自己的身心得到彻底的放松。日常生活中，我们可以试着想象一些自己感兴趣的地方，如大海、高山或自家的小院等，也可以适时地闭目养性，由此达到精神放松。当然，也可以通过一些食物达到健脑的效果。

研究发现，脑功能的优劣主要决定于大脑的物质基础，而大脑的物质基础很大程度上取决于人的饮食。因此，要多食用与大脑需求相吻合的食品，这样不仅可以让脑的基质健全发育，同时又可以让脑的功能保持健康状态。

名医效方

鱼头补脑汤

方剂 鳙鱼头 1 个，天麻饮片 15 克，香菇、虾仁、鸡丁各适量，葱、姜、盐、味精各适量。

制用法 将鳙鱼洗净去肋，放入烧热的菜油锅内煎烧片刻，加入香菇、虾仁、鸡丁略煎，加入天麻片、清水及葱、姜、盐、味精，煮开约20分钟即成。每日晚餐作菜佐食。

功效主治 安神，健脑，醒神。

适用于用脑过度所致头晕、头痛、失眠健忘、不耐思考、记忆力减退 等。

核桃芝麻糊

方剂 黑芝麻 25 克，核桃仁 10 克，白面和食油各适量。

制用法 先将白面加油炒熟，再把核桃仁及黑芝麻炒焦，食用时以沸水冲调成糊状即成。每日 1～2 次，每次 2～3 汤匙。

功效主治 有补肾、健脑、养

心、止烦热之功。

安神补脑汤

方剂 黄精、玉竹各30克，决明子9克，川芎3克，猪排骨300克，猪瘦肉100克，生姜、蒜末、调料各适量。

制用法 将上述中药煎汤去渣，取汁备用。猪排骨洗净捶细，猪肉洗净切成薄片。将猪排骨、猪肉、生姜、蒜末共煮沸，捞取泡沫和生姜、蒜末，再加备好的药汁，用文火煨炖至肉料熟，加入料酒、酱油、食盐、味精拌匀即成。分餐吃肉饮汤，每日2次。

功效主治 补脑安神，调和气血。适用于脑力不足、身体虚弱、头晕目眩、失眠、健忘、疲倦乏力等。

炖猪脑

方剂 猪脑2副，银耳、黑木耳、香菇各6克，鹌鹑蛋3个，首乌汁2茶匙，淀粉适量。

制用法 将木耳、香菇水发后切丝。猪脑洗净去筋，蒸熟切粒状。水发银耳切碎。将上述各原料放开水锅内煮熟，放入去壳的鹌鹑蛋、首乌汁，调好口味，勾入稀淀粉芡即成羹食之。

功效主治 补脑，强心，通脉活络，宁心安神。常食有益于改善脑血液循环，增加脑细胞的营养，改善脑代谢，对老人尤其有益。

花生红枣

方剂 花生60克，大枣15克。

制用法 将花生、大枣放锅内，加适量水，小火煮至大枣熟烂即可。吃花生、大枣，喝汤，每日1剂。

功效主治 健脾补血，养心健脑。尤适宜于神疲乏力、记忆力减退者食用。

猪心枣仁汤

方剂 猪心1个，茯神、酸枣仁各15克，远志6克。

制用法 将猪心剖开，洗净，置砂锅内，再将洗净打破的枣仁及洗净的茯神、远志一并放入锅内，加水适量，先用大火煮沸，去浮沫后，改用小火，炖至猪心熟透即成。每日1剂，吃猪心，喝汤。

功效主治 补血养心，益肝宁神。适宜于心悸不宁、失眠多梦、记忆力和智力减退者食用。

山楂酒

方剂 山楂、白糖各适量。

制用法 将鲜山楂洗净，去核，

传统秘验效方精华

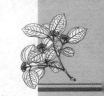

捣碎，存放于大口瓶内，加白糖，封严。以后时常搅拌使其均匀，经 1～2 个月即发酵成山楂酒，再用纱布挤压，过滤即成。每服 1 小杯。

功效主治 对解除疲劳、恢复体力有良好功效。

桂圆银耳汤

方剂 桂圆肉、干银耳各 15 克，

实用验方

猪脑汤

方剂 红糖 25 克，猪脑 1 个。

制用法 把上 2 味同煮。可食可饮，每天用 1 次。

功效主治 补脑滋肾，理虚通窍。用于治肝肾虚之头晕、头痛。

验证 屡用屡效。

黄精龙眼汤

方剂 枸杞子、龙眼肉、制黄精各 10 克，鸽蛋 4 个，冰糖 50 克。

制用法 枸杞子、龙眼肉、制黄精均洗净切碎，待用；冰糖敲碎装在碗内。锅置中火上注入清水约 750 毫升，加入待用 3 味药物同煮至沸后约

鹌鹑蛋 6 只，冰糖 50 克。

制用法 银耳用水浸发去杂质，洗净，鹌鹑蛋煮熟去壳。锅中加适量清水，煮沸放入桂圆肉、银耳，煮至熟时放入冰糖，待溶解后，把熟鹌鹑蛋放入煮片刻，吃蛋饮汤及各物。

功效主治 补气养血，益智，养颜强身，健脑。

15 分钟，再把鸽蛋打破后逐个下入锅内，同时将冰糖屑下入锅中同煮至蛋熟即成。每日服 1 次，连服 7 日。

功效主治 补肝肾，益气血。适用于肺燥咳嗽、气血虚弱、智力衰退者。

验证 临床屡用，均有较好的疗效。

桂圆鹌鹑蛋

方剂 桂圆肉、干银耳各 15 克，鹌鹑蛋 6 只，冰糖 50 克。

制用法 银耳用水浸发去杂质，洗净；鹌鹑蛋煮熟去壳。置锅加适量清水，煮沸放入桂圆肉、银耳，煮至熟时放入冰糖，待溶解后，把熟鹌鹑

蛋放入煮片刻，吃蛋饮汤及各物。

功效主治 桂圆肉健脑益智；银耳润肺补脑，强志养荣；鹌鹑蛋补益气血、强身健脑，含卵磷脂较高，是脑神经系统有益之品；冰糖润肺养颜。共奏补气养血、益智、养颜强身、健脑之功。

验证 屡用屡效。

远志五味子

方剂 远志、熟地黄、菟丝子、五味子各 18 克，石菖蒲、川芎各 12 克，地骨皮 24 克，白酒 600 毫升。

制用法 将药浸入酒中，7 天后过滤，去渣取汁，倒入玻璃瓶中，密盖，勿使气泄；每次 10 毫升，早、晚各 1 次，20 天服完 1 剂。

功效主治 健脑益智，聪明耳目，安神定志。适用于健忘、心悸失眠、腰膝酸软等症。

验证 屡用屡效。

酸枣龟板汤

方剂 酸枣仁、柏子仁、茯苓各 15 克，益智仁、紫贝齿、枸杞子各 25 克，龟板、鳖甲、党参各 20 克。

制用法 水煎服。

功效主治 健脑安神。主治神情紧张恐惧，心悸不宁，多疑易怒，口干乏津，五心烦热，尿赤便秘。

验证 治疗 41 例，痊愈 23 例，占 92.7%；好转 3 例，占 7.3%。服药最多 24 剂，最少 9 剂。

名医提醒

1 三餐不宜吃得过饱。在日常饮食中，吃得太饱，容易使消化道血管扩张，全身血液都集中在胃肠道，这样一来就容易导致脑部缺血缺氧，加速脑细胞的衰老。因此，一日三餐不要吃得太多，过饱容易加速大脑的早衰。

2 要少吃一些油炸的食品。由于油炸的食品通常在加工、烹调的过程中会受高温而焦化，如此一来，不仅会让蛋白质变性，失去生物活性，而且也会导致致癌物质的生成。

传统秘验效方精华

第十章 ▼

美容瘦体对症方

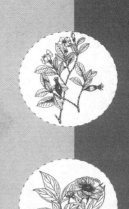
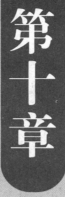

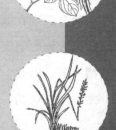
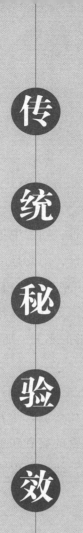
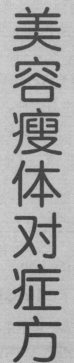

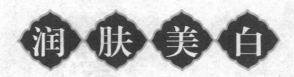

润肤美白

人的皮肤会随着年龄的增加而变得越来越差，特别是女性，到了中年皮肤表层会变薄，皮肤产生皱纹。实际上，皮肤的弹性以及光泽，主要是由它的含水量决定的。如果说，皮肤的含水量低，那么，必然会出现干燥、粗糙、无光泽的现象。所以说，这个时候一定要让皮肤滋润、细嫩。另外，要特别注意多饮水，保证每天饮用6~8杯水。只有让皮肤保持足够的水分，那么，肌肤才可以变得细腻润滑，富于张力。

人的皮肤健美同营养均衡有着非常紧密的联系。如果一个人营养不良，那么就会表现在脸上，人的容颜憔悴、双目无神，皮肤也开始变差。营养缺乏会极大地影响皮肤的健康。中医认为，人颜面色与脏腑气血的盛衰和思想情绪有关。因此，那些五脏调和、气血旺盛、身体健康的人，他们的皮肤也非常的健康红润。

名医效方

红枣桂圆党参汤

方剂 红枣50克，桂圆肉30克，党参15克。

制用法 将红枣用水浸泡1小时；党参用布包好，与桂圆肉一同入锅，加适量水，煮汤。吃枣饮汤，日服1剂，分2次服用，连服4~6剂为1个疗程。

功效主治 补气养血，润肤悦色。适用于面部皮肤粗糙。

杞菊当归圆肉汤

方剂 桂圆肉250克，枸杞子120克，当归、菊花各30克，白酒3500毫升。

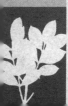

制用法 将以上前 4 味入布袋，置容器中，加入白酒，密封，浸泡 30 日后去渣。日服 2 次，每次服用 10 毫升。

功效主治 养血润肤，滋肝补肾。适用于面部皮肤干燥。

牛髓蜜

方剂 牛髓、炼过白蜜各 500 克，面粉 3 匙。

制用法 将 2 味合而收贮入瓷罐内，另取面粉和 2 匙牛髓蜜拌匀备用。每日 3 次，取适量用滚水或酒温服。

功效主治 本方润泽肌肤，活血荣筋，可使五脏功能得到调整，肌肤自然润泽，筋血自然荣活，故可延缓衰老，驻颜美容。

冬桑叶洗方

方剂 冬桑叶适量。

制用法 将冬桑叶以水煎煮，取浓汁收贮备用。早晨用适量掺入水内洗脸。

功效主治 本方有预防面颊皲裂的作用，冬日用此方可以预防面颊冻伤，令使用者冬日悦泽美容。

莲藕方

方剂 莲花、藕、莲子。

制用法 上 3 味用量比例 7：8：9 计量。置通风处阴干，研成细粉，存于瓷瓶内密封。每日早、晚空腹以温开水送服 1 次，每次 1 小匙。

功效主治 养阴清热，美容驻颜。用于体胖、容颜衰败、老态明显者。

容颜不老方

方剂 鲜姜 500 克，大枣 250 克，食盐 100 克，甘草 150 克，丁香、沉香各 25 克，茴香 200 克。

制用法 上 7 味共捣碎，调匀。每日晨开水冲泡当茶饮服 1 杯。

功效主治 调养气血，滋润皮肤。用治人老色衰、面容憔悴、粗糙无华。

枸杞酒

方剂 白酒 500 克，枸杞 75 克。

制用法 把枸杞（中药店有售）浸泡酒中，密封，3 天后即可饮用。每日 2 次，可根据饮酒量酌用。

功效主治 补肾强身。用于治未老先衰，有助于恢复颜面滋润，皮肤光泽。对于肝肾原因引起的腰酸腿

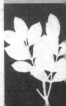

软、头晕目眩也有效果。

酒浸猪胰

方剂 猪胰 5 枚，芜菁子 100 克，杏仁、土瓜根各 50 克。

制用法 把以上 4 味用白酒浸泡 1 周。每晚睡前涂用。

功效主治 润肤美容。皮肤粗糙、面黑者涂擦有益。

黄瓜汁

方剂 鲜黄瓜。

制用法 把黄瓜洗净，捣烂取汁。脸用温水洗净，把黄瓜汁涂在面部，每天 1 次，很快见效。

功效主治 养颜润肤，抗衰老，是有效的美容佳品。可以收敛和消除皮肤皱纹，使皮肤光洁、润泽。

番茄蜜

方剂 蜂蜜、番茄（又名西红柿）各适量。

制用法 把番茄洗净，切碎捣烂，用纱布过滤取汁，汁内加少许蜂蜜搅匀。涂于面部及皮肤上。每 2 天 1 次。

功效主治 番茄与蜂蜜含丰富的蛋白质、矿物质、维生素及大量的

钾、钙、镁、钠等元素，能使皮肤强健、细嫩、润滑、白净，延缓衰老。

鸽蛋清膏

方剂 鸽蛋数枚，富强粉少许。

制用法 取鸽蛋清加富强粉调拌如膏状，装入瓷瓶内备用。每日早、晚洗脸后涂抹面部。

功效主治 白润皮肤。用治皮肤粗糙，面色枯黄无华。

阿胶芝麻散

方剂 阿胶 150 克，胡桃仁 100 克，黑芝麻 50 克，冰糖 200 克。

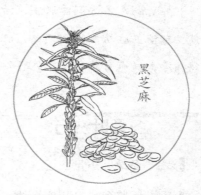

黑芝麻

制用法 将上述 4 味均研末，混匀。早、晚空腹各服 1 匙。

功效主治 驻颜美肤。

核桃红枣膏

方剂 核桃、红枣各 300 克，蜂

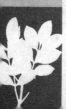

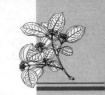

蜜 500 克。

█制用法 将核桃去膜、红枣去皮核，共捣成泥，加入蜂蜜，小火慢熬成膏。每日早、晚各服 1～2 匙，温开水送服。

█功效主治 适用于青年人美容、老年人抗衰老。

实用验方

 绿豆滑石粉

█方剂 绿豆粉、滑石粉各等份。

█制用法 将 2 粉和匀。用时洗净患处，扑撒于痱子上。

█功效主治 清热解毒。用治炎夏长痱子成疮。

█验证 李某，女，6 个月，患痱子，用上方治愈。

 二花川芎水

█方剂 桃花、杏花、川芎各 35 克。

█制用法 将上药加清水适量，浸泡 20 分钟，煎数沸，取药液与 1500 毫升开水同入盆中，趁热熏蒸搽洗面部，待温度适宜时泡洗双脚，每天 2 次，每次 40 分钟。

█功效主治 清热凉血，活血润肤。适用于面色无华，皮肤粗糙、干燥，面部色素沉着。

█验证 用此方长期美容者 20 例，均获得满意的美容效果。

 白芍红花水

█方剂 白芍、红花、香附、党参、白术、生地、当归各 10 克，北沙参 15 克，茯苓、川芎、广木香各 6 克。

█制用法 将上药加清水适量，煎煮 30 分钟，去渣取汁，取 1 杯内服，余下药液与 2000 毫升开水一起倒入盆中，先熏蒸擦洗面部，待温度适宜时泡洗双脚，每天 3 次，每次熏泡 40 分钟，20 天为 1 个疗程。

█功效主治 养血美容，祛除面部雀斑。

█验证 用此方长期美容者 30 例，随防半年，28 例效果令人满意，2 例效果不明显。

传统秘验效方精华

百合莲花汤

方剂 百合100克，莲子50克，干黄花、冰糖各15克。

制用法 百合洗净；干黄花洗净，泡发，装入汤盆内；莲子去掉两头及皮，捅掉心，洗净，放入汤盆内。汤盆内加入清水500毫升，上笼用武火蒸熟后，放入冰糖，再蒸片刻即成，早、晚空腹服，每天1剂。

功效主治 润肺止咳，养心安神，健肤美容。适用于肺热燥咳、健忘、早衰、皮肤粗糙、颜面皱纹增多。

验证 用此方长期美容者10例，均获得满意的美容效果。

香椿拌豆腐

方剂 豆腐500克，嫩香椿芽50克，精盐、味精、香油各适量。

制用法 将豆腐洗净，切成大块放锅中，加清水煮沸后捞出，沥干水晾凉，切成黄豆大的丁，装盘备用；再将香椿芽洗净，放沸水锅内焯一下，捞出切成细末，放入碗内，加适量精盐、味精、香油拌匀后撒在豆腐丁上，吃时用筷子拌匀。

功效主治 补气和中，生津润燥，清热解毒，润肤，消斑，美容。

验证 用此方长期美容者30例，其中26例均获得了满意的美容效果。

名医提醒

1 要多摄入一些水分，还有丰富的维生素A、维生素B、维生素E。适当选择食用食物纤维素丰富的食物，这样可以有效促进肠道中毒素的排出，具有抗衰老、保健、益寿的作用。另外，要多食用一些绿叶蔬菜、水果等含有丰富的具有美容功效的营养素的食物。

2 养成一个良好的饮食习惯。多吃一些碱性食物，保持体内偏碱性的环境，对健康以及美容非常的有益。如果食用太多酸性食物，会导致体内的酸性环境造成皮肤粗糙，使皮肤失去光泽。

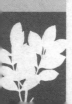

祛斑祛痘

随着社会的不断发展，人们对美容也越来越重视了。特别是一些天然食物美容护理，俨然成为了一种时尚，比如用蔬菜、水果食疗美容就是其中的一种。每个人都希望自己的皮肤光滑细嫩，然而，生活往往不如意，色斑暗沉总是会出现在人们的脸上。色斑的成因非常的多，内分泌失调、紫外线的直射、皮肤缺水干燥，这些原因都可能引起色斑。因此，我们需要增强肌肤活性，促进新陈代谢，进而达到抑制和消除色斑的目的。

研究发现，容易长痘痘的肌肤很多都属于油性肌肤。原因是皮肤的油脂分泌非常的旺盛，如果不及时清洁，容易造成了毛孔的堵塞，最后导致毛囊发炎，出现红肿疮疖。面部的问题就是体内状况的反映。人的体内热毒较重的时候，那么脸上就会油腻，疮疖起伏不断。这个时候要从饮食上来调节，合理搭配，补充营养。

名医效方

丝瓜络三白玫瑰饮

方剂 丝瓜络、白菊花、白茯苓、白僵蚕、红枣各 10 枚，玫瑰花 3 朵，珍珠母 20 克。

制用法 将上述药物水煎 2 次，滤液煎浓成汁。每日 1 剂，分 2 次饭后服用。

功效主治 消斑悦颜。适用于面部色斑。

牛角升麻丸

方剂 牛角 60 克，升麻、羌活、防风各 30 克，白附子、白芷、川芎、红花、黄芩各 15 克，生地黄 10 克，生甘草 6 克。

制用法 将上药研成细末，蒸熟，做成小丸。每晚服 10 克，温开水送服。

功效主治 祛风清热，凉血散血。对治疗雀斑有一定疗效。

莲肉冬瓜仁白芷散

方剂 莲子肉 30 克，冬瓜子仁 300 克，白芷 18 克。

制用法 将莲子肉、冬瓜子仁、白芷焙干，研成细末。饭后用温开水冲服，每日 1~2 次，每次 1 汤匙。

功效主治 除热祛风。消除面部色斑。

杏花桃花水

方剂 桃花、杏花各适量。

制用法 用矿泉水或经过滤化的井水浸泡 2 种花 7 天以上。用其浸液洗脸。

功效主治 润肌肤，散滞血。用于治粉刺。

丝瓜水

方剂 鲜丝瓜藤适量。

制用法 丝瓜藤生长旺盛时期，在离地 1 米以上处把茎剪断，将根部切断部分插入瓶中（勿着瓶底），用胶布护住瓶口，放置 1 昼夜，藤茎中有清汁滴出，即可得丝瓜水涂擦于患处。

功效主治 润肤，清热。用于治粉刺。

醋煎皂角刺

方剂 米醋 120 克，皂角刺（即皂荚的嫩棘刺）30 克。

制用法 用醋煎煮皂角刺，改以小火煎浓稠为度。取汁涂于患处。

功效主治 排脓托毒。用于治脓液已成而尚未穿溃及疔癣、粉刺脓疱等。

醋浸白术

方剂 白术 50 克，醋 500 克。

制用法 用醋浸泡白术 7 天。用醋涂擦面部，每日数次，应连续使用。

功效主治 洁面消斑。用于治黑斑、雀斑。

茯苓膏

方剂 蜂蜜、白茯苓各适量。

制用法 把茯苓研成细粉，加少量蜂蜜搅拌调成膏状。每晚洗脸后用膏涂面，次晨洗去。

功效主治 消雀斑，去面鼾。用于治面色黯黑、雀斑。

山楂香蕉汤

方剂 香蕉 2 根，山楂 30 克，荷叶 1 张。

制用法 将荷叶剪成小块，山楂洗净，香蕉切段。加水 500 毫升，煎至 300 毫升，分 2 次食香蕉喝汤。

功效主治 清热解毒。用于治疗痤疮。

马齿苋丝瓜汤

方剂 丝瓜 200 克，马齿苋、鱼腥草各 30 克。

制用法 丝瓜洗净，连皮切成菱形片；马齿苋、鱼腥草分别洗净切碎。共入锅，加水 500 毫升，煮熟。分 1 ~ 2 次服。

功效主治 清热解毒。适用于痤疮、湿热疮疖。

实用验方

杏仁蛋清外用方

方剂 杏仁、鸡蛋清、白酒各适量。

制用法 杏仁浸泡后去皮，捣烂如泥，加入蛋清调匀。每晚睡前涂搽，次晨用白酒洗去，直至斑退。

功效主治 杏仁含杏仁苷、脂肪油、杏仁油及葡萄糖等，蛋清含多种维生素、烟酸，都有促进皮脂腺分泌、滋润皮肤之作用。适于治面部黑褐斑及面暗无光泽。

验证 据《海上方》介绍，杏仁去皮，研细，以鸡蛋清调匀，每晚睡前涂面，次晨洗去，连用 1 周，对治疗黑褐斑及妊娠蝴蝶斑有效。

莲子红枣鲫鱼汤

方剂 瘦肉 250 克，鲫鱼 100 克，莲子 10 克，灯芯草 3 克，红枣 8 个，生姜 4 片，淡竹叶 6 克，精盐、香油各适量。

制用法 先将中药置砂锅中加清水煮 30 分钟，再加鲫鱼、瘦肉同锅烧滚后改小火煮 40 分钟，以精盐、香油调味即可。每日 2 次。

功效主治 此汤具有清热和胃、

增白除斑之效。常饮此汤，可增强皮肤抵抗力，不易生暗疮、雀斑，保持洁白如玉。

验证 用此方治疗患者6例，痊愈1例，有效3例，无效2例。

香油使君子方

方剂 香油、使君子适量。

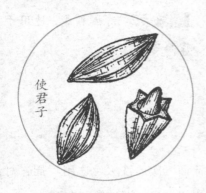

使君子

制用法 使君子去壳，取出种仁放入铁锅内小火炒至微有香味，晾凉，放入香油内浸泡1~2天。每晚睡前吃使君子仁3个（成人量），10天为1个疗程。

功效主治 健脾胃，润燥，消积，杀虫。用治面部粉刺、酒糟鼻。

验证 治疗10例，8例全好，2例好转。

当归山楂茶

方剂 当归、山楂各8克，白鲜皮、白蒺藜各6克。

制用法 将上4味药洗净，放入茶杯中用沸水冲泡。每日1剂，代茶饮用。

功效主治 补血疏肝，散郁祛瘀。主治面部黄褐斑。尤其适用于产后或服用避孕药而使面部长黄褐斑的女性。

验证 用此方治疗患者69例，临床治愈4例，显效51例，有效6例，无效8例，总有效率为88.4%。

四白香绿粉

方剂 甘松、山奈、香薷、白芷、白芨、防风、藁本、白僵蚕、白附子、天花粉、零陵香、绿豆粉、肥皂各等份。

制用法 将上药研为细末，每早洗面，斑黑点就会除去。

功效主治 洁面，增白。

验证 以上方法经医学杂志推荐，多次使用疗效理想。

消石灰外敷方

方剂 消石灰、木灰各100克，水适量，糯米20粒。

制用法 消石灰100克加同量的

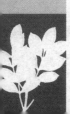

木灰混合，加入少量的水调成泥状，其中纵植 20 粒糯米，加热蒸 1 昼夜，糯米即成透明状，以竹筷子挑出，放于木板上，并调成糊状贴于患部。

■功效主治 祛斑，美容。

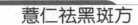

薏仁祛黑斑方

■方剂 薏仁适量。

■制用法 薏仁研成细粉，每次服用 10 克，每天 3 次，在饭前半个小时至一小时前服用，约几个月，即可治好。

■功效主治 增白祛斑。

■验证 以上 3 方经《医疗保健》介绍，疗效确切可靠。

名医提醒

1 一定要特别注意生活中饮食的搭配。对于那些含感光物质的蔬菜，比如芹菜、胡萝卜、香菜等，这些物质在晚餐食用最好。食用后不要在强光下进行活动，避免黑色素的沉着。另外，要多食用一些富含维生素 C 的水果，比如西瓜、苹果、桃子、甜瓜等食物。

2 维生素 A 能够有效维持皮肤组织的正常发育，人体缺乏的时候，就容易引起上皮组织增殖和毛囊过度角化，就会表现为鳞皮或鸡皮样皮肤。因此，要多食用含有维生素 A 的食物。

润 发 乌 发

日常生活中，我们经常会看到头发干枯、脱落的人，这不仅会影响到正常的工作生活，而且也比较有损形象。头发的生长与脱落、润泽与枯槁同日常饮食有着很大的关系。饮食是人体获得营养和能量的主要来源，所以说，想要拥有一头乌黑、亮丽、有弹性的头发，就要注意日常的饮食安排。我们知道，蛋

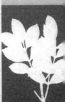

白质是头发的生长要素，优良的蛋白质有鱼类、肉类、蛋类、豆制品、牛奶等。这些物质可以有效起到乌黑头发、治疗脱发的作用。

人的头发质量、光泽和食物的营养有着非常密切的联系。食物的酸碱搭配不仅可以起到健肤的作用，对于美发也有很好的效果。

 名医效方

南烛膏

方剂 南烛树枝叶或根皮（春夏取枝叶，秋冬取根皮）。

制用法 南烛加清水小火煎煮（用量配比1：2），过滤后去滓，净锅小火再煎至成膏状，装瓶备用。每次用温酒对服1匙南烛膏，每日3次，久服有效。

功效主治 轻身明目，固精驻颜。用于治未老先衰、须发早白、体肥胖及视力低下。

桑葚膏

方剂 蜂蜜、桑葚各适量。

制用法 以纱布将桑葚挤汁，过滤，放于陶瓷器皿中，小火熬成膏，加适量蜂蜜调匀，贮存于瓶中备用。每服1~2汤匙，每天1次，开水调服。

功效主治 乌须发，养血脉。用于治头发早白。

黑芝麻粥

方剂 大米50克，黑芝麻25克。

制用法 把大米洗净，和黑芝麻按常法煮作粥。经常佐餐食用。

功效主治 养血脉，补肝肾。用于治须发早白。

首乌蛋汤

方剂 鸡蛋2个，首乌30克。

制用法 首先将鸡蛋刷洗干净，砂锅内加入清水，把鸡蛋连皮同首乌共煮半小时，等蛋熟后去壳再放入砂锅内煮半小时即成。先吃蛋，后饮汤。

功效主治 养血滋阴。用于治须发早白、未老先衰、脱发过多、遗精、白带过多、血虚便秘、体虚头晕。更适合于虚不受补者服用。

何首乌大枣汤

方剂 何首乌20克，枸杞子15

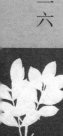

传统秘验效方精华

克，大枣 6 枚，鸡蛋 2 枚。

 制用法 将药物与鸡蛋同煮至熟，去药渣后食蛋饮汤。每日 1 剂，连服 10 ~ 15 日。

功效主治 滋阴补肾。有乌须发之效。

骨头汤

方剂 牛骨或猪骨适量。

制用法 将骨头砸碎，1 份骨头加 5 份水，用文火煮 1 ~ 2 小时，骨头汤冷却后在容器底部沉积一层黏质的物质。食用时将骨头汤摇匀，用这种汤炖菜、烧汤或当作料均可。

功效主治 乌发美发。

嚼食黑豆

方剂 黑豆 500 克，盐少许。

制用法 遵古法炮制，即经九蒸九晒，口嚼后淡盐水送服。每次吃 6 克，日服 2 次。

功效主治 乌须黑发，益寿延年。

龙眼木耳茶

方剂 龙眼肉、木耳各 5 克，冰糖适量。

制用法 龙眼、木耳浸泡洗净，3 味装杯。当茶浸泡饮用。

功效主治 滋阴补虚，和血养营。久服能使白发变黑，枯发柔软滋润。

仙人粥

方剂 何首乌 15 克，粳米、红枣、红糖各适量。

制用法 先将何首乌放入小砂锅内，煎取汁液，去渣后放入淘洗干净的粳米和红枣，加水适量煮粥、粥熟后加入红糖即成。1 天 1 剂，分 2 次食用，连食 7 ~ 10 天为 1 疗程，间隔 5 天再进行下一个疗程。大便溏泄者不宜食用。

功效主治 有养血益肝、固精补肾、乌须发的功效。适用于须发早白和头发枯黄的人。

 实用验方

芝麻核桃糖

方剂 红砂糖 500 克，黑芝麻、核桃仁各 250 克。

制用法 红砂糖放在锅内，加水少许，以小火煎熬至较浓稠时，加入炒熟之黑芝麻与核桃仁，调匀，即停火。趁热将糖倒在表面涂有食油的大搪瓷盘中，待稍冷，将糖压平，用刀划成小块即成。

功效主治 治少年白发。

验证 患者反映效果满意。

芝麻油外用方

方剂 生芝麻。

制用法 榨取其油。涂抹头皮，每日数次。

功效主治 润燥，泽肤。用治头发枯干、脱落不生。

验证 《健康报》推荐，读者反映效果良好。

生地当归汤

方剂 生地黄、熟地黄、侧柏叶各15克，当归、黑芝麻各20克，首乌25克。

制用法 将以上诸药置于锅中，水煎2次，每日1剂，分2次服。

功效主治 养血清热。适用于风热血燥之脱发。

验证 以此方治疗脱发30例，痊愈7例，好转23例，全部有效。平均服药70天。长发最快为30天。

醋煮黑豆染发方

方剂 黑豆120克，米醋500克。

制用法 以醋煮黑豆（不加水）如稀糊状，过滤去滓。用牙刷蘸醋液刷毛发，每日1次。

功效主治 用治各种非遗传性白发。

验证 《老年报》介绍，经读者多次验证效果颇佳。

姜皮生黑发方

方剂 老生姜皮300克。

制用法 放于有油腻的锅内，加盖不漏气，以文大火煎之。然后取之晾干，研成细粉备用。用时先拔去白发，用手指捏少许姜末按入头部毛孔中，或先点毛发根下后拔，再按入姜粉。

功效主治 生黑发。用治白发。

验证 据《图经本草》介绍，此法"三日后当生黑者"，神效。

首乌黄精汤

方剂 制首乌24克，熟地黄、侧柏叶、黄精各15克，枸杞子、骨碎补各12克，当归、白芍各9克，红枣5枚。

制用法 将以上诸药置于锅中，水煎服，每日1剂，1个月为1个疗程。

功效主治 补肾精，益肝血。主

治脱发。

验证 黄某，女，18岁。头顶脱发数处，梳头、洗头时掉发甚多。服用首乌黄精汤，30剂后新发生长良好，旧发已不再脱落。

名医提醒

1 饮食不当是造成头发营养不良的主要因素。因此，日常生活中，要多吃一些有益于健康的食物，多摄入维生素和矿物质含量丰富的食物，比如水果、绿色蔬菜等。

2 蛋白质是让秀发亮泽的关键因素。主要是由于头发的主要成分含硫氨基酸的蛋白质，因此，每天要摄入适量富含蛋白质的食物，可以有效增加头发光泽度、弹性和滑润感，同时可以防止分叉或断裂。尤其是干性发质的人，更应该多吃含蛋白质的食物。

减 肥 瘦 身

现代人的生活水平在不断提高，人们更加的富裕，然而，与此同时出现了暴饮暴食的现象。很多人、由于不注重饮食，最终导致肥胖。山药、薏米具有健脾益胃、利肠胃、消水肿的作用；白灼虾、鸡肉脯富含优质的蛋白质，能提高食物热效应，能有效帮助我们燃烧体内脂肪。因此，想要减肥瘦身的人，要多食用以上食物。

减肥的方法有很多种，控制饮食是最为主要的方式。在减肥的过程中，

第十章 美容瘦体对症方

四一九

要严格控制饮食，少吃多餐，并多吃水果以补充每天所需的维生素。另外，还要控制每天的饮水量，适量运动，以达到辅助减肥的目的。

名医效方

豆腐豆苗减肥方

方剂 豆腐、豌豆苗尖各500克。

制用法 将水煮沸后，把豆腐切块下锅，亦可先用菜油煎豆腐一面至黄，再加水煮沸。下豆苗尖，烫熟即起锅，切勿久煮。每天以此作佐餐菜肴。

功效主治 减肥。适用于肥胖症。

牛奶茶

方剂 奶粉10克，茶叶5克，白糖适量。

制用法 将奶粉、白糖放入锅内，加水200毫升，煮沸后冲沏茶叶饮用。每日1~2剂。

功效主治 健脾消食，减肥降脂，提神。适用于肥胖症。

三瓜皮

方剂 西瓜皮、黄瓜皮、冬瓜皮各200克。

制用法 将西瓜皮刮去腊质外皮，冬瓜皮刮去绒毛外皮，与黄瓜皮一起，在开水锅内焯一下，待冷，切成条状。置盘中，用少许盐、味精拌匀，佐餐食用。

功效主治 减肥。适用于肥胖症。

柴胡白芍汤

方剂 柴胡6克，白芍、乌梅、茯苓、荷叶、泽泻各10克。

制用法 水煎服，日服2次，待体重下降至正常标准时，改汤剂为丸剂（蜜丸）。每次9克，早、晚各服1次，巩固疗效。

功效主治 疏肝柔肝，利湿健脾。主治单纯性肥胖。

枸杞茶

方剂 枸杞子30克。

制用法 开水冲泡作茶饮，每日1剂，早、晚各服1次。

功效主治 滋肝肾，降脂肪。主治肥胖病。

荷菊竹叶粥

方剂 野荷叶 1 张，菊花、竹叶各 5 克，粳米 100 克。

制用法 先将荷叶、菊花、竹叶水煎去渣，再入粳米煮粥食用。每日 1 剂。

功效主治 清热利水，降脂减肥。用治肥胖症。

绿豆煮海菜汤

方剂 绿豆 100 克，水发海带 200 克。

制用法 按常法煮汤食用。每日 1 剂。

功效主治 清热利水，化痰散结。用治肥胖症。

消脂健美茶

方剂 茶叶适量。

制用法 用沸水冲沏，等茶浓时饮用。

功效主治 消脂去腻，提精神。对于肥胖之人，常饮有效。

实用验方

玉米须利湿方

方剂 玉米须适量。

制用法 以开水冲沏。代茶饮。

功效主治 利湿轻身。对慢性肾炎、膀胱炎、胆囊炎、风湿痛、高血压、肥胖病等均有疗效。

验证 读者反映效果甚妙。

松叶粥

方剂 松叶适量，粳米 60 克。

制用法 将松叶切细丝，放入锅内，加水与粳米同煮为粥。每日早、晚餐服用。

功效主治 益气轻身，生发抗衰。主治肥胖以及脱发、疮痔。

验证 用此方治疗 30 例，显效 25 例，好转 3 例，无效 2 例。

大腹皮冬瓜皮丸

方剂 炒薏苡仁 150 克，大腹皮、冬瓜皮、茯苓、炒苍术、炒白术各 100 克，陈皮 80 克。

制用法 将上药研为极细末，过 120 目筛，水泛为细小丸，每服 8 克（约 40 粒）。每日 3 次。本方为 1 剂药。服药 1 剂后，可续服 2～3 剂。

功效主治 用本方治疗肥胖病患者 66 例，经用药 1～3 剂后，其中体重减轻 2～3 公斤者 21 例；体重减轻 4～5 公斤者 34 例；体重减轻 6～8 公斤者 11 例。治程中未见不良反应发生。

验证 屡验屡效。

三鲜冬瓜方

方剂 冬瓜 500 克，熟火腿 30 克，冬笋、蘑菇各 25 克，香油、葱花各 5 克，胡椒粉、味精各 0.5 克，精盐 3 克，鸡汁 250 克，水豆粉 10 克，炼猪油 15 克。

制用法 冬瓜切片，再放入沸水锅内焯至刚熟时即捞起；熟火腿、冬笋、蘑菇切成薄片；将砂锅置中火上，下猪油烧至三成热，放入冬瓜、火腿、冬笋、蘑菇片炒一下，再加入鸡汁、精盐、胡椒粉、味精，烧至软熟入味，然后用水豆粉勾芡，再加葱

花，淋上香油，拌匀起锅即成，佐餐服食。

功效主治 消脂减肥。适用于单纯性肥胖。

验证 用此方治疗 30 例，结果好转 24 例，无效 6 例，总有效率为 80%。

三色糯米饭

方剂 红小豆、薏米、糯米、冬瓜子、黄瓜丁各适量。

制用法 将红小豆及薏米用水淘洗干净放入锅内先蒸 20 分钟。然后放入洗净的糯米及冬瓜子加水蒸熟，起锅后撒上黄瓜丁即可食用。

功效主治 具有健脾利水、减肥的功效。

验证 用此方治疗肥胖病患者 43 例，其中体重下降 2 千克以下者 8 例，3～5 千克者 15 例，6～8 千克者 10 例，9～12 千克者 10 例。

生地黄生黄芪汤

方剂 生地黄、生黄芪、黑小豆各 30 克，防己、白术、茯苓、漏芦、决明子、荷叶各 10 克，红人参 8 克，

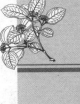

蜈蚣2条，生甘草5克。

制用法 将上药水煎成150毫升，每次50毫升，分3次口服。半个月为1个疗程。1个疗程结束，可续服2～3个疗程，直至体重恢复正常止。

功效主治 清热利水。用治肥胖症。

验证 用本方治疗肥胖症患者58例，经用药1～3个疗程后，其中体重下降2～3公斤者10例；4～5公斤者36例；6～8公斤者12例。治程中，未见不良反应发生。

名医提醒

1 多吃富含淀粉的食物。研究发现，复合物所含脂肪、糖和热量都较低，可以有效控制人体的体重，同时，在消化糖类的过程中，还可以燃烧掉多余的热量。因此，在膳食中添加一些复合糖类，比如说马铃薯、稻米、面糊或谷物等。

2 少量多餐。研究发现，少量多餐的人体重会比那些一日三餐的人要少很多。当然，要注意吃早餐。晚餐要以清淡为主，因为晚上的活动通常较少，需要消耗的热量也少很多。

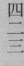